Professeur Henri Joyeux

FEMMES, SI VOUS SAVIEZ...

Hormones, Ménopause, Ostéoporose

... COMMENT RESTER JEUNE NATURELLEMENT ?

83 questions-réponses

Collection « Écologie Humaine »

François-Xavier de Guibert
3, rue Jean-François-Gerbillon, 75006 Paris

ISBN : 286839-647-X

NOTE DE L'ÉDITEUR

Un collectif de femmes « hormones-ménopause-ostéoporose* » dont plus d'un quart sont atteintes de cancer et plusieurs exerçant la médecine, s'est constitué suite à la polémique médiatique de mars 2000. Ce groupe réclame un débat de fond sur les relations entre prise d'hormones et risques de cancer. Le Professeur Henri Joyeux a pu rencontrer ces femmes, correspondre avec elles et constater leur désir de conseils clairs et utiles pour leur santé.

Le chirurgien-cancérologue a osé faire passer dans les médias des informations que les femmes n'étaient pas habituées à entendre. Les réactions ne se sont pas fait attendre. De nombreux courriers, des articles de presse, des interviews télévisées ont mis sur le devant de la scène un sujet qui paraissait réglé. Tout n'a pas été dit. De graves désaccords persistent et ont été livrés au grand public : désaccords entre spécialistes aussi bien de cancérologie, de gynécologie, de la recherche et des domaines plus récents, Santé publique et statistiques.

Avec un véritable souci pédagogique et à notre demande, le Professeur Henri Joyeux, a accepté de répondre, le plus clairement et le plus scientifiquement possible, à toutes les questions des femmes d'aujourd'hui. Ces entretiens ont été regroupés en 5 chapitres :

I

Ce que l'on vous dit sur la ménopause et le THS
(THS=Traitement Hormonal Substitutif)
Questions 1 à 16

II

Les relations hormones – sein, utérus, ovaires et peau
Questions 17 à 38

III

Les relations alimentation – environnement – hormones
Questions 39 à 49

IV

Les phytohormones dans l'alimentation :
une alternative aux traitements substitutifs de la ménopause
Questions 50 à 69

V

Comment rester jeune naturellement ?
Questions 70 à 80

En conclusion
Trois dernières questions d'avenir

Le Professeur Joyeux nous demande de préciser que chaque fois que le sujet l'a exigé, il a tenu à ce que les références scientifiques les plus récentes soient mentionnées en note.

Ce livre ne vient pas relancer une polémique. Il veut *aider les femmes à faire leur choix en étant totalement libres, c'est-à-dire informées* sur un problème de santé publique qui concerne d'abord leur santé. Les médecins ont l'obligation d'informer leurs patientes, car elles sont capables aujourd'hui de comprendre. Le Code de déontologie médicale fait référence aux droits des malades et tout particulièrement à l'information : « Le médecin doit une information loyale, claire et appropriée... Il tient compte de la personnalité du patient dans ses explications et veille à leur compréhension... » (article 35). Le Conseil d'État a précisé ce droit en janvier 2000. Concernant les traitements qu'ils subissent, les malades doivent connaître les risques graves qu'ils encourent, même les plus rares. Certes et heureusement, comme le conseille le Comité consultatif national d'éthique, « le devoir d'informer n'implique pas le droit de le faire sans ménagement, ni de manière abrupte... ». C'est à cette « obligation légale d'information », soucieux des personnes et de leur bonheur, que ce livre participe.

L'éditeur

**Le Collectif « hormones-ménopause-ostéoporose »*
Email « collectif.hor-men-os@wanadoo.fr »

PLAN DE L'OUVRAGE

Chapitre I
MENOPAUSE ET THS (TRAITEMENT HORMONAL SUBSTITUTIF)

Chapitre III

LES RELATIONS ALIMENTATION ENVIRONNEMENT – HORMONES

Chapitre IV

LES PHYTOHORMONES DANS L'ALIMENTATION UNE ALTERNATIVE NATURELLE AU THS

CONCLUSION

TROIS DERNIÈRES QUESTIONS D'AVENIR

PRÉALABLE

Le Collectif « hormones-ménopause-ostéoporose » au Pr Henri Joyeux et à tous ses lectrices et lecteurs

Une polémique a éclaté dans la grande presse, suite à la publication par des équipes américaines d'un résultat alarmant : une nette augmentation des risques de cancer du sein chez les femmes qui prennent le THS. Le THS est le « Traitement Hormonal Substitutif » que l'on prescrit aux femmes autour de l'âge de la ménopause. Ce THS a pour but d'éviter les troubles de la ménopause qui seraient présents chez près de 75 % des femmes à cette période charnière de leur vie : les bouffées de chaleur, l'ostéoporose, la sécheresse vaginale, la prise de poids, le vieillissement prématuré...

Ce traitement consiste à apporter à l'organisme des hormones sous diverses formes de médicaments. En comprimés ou sous forme de patch (timbre qui est collé sur la peau et contenant le produit hormonal délivré à l'organisme par son absorption cutanée) ou par pommade contenant une seule hormone ou les deux hormones. Les hormones du THS sont identiques à celles fabriquées par les ovaires de la femme avant la ménopause : œstrogène et progestérone. On nous dit qu'elles sont naturelles et que nous ne risquons rien. La polémique récente tend à prouver le contraire.

Voici l'étude américaine qui a provoqué la polémique : menée par une équipe de chercheurs de l'Institut National du Cancer à Rockville dans le Maryland, elle a revu les dossiers de 46 355 femmes ménopausées, suivies médicalement pendant 10 ans en moyenne de 1980 à 1995. Elle a été publiée le

26 janvier 2000 dans le Journal of the American Medical Association (JAMA). *Parmi elles, 2082 cas de cancer du sein ont été détectés. Et les chercheurs ont constaté que le risque de cancer du sein est majoré de* 20 % chez des femmes suivant depuis au moins 4 ans un traitement par œstrogène comparé à celles qui ne sont pas traitées. Et ce chiffre passe à 40 % chez celles qui suivent un traitement combiné œstrogène-progestérone *(le plus utilisé en France). D'autre part les chercheurs ont montré que chez les patientes nouvelles soumises à un traitement combiné*, le risque de cancer du sein s'accroît de 1 % pour chaque année d'utilisation avec l'estrogène seul et de 8 % avec le traitement combiné. *Et les seuls cancers pris en compte dans cette étude sont les cancers invasifs (c'est-à-dire ceux qui ont tendance à l'envahissement), ce qui ajoute à la crédibilité des résultats, comme l'a très bien souligné* Le Monde *du 29 janvier 2000. Cela veut dire que les petits cancers dits « in situ », donc pris au tout début, ne sont pas comptabilisés.*

Cette étude a été fort contestée dans le milieu gynécologique français, certains spécialistes allant jusqu'à se poser la question dans les média « Où est le risque ? » Trois points vulnérables dans cette étude ont été soulevés. Ils remplissent des colonnes des magazines féminins afin de nous tranquilliser et de nous faire poursuivre l'observance du THS. Nous vous les soumettons, avant d'interviewer le Professeur Joyeux.

– « Les femmes traitées par le THS consultent plus leur médecin, donc le cancer a été mieux dépisté chez elles... c'est pour cette raison qu'on trouve plus de cancers du sein chez les femmes qui prennent le THS. » et « il y avait sans doute à la fin de l'étude des femmes atteintes d'un cancer débutant non diagnostiqué ». Cet argument est spécieux et étonnant pour ceux qui se disent scientifiques... Il y a certainement autant de cancers non diagnostiqués dans le groupe ne recevant pas le THS. Il nous paraît évident, sans être spécialiste, que le risque est encore plus grand dans le groupe des patientes ayant reçues le THS, puisque seuls les cancers invasifs ont été pris en compte, eux qui sont justement à un stade plus avancé que les cancers pris au début !

– « Selon de nombreuses études, les femmes qui se traitent à la ménopause appartiennent à une population favorisée avec un niveau d'éducation et des revenus plus élevés que la population générale. Il devient donc logique de découvrir plus de cancers du sein dans le groupe traité par le THS. » Autrement dit, le THS n'est pas en cause, c'est leur argent ou leur niveau supé-

rieur qui permet aux femmes de voir plus souvent leur gynécologue, lequel fait des diagnostics précoces. C'est manifestement pousser à la consommation de consultations gynécologiques. A moins que le fait de voir plus souvent son médecin ne constitue en soi un facteur de risque ! ? Le « risque prescripteur ».

– « Seule une infime partie des sujets de l'étude prenait des progestatifs (4 %). Ces femmes pour recevoir ce traitement avaient des caractéristiques spécifiques, non détaillées dans l'étude. » Et les contradicteurs de conclure étonnamment : « Très probablement elles étaient à risque de cancer de l'utérus » (ils disent cela car les progestatifs sont réputés pour protéger du cancer de l'utérus). On apprend ainsi que les progestatifs pourraient être responsables de cancer du sein, et que même associés aux estrogènes ils ne protègent pas du cancer du sein, ce qui va au fond dans le sens de l'étude américaine ! Les progestatifs s'ajouteraient-ils aux effets délétères des estrogènes ? D'ailleurs il n'a jamais été prouvé que les progestatifs protègent du cancer du sein.

La seule solution pour s'en sortir – car les spécialistes français ne peuvent pas nier l'augmentation du taux des cancers du sein chez les femmes prenant le THS – est d'affirmer que de toute façon le cancer du sein observé chez les femmes sous THS est de meilleur pronostic (on en meurt moins), ce qui n'est même pas démontré[1]*. En effet il n'y a pas de différence significative pour l'envahissement des ganglions de l'aisselle (premier facteur de gravité du cancer du sein) dans les groupes comparés, prenant ou ne prenant pas le THS. De plus, il est démontré qu'avant 45 ans, donc avant la ménopause, le pronostic est déjà plus mauvais du fait du risque de récidive locale. Dans un article du* Journal of Clinical Oncology *(2000, 18, 296-306), l'âge de la patiente inférieur à 45 ans augmente significativement le risque de récidive locale dans le sein traité, avec un taux de 26,1 % à 10 ans, contre 8,6 % chez les patientes plus âgées. En revanche, après la ménopause, le pronostic du cancer du sein est dans toutes les statistiques meilleur.*

Les spécialistes du THS ne vantent que ses avantages : « Il supprime les bouffées de chaleur, diminue de 50 % les risques d'ostéoporose – 10 à 30 % de décès en moins par fracture du col du fémur –, abaisse très probablement le risque d'infarctus

1. *Journal of Clinical Oncology* 1998, 16, 3115-20 et *Lancet* 1997, 350, 1047.

du myocarde – 2 fois moins de risques –, diminuerait les risques de développer la maladie d'Alzheimer – 2 fois moins de risque –, en plus améliore le bien-être sur le plan de la vie intime, puisqu'il empêche la sécheresse vaginale. » Certains ajoutent au bénéfice du THS, la perte de poids[2]*, puisque les femmes à la ménopause ont souvent très peur de la prise de poids.*

Nous devrions donc continuer ces traitements sans nous alarmer. D'autres magazines féminins ont largement repris l'argumentaire ci-dessus en publiant les « quatre bonnes raisons de continuer à prendre le THS », et en ridiculisant les phyto-œstrogènes : « une alternative écolo » qui ne marcherait qu'à 45 %, tandis que le THS marcherait à 95 %. Et aux femmes qui ne prennent pas le THS, les spécialistes médicaux des médias promettent : « une dégradation de la qualité de la vie, avec apparition de symptômes indésirables, déprime, sécheresse vaginale, perte de la libido, insomnies, bouffées de chaleur, douleurs articulaires puis à moyen terme une plus grande vulnérabilité aux maladies cardio-vasculaires (infarctus du myocarde, angine de poitrine) et environ 40 % d'entre elles sont menacées d'une décalcification du squelette, enfin à long terme une moins bonne protection contre la maladie d'Alzheimer ». Face à tant de misères qui font à juste raison peur aux femmes dès l'âge de 45 ans, nous voulons bien croire à la nécessité du THS, mais est-il vraiment sans danger ?

Rappelons simplement ce qui se passe à la ménopause. Autour de l'âge de 50 ans, les ovaires se mettent naturellement au repos, fabriquent une quantité moindre d'hormones féminines sexuelles[3]*, estrogène et progestérone, si bien qu'une grossesse devient impossible. Le THS se substitue donc à la diminution*

---

2. En réalité après la ménopause, avec le THS les femmes continuent de gagner du poids, comme avant, ni plus ni moins : le gain moyen est de 2 kg par période de 6 ans à partir de 20-25 ans et ceci jusqu'à 60-65 ans. Il se réduit même à 1 kg par 6 ans à partir de 45 ans si la femme fait attention à ce qu'elle mange. (L'acceptabilité de la substitution hormonale après la ménopause – C. Robyn – Gynécologie 1998, A 181-184) Après 40 ans on a tendance à faire moins de sport et d'efforts physiques ; c'est une erreur.

3. On parle d'hormones féminines sexuelles parce qu'elles sont à l'origine de la formation des caractères sexuels secondaires à la puberté (poussée des glandes mammaires, pilosité pubienne, premières règles puis règles à peu près tous les mois). Leur fabrication par les ovaires est régulée par des hormones dites stimulines, elles-mêmes fabriquées à la base du cerveau par la petite glande hypophyse.

« physiologique », c'est-à-dire « normale » – à ce stade de la vie du corps d'une femme –, des taux des hormones féminines.

Le Dictionnaire Vidal utilisé par les médecins pour leurs prescriptions, précise à la rubrique « Traitement de la Ménopause » qu'il s'agit de « Substitution d'Hormones », parmi lesquelles il distingue 3 groupes : – les « Progestatifs », 10 médicaments différents présentés en comprimés. Les plus connus sont : Duphaston, Lutényl, Orgamétril, Colprone, Lutéran, Surgestone, Utrogestan... Nous vous demanderons de nous préciser les dosages en hormone.

– les Estrogènes délivrés soit par voie « orale » (les plus connus : Colpormon, Ethinyl-Œstradiol Roussel, Prémarin, Progynova...) soit par voie « percutanée » (les plus connus : Estraderm TTS, Estreva gel transdermique, Menorest, Œstrogel gel...) soit par voie « vaginale » (les plus connus : Physiogine crème, Trophicrème...) soit par voie « intramusculaire » (les plus connus : Benzo-Gynoestryl normal et retard...). Nous vous demanderons de nous préciser les dosages en hormones.

– les Estroprogestatifs, contenant les mélanges des deux hormones féminines. Les médicaments les plus connus sont : Climène, Divina, Kliogest, Trisequens, contenant toutes 2 mg d'estradiol par comprimé blanc ou rose (ou bleu) et 1 mg de Cyprotérone par comprimé rose ou 10 mg de Medroxyprogestérone par comprimé bleu. La femme doit alors « prendre un comprimé par jour sans interruption dans l'ordre suivant : 11 comprimés blancs et 10 comprimés roses ou bleus ». Pour le Kliogest et le Trisequens, le progestatif est l'acétate de norethistérone à 1 mg par comprimé, mélangé à l'estradiol 17 bêta à 2 mg par comprimé. Nous vous demanderons de nous préciser les dosages en hormones.

Pour les Progestatifs, *le Dictionnaire Vidal précise les contre-indications qui concernent les femmes ayant « des antécédents thrombo-phlébitiques et/ou des altérations graves de la fonction hépatique ».*

Pour tous les autres médicaments *le Dictionnaire Vidal précise parmi les contre-indications absolues, c'est-à-dire à quelles femmes il ne faut pas les prescrire : les femmes atteintes de « tumeurs malignes du sein et de l'utérus », « et de l'ovaire » pour Climène ou de « tumeurs œstrogéno-dépendantes connues ou suspectées ».*

Au total il y a donc deux contre-indications majeures au THS : le cancer du sein existant ou suspecté, et les antécédents de phlébite et d'embolie pulmonaire. C'est donc bien que l'on craint que ce THS conduise à ce genre de complications.

Avant la polémique du premier trimestre 2000, la mauvaise tolérance au THS chez les femmes ménopausées était déjà connue : douleurs mammaires, hémorragies utérines plus ou moins gênantes, d'où la « non-observance à moyen terme ». D'après les statistiques les plus récentes, 45 % des femmes de 50-55 ans sont « hormono-substituées », mais le restent peu de temps. Et l'on nous pousse de plus en plus à ne pas arrêter ces traitements, avec pour argument fort que si on l'arrête trop vite on risque de perdre tous les bénéfices garantis.

C'est le cancer du sein qui nous fait le plus peur. Le diagnostic est vécu souvent comme un cataclysme et un long chemin thérapeutique qui passe dans 60 à 70 % des cas par l'ablation de la tumeur combinée à des rayons et de la chimiothérapie accompagnée ou non d'hormones ou d'anti-hormones. Dans 30 à 40 % des cas, il faut d'emblée enlever le sein et les ganglions associés en même temps que la tumeur. Nous voulons donc une information complète, nous voulons qu'on nous écoute, nous voulons comprendre. Nous ne sommes pas seulement des statistiques.

Henri Joyeux, vous avez 55 ans, vous êtes chirurgien-cancérologue au Centre de Lutte contre le Cancer de la Région Languedoc Roussillon depuis 30 ans et professeur de Cancérologie et de Chirurgie à la Faculté de Médecine de Montpellier depuis 20 ans. Vous avez exercé aussi à l'Institut Curie à Paris et créé un service de chirurgie viscérale. Vous deviez créer un département de recherche en chirurgie, cancérologie et nutrition dans cet Institut, mais la direction administrative n'a pas vu l'avenir. Elle vous en a empêché. Vous êtes donc spécialisé en chirurgie, cancérologie et nutrition.

Nous vous avons posé au total 83 questions précises. Nous vous remercions pour votre grande disponibilité au service des femmes atteintes de cancer et de toutes celles qui ne veulent pas de cette maladie. Nous vous remercions déjà d'accepter de répondre aux questions qui nous parviendront par courrier électronique et que nous vous transmettrons.

Le Collectif « hormones-ménopause-ostéoporose »
Email «collectif.hor-men-os@wanadoo.fr»

CHAPITRE I

MÉNOPAUSE ET TRAITEMENT HORMONAL SUBSTITUTIF (THS)

1. Vous avez pris une position originale à propos des hormones de plus en plus largement prescrites à la ménopause. Certains de vos collègues disent l'inverse de ce que vous affirmez. Les femmes sont désorientées. Nous voulons tout savoir sur ce sujet, car vos articles dans la grande presse donnent l'impression que vous avez encore des précisions à apporter.

2. Vous n'aimez pas les laboratoires pharmaceutiques ?

3. Pourquoi cette polémique avec les hormones ? Seul nous intéresse ce qui est scientifique et vrai.

4. La santé, le confort, la prévention des maladies sont de bonnes causes. N'est-il pas normal que la médecine s'en occupe ?

5. Que devons-nous exiger de nos médecins et comment le leur dire ?

6. La ménopause, c'est quoi exactement ? Qu'est-ce qui la différencie du temps qui précède ? Et comment se fabriquent les hormones ?

7. Et pourquoi ne fait-on pas de prise de sang pour savoir si les femmes ont besoin ou non d'hormones ?

8. Pourquoi êtes-vous contre tout cela ? C'est fabuleux de ne pas vieillir, de ne plus avoir de fracture du col du fémur, de pouvoir vivre des relations sexuelles épanouissantes à 70 et même 80 ans...

9. Les troubles de la ménopause existent, ils sont fréquents. Comment en tenez-vous compte ? Voyons d'abord les bouffées de chaleur. Vous les hommes vous ne savez pas ce que c'est !

10. Voyons l'ostéoporose, est-elle prévisible et peut-on la prévenir ?

11. Et la gêne sexuelle, la sécheresse vaginale ?

12. Et la maladie d'Alzheimer : est-elle vraiment possible à la ménopause ? Et que sont les anti-oxydants ?

13. Vous semblez justifier dans tous les cas des traitements à la ménopause. Alors pourquoi ne voulez-vous pas du THS ?

14. Vous reliez donc directement une grande partie de l'augmentation du nombre de cas de cancer du sein aux traitements hormonaux de la ménopause... alors que beaucoup de cancérologues disent ne pas connaître les causes des cancers du sein.

15. Comment démontrez-vous que les hormones sont en cause dans l'apparition du grand nombre de cancers du sein ?

16. En réalité le débat est plus large qu'à la ménopause : j'ai entendu sur les ondes une gynécologue dire, suite à vos écrits, que les femmes étaient inondées d'hormones lors de la grossesse... Et le cancer du sein pendant la grossesse ?

*

* *

Réunir tous les savoirs de son époque,
telle a été l'ambition du Professeur Edmond Wells.

« Ce qui m'importe, ce n'est pas d'asséner
des vérités mais d'ouvrir des horizons.
Et il ajoutait : la question est souvent
plus intéressante que la réponse. »

Bernard Werber
L'Encyclopédie du Savoir Relatif et Absolu 2000

1. Vous avez pris une position originale à propos des hormones de plus en plus largement prescrites à la ménopause. Certains de vos collègues disent l'inverse de ce que vous affirmez. Les femmes sont désorientées. Nous voulons tout savoir sur ce sujet, car vos articles dans la grande presse donnent l'impression que vous avez encore des précisions à apporter.

C'est vrai, je n'ai pas tout dit et heureusement, car la recherche nous apporte régulièrement des réponses complémentaires. Les articles dans la grande presse ne sont que des résumés. J'ai proposé plusieurs compléments à la presse, mais ils n'ont pas été publiés. Manifestement les éléments scientifiques que j'apporte au dossier dérangent.

Par exemple sur la chaîne nationale de télévision LCI, dépendante de TF 1 le lundi 21 février 2000 : j'étais en duplex-direct de Montpellier, face à deux confrères, dont l'un se faisait passer pour professeur de gynécologie. Nos arguments divergeaient totalement. En fin d'émission, curieusement mes deux collègues ont conclu... et les journalistes n'ont pas eu le temps de me laisser seulement 10 secondes pour donner mon point de vue ! J'ai téléphoné le soir même au journaliste de la chaîne, pour demander des explications. Il m'a poliment expliqué que les impératifs de temps l'avaient empêché de me donner la parole à la fin de l'émission. Et depuis, silence radio. Pourtant, j'ai demandé un débat scientifique sur le sujet... La discussion est enterrée pour l'instant.

Quant aux hebdomadaires, ils craignent ce qui n'est pas « scientifiquement correct ». Plusieurs m'ont dit oralement que « le sujet n'était pas d'actualité », « qu'ils ne voulaient pas faire peur ». Or il ne s'agit pas de faire peur, il s'agit d'informer clairement.

Une émission télévisée grand public serait nécessaire sur un sujet aussi important et facile à résumer : « Des relations existent-elles, oui ou non, entre la consommation d'hormones par les femmes non malades et l'augmentation considérable chaque année du nombre de nouveaux cas de cancer du sein en France ? » Il semble que ce débat de fond soit évité ou empêché. Il est pourtant nécessaire et je suis sûr qu'il viendra.

Car le cancer du sein est devenu un véritable fléau social dans les pays hyperdéveloppés, puisque chaque année en France on compte malheureusement 35 000 nouveaux cas, dont 50 % sont des femmes jeunes[1] atteintes avant l'âge de la ménopause. Vous voyez donc que le sujet est d'actualité. Mais beaucoup de spécialistes ont peur d'aborder un tel sujet face au public et les médias sont gênés pour enquêter[*].

Peut-être les choses sont-elles en train de changer. La chaîne de télévision A2, le 22 octobre 2000 à l'émission *Dimanche Midi Amar* (DMA), abordait directement le sujet du distilbène avec des patientes (celles qui ont souffert des effets délétères de ce médicament) et les médecins prescripteurs. Sur le plateau, les dangers cancérologiques de ce médicament furent claire-

1. En Norvège, l'augmentation annuelle de l'incidence des cancers du sein était de 4 % entre 1983 et 1993. Elle n'était que de 1,1 % entre 50 et 59 ans, 0,5 % entre 60 et 69 ans et 0,3 % entre 70 et 79 ans. L'augmentation correspondante de la mortalité par cancer du sein était de 5 % avant 50 ans, 0,9 % entre 50 et 59 ans, 0,9 % entre 60 et 69 ans et 0,5 % entre 70 et 79 ans. Les auteurs proposent plusieurs explications à ce phénomène : la première grossesse est plus tardive, le mode de vie (non précisé) des adolescentes, l'exposition aux xéno-œstrogènes de l'environnement, un possible effet de la contraception avant la première grossesse (*Lancet* 348 : 900-901).

* Un DEA (Diplôme d'Études Approfondies) récemment soutenu dans un laboratoire de sociologie rattaché au CNRS a été placé sous le sceau de la confidentialité par le jury. « Les journalistes de grande presse interviewés étant trop peu nombreux dans la rubrique "santé" des journaux étudiés, il semblait que les citations faites entraineraient manifestement un problème éthique. »

ment signalés et les gynécologues français n'étaient pas à l'aise face aux patientes qui se sont exprimées avec beaucoup de modération et de courtoisie. Le médicament a été stoppé, interdit aux USA en 1971, et en France seulement 7 ans plus tard (voir la note 29, page 135 et la note 32, page 138), alors qu'il était déjà interdit aux USA par la FDA pour les volailles depuis 1959 !

Même si la presse aime les polémiques, elle fait attention à rester « médicalement correcte ». Il y a en effet autour de cette question beaucoup de business. Et de nombreux journaux féminins, magazines de toutes sortes à grand tirage, sont indirectement soutenus par des publicités, dont ils ne peuvent se passer simplement pour subsister.

Quant aux émissions de télévision, sur les sujets touchant à la ménopause, elles sont directement ou plus souvent indirectement sponsorisées par les laboratoires pharmaceutiques (minimum 600 000 FF l'heure entre 23 heures et minuit). Maintenant les laboratoires font attention, car ils sont davantage contrôlés et leurs moyens sont plus limités. Dans la semaine qui suit une émission favorable au THS, des relais journalistiques et radio, bien « huilés », poussent les téléspectatrices à consulter ou à demander le médicament merveilleux qui va résoudre tous leurs problèmes. Tout cela est très astucieusement organisé. Vous n'imaginez pas les laboratoires sponsorisant une émission tendant à prouver que leurs produits sont en cause dans l'augmentation du nombre des cancers du sein ! C'est bien le contraire qui se passe.

En juin 2000, une enquête du *New England Journal of Medicine* démontre que les médias vantent trop souvent les nouveaux médicaments et occultent les risques liés aux traitements récents. 50 % des journalistes citent un expert ou un scientifique ayant des liens avec les industriels fabriquant le médicament. Ils accréditent l'idée que le médicament est très efficace. Selon la spécialiste médicale du *Figaro* : « Quand les bénéfices sont quantifiés, ils peuvent l'être de manières très différentes. Alors qu'il faut traiter 100 personnes contre l'ostéoporose pour éviter une fracture, certains médias traduisent cette évaluation par la phrase : “on divise par deux le risque de fracture”, là où d'autres écrivent “on réduit ce risque à 1 %”. La première présentation, la plus flatteuse, mais aussi la moins rigoureuse, est retenue dans 83 % des articles analysés par le *New England Journal of Medicine*. » Et le rédacteur en chef adjoint de ce journal de conclure : « Les espoirs irréalistes soulevés par certains articles accréditent l'idée qu'il n'est pas possible de faire confiance aux médias. » D'où le succès grandissant de petits magazines comme *Biocontact*[2] tiré à 130 000 exemplaires dans son numéro gratuit de décembre 2000. On en vient à la nécessité d'une éthique des médias. Vaste programme, « dans l'intérêt des médias, mais intérêt à long terme », me précisait un directeur de magazine grand public !

Les médias ont aujourd'hui un pouvoir considérable. Certainement le premier. Ils n'ont pas peur, à juste raison, d'évoquer ou de stimuler une réflexion éthique pour de nombreuses professions... Mais avez-vous vu le milieu médiatitique se poser la question de sa propre éthique ?

2. *Biocontact*, 24 rue Pech de Galez, BP 8 – 81601 Gaillac cedex – Tel 05 63 41 10 83 /Fax 05 63 41 03 60

2. *Vous n'aimez pas les laboratoires pharmaceutiques ?*

Non, le problème n'est pas là. Je les respecte et je les admire d'abord, car leur mission est difficile. Surtout je respecte ceux qui ont une éthique au service des malades. Ce sont les plus nombreux. Je pense qu'ils sont indispensables d'abord aux malades. D'une façon générale, ils fabriquent des médicaments efficaces et donc utiles pour la Santé publique. Ils doivent en permanence développer leur recherche qui coûte très cher, mais cela ne justifie pas certaines attitudes.

Je puis apporter la preuve que certains labos exagèrent avec les publicités qu'ils diffusent en particulier pour tout ce qui concerne les médicaments destinés à de personnes qui ne sont pas malades. Vous imaginez, si vous arrivez à faire prendre des médicaments à tous ceux qui n'en ont pas besoin ! Vous gagnez plus d'argent que si vous ciblez seulement les malades. C'est un peu simpliste, mais c'est cela que nous vivons aujourd'hui.

Certains labos, aidés par des médecins qui sont sur le terrain de la prescription, arrivent à faire consommer des hormones (dites naturelles) à des femmes qui ne sont pas malades. On leur dit qu'on va ainsi éviter telle ou telle catastrophe. Les intérêts financiers passent largement avant celui des femmes. L'objectif est simple. Avoir le maximum de consommatrices, que les femmes soient malades ou non. Et si elles tombent malades cela profitera à eux ou à d'autres labos, puisque cette fois d'autres médicaments seront justifiés. Et de nombreux médecins s'y laissent prendre, sans même s'en rendre compte. La publicité[3] en matière médicale exige plus qu'ailleurs un contrôle éthique et scientifique. Les abus actuels obligeront à la mise en place d'un tel contrôle. Ce sont les consommateurs et consommatrices qui finiront par l'exiger.

---

3. Nous avons choisi un exemple qui ne concerne pas les hormones et la femme. Il est cependant significatif. Pour le lancement, en 1997, d'un anti-inflammatoire pour chien, le Rimadyl, le laboratoire Pfizer dans sa campagne de publicité et de « communication » a généré 1785 articles, 856 interventions radiophoniques et 245 sujets TV. Et l'année 2000, Pfizer reconnaît que le médicament pourrait être la cause de 12 % (cause probable) à 22 % (cause improbable) de mortalité. Il existe 21 médicaments de ce type sur le marché « santé chien ».

Certains confrères journalistes médicaux ont fait croire que j'avais dit que « c'était criminel de prescrire des hormones à la ménopause et que les laboratoires étaient malfaisants ». La caricature est toujours destinée à ridiculiser. C'est une grosse ficelle du métier de journaliste. Mais les femmes sont plus futées qu'ils ne pensent. Beaucoup sentent qu'on les trompe et qu'on exploite leur crédulité. C'est tellement facile d'interviewer quelques jolies femmes, de leur faire dire au micro qu'elles sont ravies de leur traitement et que leur vie est tellement plus belle depuis qu'elles le prennent. La valeur scientifique de ces « micro-trottoirs » est nulle, leur valeur marketing en revanche peut être énorme. Rien n'est laissé au hasard. Les femmes s'en doutent.

Mes arguments gênent parce qu'ils sont scientifiques, c'est-à-dire vérifiables.

L'enquête de l'hebdomadaire *Le Point*, édition Affaires du 26 mai 2000 n° 1445 est claire, avec pour titre « Médicaments – Les combines du marché – avec pour sous-titre : « Médicaments, ce qu'on veut nous faire avaler ». Certains médecins, « leaders d'opinion » rémunérés plus ou moins directement par des laboratoires, passés à la retraite, se retrouvent conseiller exclusif de magazines santé, ciblés vers les femmes ; « mot d'ordre : convaincre les foules qu'elles ont besoin de tel ou tel produit ». Chez les médecins les visiteurs médicaux ont pour rôle : « d'élargir les indications thérapeutiques du médicament qu'ils promeuvent, dans 10 % des cas ils tentent de faire déraper les posologies à la hausse et dans 75 % des cas ils minimisent les risques potentiels des médicaments. »

En février 2001 le très sérieux *British Medical Journal* rapportait une association et un lien de cause à effet entre un risque accru de fausses couches et la prise pendant la grossesse d'anti-inflammatoires non stéroïdiens. Les plus connus en France sont le Surgam, le Nifluril, les Voltarène, Profénid, Apranax... Notons que la revue *Prescrire* dans ses synthèses annonçait déjà ces dangers en juillet 1991 !

Tous ces dangers, je les diffuserai avec leurs preuves tant qu'il y aura des abus qui peuvent être néfastes pour la santé. C'est ma responsabilité de médecin et de cancérologue. Mon objectif premier doit être de diminuer le nombre des cancers et pas simplement de constater leur augmentation, en disant que nous sommes meilleurs ou que le diagnostic a fait d'énormes progrès grâce aux dernières technologies. C'est le leitmotiv actuel des spécialistes de cancérologie, qui sont interviewés dans la grande presse. Ils cherchent à minimiser, en terme de gravité, l'augmentation considérable du nombre de nouveaux cas de cancers du sein chez des femmes de plus en plus jeunes, en donnant des espoirs démesurés et illusoires. Pendant ce temps les femmes s'inquiètent de leurs amies et connaissances de plus en plus nombreuses atteintes autour d'elles de cancer du sein. Un hebdomadaire titrait en octobre 2000 pour rassurer : « L'espoir domine. Il est possible que dans l'avenir on puisse apprendre à vivre en bons termes avec son cancer, dès lors que celui-ci aura été isolé et aura perdu son agressivité. »

En réalité il y a là un vrai problème. Celui des aléas thérapeutiques. Plus la médecine devient efficace, plus elle présente de risques. Actuellement les textes juridiques ne connaissent qu'un seul aspect des conséquences néfastes d'un acte médical : la faute. « L'aléa thérapeutique », c'est l'accident résultant d'un acte médical, soit pour établir un diagnostic, soit pour traiter une maladie et sans lien direct avec la maladie qui avait justifié cet acte. La transmission du virus du sida par transfusion fut en son temps indemnisée par un fond spécial. Et on ne sait toujours pas qui indemnisera les victimes (500 000 à 600 000 en France) de l'hépatite C à la suite d'une transfusion. Car il y a des hépatites qui évoluent à peu près bien, dans 80 % des cas, et dans 5 % des cas vers le cancer fatal du foie. Qui faut-il indemniser ? Si c'est tout le monde au nom du préjudice moral, de l'angoisse d'être porteur du virus, c'est 19 milliards de francs sur 20 ans. La décision est exclusivement politique.

Aujourd'hui le leitmotiv des laboratoires plus ou moins spécialisés dans les traitements hormonaux est de faire croire à tous les médecins et simultanément à toutes les femmes, qu'elles ont besoin autour de l'âge de la ménopause de ce fameux THS. C'est abusif et cela peut être dangereux. Nous médecins, recevons énormément de publicités, et celles-ci sont très ingénieusement présentées. Des interviews de personnalités médicales soigneusement choisies, connues pour passer souvent dans les émissions audiovisuelles médicales, ou conseils de tel ou tel magazine ou radio, sont publiées d'abord dans des journaux spécialisés pour médecins. Voilà la caution scientifique. Ensuite, ces articles sont distillés finement dans la grande presse, ciblés vers les consommatrices. Et les médecins sont enfin soumis aux demandes pressantes des patientes. « Docteur, vous ne me prescrivez pas le dernier traitement que conseille le professeur X ou Y, j'ai peur de ma ménopause... il me ferait tellement de bien ! J'ai vu telle ou telle femme de mon âge qui en est si contente... » Et beaucoup de médecins qui sont surinformés sur les bénéfices du médicament, sans en connaître les inconvénients, se sentent obligés en parallèle de prescrire. Clientèle oblige. Certains médecins, surtout les spécialistes, mais aussi des journalistes médecins, homme et femme réunis pour augmenter l'impact, culpabilisent finement, au nom de la science, les femmes qui ne veulent pas du THS : « Il va vous arriver des choses épouvantables ! ».

Voici un autre argument souvent présenté : *« 88 % des femmes gynécologues en Suède utilisent un THS, 72 % des femmes généralistes et (seulement) 35 % des Suédoises..* » Tous ces arguments publicitaires sont difficilement vérifiables. Ils démontrent que même des femmes compétentes sont sensibles aux arguments des laboratoires pharmaceutiques ! Il faut dire qu'ils ne négligent aucun moyen : publicités directes, interview des spécialistes au retour des congrès internationaux, articles de correspondants de presse qui ne peuvent faire autrement que de chanter les louanges des nouvelles molécules, en réponse à leur invitation sur place à l'autre bout du monde.

J'aime donc les laboratoires qui restent dans leur mission de recherche et de mise au point de médicaments pour des maladies réelles. Car on ne peut transformer la ménopause, la puberté ou le vieillissement, en maladie pour tous et inventer l'andropause pour les hommes autour de la cinquantaine, dernière cible, déjà porteuse et éminement rentable.

3. Pourquoi cette polémique avec les hormones ? Seul nous intéresse ce qui est scientifique et vrai.

Un débat scientifique vient de s'ouvrir. Il était temps. Je m'attends à ce qu'il soit dur et sans concession. Il concerne la consommation d'hormones par les femmes et les risques de cancer du sein, plus largement les risques de cancers hormono-dépendants. Les risques de cancer de l'utérus et dans certains cas ceux de l'ovaire seront aussi analysés, ils sont loin d'être négligeables : 10 600 nouveaux cas chaque année en France, dont 6 600 femmes atteintes de cancer de l'utérus (corps et col utérin) et 4 000 atteintes de cancer de l'ovaire.

Le débat ne se résume pas seulement aux traitements substitutifs hormonaux (THS) de la ménopause, à la meilleure façon d'éviter l'ostéoporose et de rester jeune. Il concerne la femme, toute la vie de femme, de la puberté à la plus grande vieillesse, car l'organisme féminin est soumis toute sa vie aux hormones, celles fabriquées par les ovaires (les seules naturelles) et celles qui sont apportées au corps en plus pour des raisons qui ne sont pas toujours médicales.

Les sociologues aujourd'hui s'intéressent à la ménopause, aux comportements des femmes et des médecins. Ils en font leur sujet de thèse. Imitant les spécialités médicales, ils ont tendance à « saucissonner » une vie de femme, en tranches de vie. Eux aussi doivent se méfier de l'information qu'ils reçoivent. Vérifier leurs sources, en saisir les motivations. Il y a beaucoup d'argent à gagner avec la ménopause et plus largement avec les hormones consommées à tous les âges d'une vie de femme. En France environ 15 millions de femmes sont autour de l'âge de la ménopause. Et on est arrivé à faire croire (aux hommes aussi !) que la ménopause est une maladie, surtout invalidante... Les hommes se le disent entre eux, poussent leur femme à se faire soigner, puisqu'ils entendent partout qu'elles sont ou qu'elles vont être malades. Alors qu'elles peuvent rester jeunes grâce aux traitements substitutifs !

Évidemment les hommes ne voient pas qu'ils sont le prochain objectif de certains lobbies. On les aide déjà, dès 50 ans, à se poser des questions sur leur « Andropause dite ADAM en anglais = Androgen Decline in the Aging Male ».

Les spécialistes parlent du syndrome clinique d'ADAM qui arrive sans faire de bruit à la différence de la ménopause (arrêt des règles). Les taux de testostérone et de DHEA dans le sang chutent régulièrement à partir de 50 ans, donc il faudra supplémenter et prévoir le THS masculin. En 2025, il y aura presque autant de non-actifs de moins de 15 ans que de non-actifs de plus de 65 ans. Des laboratoires ont vu le créneau pour des médicaments spécifiques de la virilité, de l'ostéoporose masculine... Ils n'osent pas parler de bouffées de chaleur pour l'homme, mais on leur promettra la maladie d'Alzheimer s'ils ne prennent pas les médicaments qu'on leur prépare[4], et l'impuissance ! C'est exactement la même stratégie que celle utilisée pour les femmes à la ménopause.

Vous pouvez imaginer facilement qu'on peut gagner beaucoup d'argent avec un médicament donné à titre préventif et consommé par plusieurs millions de personnes chaque jour. Surtout si en plus on parvient à le faire rembourser par la Sécurité sociale au nom de la santé, du confort, de la prévention de maladies graves.

Vous me parlez de polémique. Mais je ne crois pas que l'on puisse parler de polémique au sens moderne du terme, car beaucoup de polémiques aujourd'hui sont stériles. Je pense qu'un vrai débat scientifique est nécessaire. Mais certains le craignent, surtout s'il est vraiment honnête, c'est-à-dire vraiment scien-

---

4. Ce sont des hormones proches, dérivés ou précurseurs de la testostérone. Elles augmenteront de façon considérable les risques de cancer de la prostate, mais on dira aux hommes que la cancer de la prostate se soigne bien, qu'il est de bon pronostic, qu'on peut « vivre en harmonie avec lui » et on ne leur précisera pas trop que le traitement le plus efficace est de prendre des anti-hormones mâles qui les rendent définitivement impuissants.

Le THS masculin, dit en anglais « Replacement Androgens », est contre-indiqué s'il y a suspicion de cancer de la prostate, et même en cas d'Hypertrophie Bénigne de la Prostate (HBP). Il est proposé par les spécialistes de l'université de Baltimore pour des signes cliniques (déclin de la virilité, de la libido et de l'activité sexuelle, diminution de la masse et de la force musculaire et ostéoporose) et des taux de testostérone totale inférieurs à 300 ng/dl (25 % des hommes après 70 ans). Des patchs de testostérone mis au niveau de la peau du scrotum (meilleure absorption au niveau de la peau des bourses du fait de la présence localement d'une enzyme la 5 alpha reductase) ou sur tout autre zone du corps ont été acceptés par la FDA (Food and Drug Administration). Aux USA existe depuis début 2000, le Testosterone Gel Study Group qui délivre un gel de testostérone à 1 % de concentration apportant chaque jour 50 à 100 mg d'hormone contenus respectivement dans 5 ou 10 g de gel. (Andropause : a misnomer for a true clinical entity. *The Journal of Urology* – 2000, 705-711).

tifique. Ce qui doit prédominer c'est la santé et le confort des femmes, les deux ne s'opposent pas. Or on est en train de privilégier l'intérêt des laboratoires pharmaceutiques ou de groupes de pression liés à ces derniers. Et la grande presse rentre dans le système...

4. La santé, le confort, la prévention des maladies sont de bonnes causes. N'est-il pas normal que la médecine s'en occupe ?

Ce sont de justes causes, mais je ne crois pas que la médecine puisse créer à elle seule seule le bonheur des humains. La médecine à mon sens est faite pour soigner ceux qui sont malades, et de plus en plus pour prévenir les maladies. Et sur ce sujet, je m'oppose à ceux qui veulent faire croire que des médicaments éviteront des maladies bien connues que l'on sait éviter par des comportements simples. Je crois à l'efficacité des vaccins qui ont évité la variole, la tuberculose, la polio, la diphtérie et peut-être à ceux qui éviteront bientôt le sida ou le cancer. Je crois qu'il faut savoir aussi reconnaître ce que la science nous dit, à savoir que certains médicaments dits préventifs ont des effets secondaires délétères, parfois plus graves que les troubles qu'ils sont chargés d'éviter.

Deux exemples : 1. Le Distilbène prescrit à la mère pendant le premier trimestre de la grossesse pour protéger l'embryon, peut déclencher des anomalies ou des cancers de voies génitales chez l'enfant dans les 10 à 20 ans qui suivent sa naissance et des cancers (sein, ovaires) chez les femmes qui l'ont pris. 2. Les anti-œstrogènes réduiraient, peut être, les risques de cancer du sein, mais déclencheraient de façon probable le cancer de l'utérus après 5 ans de consommation du médicament.

Aujourd'hui le confort est devenu prioritaire sur la santé. Et les publicités stimulent fortement les besoins du quotidien : manger, boire, paraître, et plus encore le relationnel sexuel. Tout ce vécu fait partie de l'immédiat ou presque. Le bonheur au jour le jour, c'est bien. La santé, elle, s'inscrit bien plus dans le long terme. Or aujourd'hui le concept dominant pour les adultes comme pour les jeunes est « *carpe diem* ». Le temps, c'est loin, prenons le plaisir tout de suite, qu'il y ait danger ou pas, peu importe, plaisir d'abord. Et si un pépin vous arrive, « *no problem* », « pas de souci » la médecine vous sortira de là. On vous envoie chez le cancérologue. Ayez confiance dans la Science ! C'est le discours ambiant, « médicalement correct ».

Vous pouvez imaginer facilement tout le « business » qui rôde derrière ces aspects de la vie quotidienne. C'est le vieux rêve de la panacée, ou de la pilule de jouvence et maintenant de la pilule qui prévient tout ce que l'on craint. Comme il ne peut y en avoir une seule, il est logique qu'il y en ait une pour chaque tranche d'âge. La science, c'est vrai, a énormément progressé depuis 50 ans. Et l'on nous promet des découvertes retentissantes : depuis 20 ans le vaccin contre le sida[5], la pilule pour éviter le cancer du sein... pour ne parler que des maladies aujourd'hui les plus inquiétantes.

Pour éviter de parler des comportements qui seraient très efficaces et bénéfiques dans le domaine de la prévention, on vous dit : « Continuez, ne changez rien à vos habitudes..., tel ou tel médicament vous aidera, vous guérira. » Or il est facile de comprendre que changer de comportement ne coûte rien et peut avoir une efficacité maximum en termes de santé publique. Mais tout cela n'est pas encore reconnu par les statistiques. Conseiller de changer de comportement est mal vu ou considéré parfois comme impossible à dire. Cela vient souvent du fait que tel ou tel comportement est assimilé inconsciemment à une identité : « C'est un (ou une) tabagique, caractériel, obèse, bisexuel... » et que les dictons populaires font croire qu'on ne change pas d'identité. Comme si des gènes en étaient la cause première.

Encore aujourd'hui, les consultations médicales de prévention ne sont pas prises en charge par la Sécurité sociale. En revanche de nombreux médicaments d'ordonnances inutiles sont remboursés. Pourtant beaucoup de personnes, en particulier les femmes, sont plus prêtes qu'on ne le pense à changer. Elles sentent souvent au fond d'elles-mêmes qu'il y a des choses à modifier et surtout à comprendre dans leur vie, mais il n'y a personne pour les aider, les guider, leur montrer que c'est possible si on y va doucement, pas à pas... Un immense travail d'information et de communication est encore à faire, et en ce

---

5. En passant au crible d'un puissant ordinateur les codes génétiques de 160 échantillons de virus du sida et en se basant sur un rythme constant de mutations (hypothèse discutée chez les spécialistes), Bette Korber du Los Alamos National Lab. au Nouveau-Mexique, a reconstitué l'arbre généalogique du virus selon une technique classique de biologie moléculaire. Elle en conclut que l'épidémie doit remonter à un petit groupe d'humains atteint par le sida dans les années 1930 et que le virus a pu apparaître dès 1910. Les spécialistes s'accordent sur le fait que le virus humain est une forme mutante d'un virus du chimpanzé. Il serait passé chez l'homme à l'occasion de morsures, accidents de chasse, mélange accidentel avec un vaccin... Grand sujet de controverse entre spécialistes. Une certitude, le plus ancien échantillon répertorié du virus VIH provient d'un prélèvement sanguin effectué à Kinshasa au Congo (ex-Zaïre) en 1959.

domaine la demande serait plus facilement prise en compte si elle était exprimée plus fortement. Les femmes ont un rôle à jouer dans la société[6] qui est plus important qu'elles ne le pensent dans le domaine de la santé et du bien-être naturel. Parmi les médecins, le généraliste est le premier concerné pour informer et aider les femmes à se libérer des excès de la médecine. Les interviews du grand public, en mars 2001, prouvent qu'il est plébiscité par les familles pour son excellent rôle. La confiance règne.

De grands progrès ont été faits dans le domaine des prises de conscience. Un grand chemin reste à parcourir. L'exemple le plus significatif est celui du sevrage tabagique. Les spécialistes ont d'abord fait prendre conscience que le tabac est une drogue, qu'il y a intoxication et risque d'accoutumance. Ici, les laboratoires pharmaceutiques ont fait un travail très positif, en mettant au point une « gomme à mâcher » ou un « dispositif transdermique » pour aider les gens à réduire puis stopper définitivement leur tabagisme. Et c'est efficace. Vous voyez que je reconnais l'importance et l'utilité des laboratoires qui ont fait une démarche très intelligente et éminemment utile pour le consommateur et pour la santé publique dans ce domaine de la prévention. Même efficacité pour la vaccination contre l'hépatite B ou C quand il y a des risques professionnels tels qu'on les voit en chirurgie, pour les chirurgiens ou les infirmières.

6. En dehors de la parité en politique qui accélérera le mouvement, il y a par exemple à rappeler le rôle actif des femmes pour réduire la mortalité infantile : « Une augmentation du taux d'alphabétisation des femmes de 22 % à 75 % a réduit en Inde la mortalité prévisible des enfants de moins de 5 ans de 46 pour 100 000, tandis que la même augmentation de l'alphabétisation des hommes ne réduit cette mortalité que de 28 pour 100 000. » *Le Nouveau Modèle économique,* p. 201 – Amartya Sen, prix Nobel d'économie 1998, Éd. Odile Jacob. L'élévation du niveau d'alphabétisation est également en lien étroit avec la baisse de fertilité des couples. Dans nos pays la compréhension du rôle des femmes dans les questions d'environnement, en particulier pour ce qui concerne la préservation des ressources naturelles peut être considérée comme un premier pas fondamental pour les faire évoluer vers leur propres ressources, leur écologie qui – si elles les connaissaient – les rendraient capables de se gérer de plus en plus souvent indépendamment de la médecine.

5. *Que devons-nous exiger de nos médecins et comment le leur dire ?*

Je m'adresse par votre intermédiaire aux femmes d'abord. Je ne peux pas m'adresser directement aux médecins. Car je n'en ai pas les moyens. En réaction à des publications américaines inquiétantes, l'Association Française pour l'Etude de la ménopause (A.F.E.M.), très bien organisée, a pu envoyer à tous les médecins spécialistes français un courrier pour leur dire de continuer à prescrire des hormones à la ménopause. Cette association dispose probablement de moyens non négligeables. Elle peut organiser très vite une conférence de presse et même écrire aux femmes sous le titre « La ménopause et son traitement ». Elle a même le culot de leur dire « Le THS ne constitue pas une obligation mais un choix ». Sous entendu, s'il y a des problèmes avec ces traitements, c'est vous qui aurez choisi ! C'est le « principe (ou le super principe) de précaution » utilisé par les médecins et les laboratoires qui se protègent d'éventuelles responsabilités dans leur prescription hormonale de prévention. Ils se protègent, mais protègent-ils vraiment les femmes ? Je m'adresse donc surtout aux femmes et par leur intermédiaire aux médecins généralistes. Eux aussi se posent des questions face à toutes les publicités qu'ils reçoivent et au plus grand nombre de jeunes femmes atteintes de cancer, du sein en particulier. J'ai confiance en leur intelligence et leur honnêteté. Les généralistes sont sur le terrain du quotidien. Je vois beaucoup de femmes en consultation avec suspicion de pré-cancer ou cancer authentique, et de nombreux généralistes me téléphonent pour avis. Et je m'aperçois que la plupart des femmes sont déroutées. Parmi les médecins, ce sont les généralistes qui voient le plus clair.

Ce qui m'inquiète, c'est la réaction des médecins, surtout spécialistes face aux femmes qui ne souhaitent pas prendre le traitement hormonal substitutif ou qui se posent des questions. On leur fait peur et on les culpabilise avec la ménopause, les bouffées de chaleur, l'ostéoporose, leur sexualité et maintenant la maladie d'Alzheimer. Si on ne peut pas leur faire croire que la prise du THS leur évitera un cancer du sein, on ne leur en parle pas ou si elles posent des questions, on les rassure en leur disant qu'on en fera le diagnostic plus tôt et qu'il sera « un cancer (lié aux hormones), de bien meilleur pronostic[7] ! ». Et pour vous convaincre encore plus, on vous affirme que le traitement substitutif évite de mourir d'infarctus du cœur, ce qui n'est pas démontré[8]. Des calculs incompréhensibles (donc pseudo-scientifiques) vous font croire que si le THS peut être responsable d'un cas de cancer du sein, en même temps il évite 6 morts par infarctus. Or il y a très peu de femmes qui ont des amies mortes d'infarctus, par contre toutes en ont au moins une suivie, traitée ou déjà décédée d'un cancer du sein. Cela fait vraiment réfléchir.

Vous voilà donc désemparée, au minimum inquiétée face à ce discours pseudo-scientifique : « Si vous ne prenez pas le THS, imaginez les dangers qui s'additionnent : avec l'ostéoporose, vous allez vous casser les os, vous serez handicapée et grabataire, ça fait mal et ça coûte cher à la Sécurité sociale ; avec la sécheresse vaginale vous aurez une vie sexuelle très perturbée, une libido à zéro, avec les maladies cardio-vasculaires vous risquez de mourir jeune brutalement d'infarctus du cœur – « une étude scientifique contrôlée avec ou sans le THS parue en 1998 n'avait pas montré de bénéfices dans la prévention secondaire des accidents coronaires » mais personne ne le dit – et attention au vieillissement prématuré...

---

7. Selon le *Journal of the National Cancer Institute* du 5 avril 2000 « les femmes de plus de 70 ans atteintes d'un cancer du sein limité – sans atteinte des ganglions » ont une espérance de vie aussi bonne que les femmes du même âge n'ayant pas de cancer. La différence, non négligeable, est que les unes subissent un traitement plus ou moins lourd (chirurgie et radiothérapie) qui perturbe gravement leur vie et que les autres ne subissent rien. Il faut aussi souligner que donner seulement 5 ans ou 10 ans de vie à une femmes de 30 ans est très faible en comparaison de la même quantité d'année données à 70 ans et plus... Pourtant en termes statistiques c'est le même résultat !

8. Au XXIIe Congrès de la Société Européenne de Cardiologie, tenu à Amsterdam, une étude anglaise a démontré en septembre 2000 que « chez les femmes ménopausées qui ont déjà des signes de maladie coronaire, le THS transdermique, en timbres, n'a pas d'effet protecteur pour le cœur. Suivies pendant 4 ans, les femmes qui ont reçu un tel traitement n'ont pas eu moins de crises d'angine de poitrine, moins d'infarctus, ni moins de morts d'origine cardiaque que d'autres femmes qui n'avaient suivi aucun traitement. *En revanche on a observé plus de complications thrombo-emboliques, telles que des attaques cérébrales, chez les femmes sous THS.* » Je suis persuadé qu'on répondra à cette étude, sans la moindre preuve supplémentaire, que 4 ans ce n'est pas suffisant et qu'il faut prendre ce traitement au moins 7 ou 10 ans pour qu'il soit efficace.

On ne vous dit pas (encore) que les assurances ne vous couvriront plus (attention ! elles y réfléchissent), mais on vous fait croire que les médecins qui ne vous prescrivent pas ces traitements sont rétrogrades (refusant « un progrès médical incontestable, permettant d'améliorer votre qualité de vie et de prévenir l'apparition d'un certain nombre de maladies graves »), ou incompétents. Alors, allez en voir un autre, plus jeune et plus compréhensif. Mais le plus jeune n'est pas naïf !

De plus en plus de femmes sentent que ces discours sont suspects. Elles craignent le cancer du sein, car toutes ont une amie qui est suivie, traitée, qui a subi de la chimio, des rayons et qui ne va pas bien. Elles sont suivies par des mammographies, des échographies et maintenant des IRM du sein et malgré tout, certaines voient apparaître un cancer du sein qu'elles voulaient justement éviter.

De même pour l'utérus : les frottis, à quoi ça sert, pensent des femmes qui n'ont aucun risque d'avoir de cancer du col de l'utérus, tandis que d'autres ne s'y soumettent pas assez souvent ? On propose même des frottis dans les couvents, alors qu'ils sont inutiles.

Vous voulez savoir et comprendre. Vous voulez surtout éviter tous ces problèmes. Certaines ont peur pour leur fille. Elles commencent à douter de leur gynécologue. Il arrive que les gynécologues et les cancérologues ne se comprennent pas, ou se renvoient leurs malades. J'ai rencontré récemment des femmes gynécologues lucides, à Bordeaux, Aix-en-Provence, Montpellier... Elles ont compris.

Les femmes se sentent mal conseillées. Alors que la médecine n'a jamais été aussi scientifique, des femmes finissent par en douter. Et prennent le chemin des médecines parallèles. Ainsi, face à des maladies graves elles peuvent mettre leur vie en danger, quand elles refusent des traitements qui ont fait leurs preuves.

Mon but est d'informer. Dire honnêtement et diffuser ce que l'on sait et ce que l'on ne sait pas... encore. Il ne s'agit pas de croyances, mais de faits scientifiques, tous vérifiables. Les spécialistes s'affrontent. Il y a en médecine des avis totalement opposés. Certains médecins sont à fond pour les traitements hormonaux, et cela pour le maximum de femmes. D'autres pensent le contraire. Le plus grand nombre suit les tendances fortes ou la mode. Quelles sont les motivations de chacun ? Comment discerner ?

Vos choix ne sont libres que s'ils sont bien informés. Vous avez du bon sens, mais il ne suffit pas. Votre savoir doit être nourri. Vous pouvez bien comprendre le fonctionnement de votre corps. Il faut qu'on vous l'explique, que vous demandiez des explications, car vous y avez droit. Et ce n'est pas très compliqué, puisque vous le vivez. Soyez attentives à votre corps, à son fonctionnement, à ses modifications. Il vous envoie beaucoup de messages. Apprenez tôt à les lire en vous-même. Vous n'avez pas besoin de spécialiste, si vous êtes en bonne santé. Apprenez à gérer, seule ou avec votre généraliste, votre capital-santé. Vos intuitions sont souvent bonnes. Ne vous laissez pas imposer des traitements que vous ne souhaitez pas, demandez les avantages précis, les risques exacts de telle ou telle hormone, les alternatives éventuelles plus souples et moins dangereuses. Demandez des conseils nutritionnels précis et si vous n'obtenez que des réponses évasives ou même presque agressives, n'hésitez pas à « changer de crémerie » avec votre plus beau sourire.

6. La ménopause, c'est quoi exactement ? Qu'est-ce qui la différencie du temps qui précède ? Et comment se fabriquent les hormones ?

La ménopause est une phase essentielle de la vie d'une femme, en général autour de l'âge de 50 ans. C'est la fin de votre vie de fécondité qui a commencé à la puberté, qui a duré en moyenne 35 années consécutives, c'est donc la fin de vos règles. Il faut 6 mois consécutifs d'arrêt de règles pour déclarer une femme ménopausée vers 50 ans. Il y a plusieurs façons de présenter aux femmes la ménopause.

Voici la façon « médicalement correcte 2000 » parue dans le quotidien *Nice-Matin* aux Infos régionales du 11 novembre 2000 suite à la Journée mondiale de la ménopause, de l'International Menopause Society, qui s'est tenue sur la promenade des Anglais. Son titre : « Ménopause : le début d'une autre vie : les médecins recommandent plus que jamais les traitements hormonaux. » Et dans l'article on peut lire : « Selon l'OMS, on comptera sur la planète en 2030, 1,2 milliard de femmes de plus de 50 ans... un certain nombre de maladies, liées à la carence hormonale de la ménopause, risquent fort de se multiplier... que les femmes comprennent qu'à la quarantaine, il est nécessaire de commencer à se prendre en charge, ce qui constitue le meilleur investissement pour l'avenir ... cette prise en charge comporte parmi 4 volets « suivre un traitement hormonal »... et l'augmentation du risque de cancer du sein n'a plus lieu d'être avec la récente mise sur le marché en France des SERM (Selective Estrogen Receptor Modulator – Voir question 36) qui ont une efficacité identique aux produits classiques, mais sans les effets à risque au niveau du sein. Mêmes avantages pour les SAS (Selective Action SteroidVoir question 37) avec en prime, une action plus favorable que les autres sur la libido. Les pharmaciens niçois confirment l'arrivée dans les officines de ces nouveaux produits dont l'un vaut 180 F la boîte de 28 comprimés (cure d'un mois) et l'autre coûte 364 F la boîte de 28 comprimés. Aucun des deux médicaments n'est remboursé... pour le moment. » On ne peut être plus clair ! Aucune explication, un discours racoleur pseudo-scientifique et à forte orientation marketing.

Les femmes sont parfaitement capables de comprendre la science (causes et conséquences) de la ménopause. Il suffit de leur expliquer d'abord ce qui se passe avant, pendant et après. Avant la ménopause et même autour de 50 ans, si la ménopause n'est pas arrivée, la femme peut avoir une grossesse, et à juste raison, elle ne le souhaite pas. Après la ménopause, c'est terminé, elle ne peut plus transmettre la vie de façon naturelle, ses sécrétions hormonales ne le lui permettent plus. Pour que l'organisme arrête ses cycles mensuels, les ovaires ne sont plus stimulés par les stimulines, hormones fabriquées par la petite glande hypophyse située au centre du cerveau. La fabrication ovarienne des 2 hormones féminines, œstrogènes et progestérone diminue progressivement jusqu'à des « taux ménopausiques ». Ces taux restent stables et bas, à des niveaux tels qu'il ne peut plus y avoir d'ovulation.

– Avant la ménopause, ces taux sont variables dans le mois : juste avant les règles, on observe une chute brutale des estrogènes et plus encore de la progestérone. Au moment de l'ovulation, le taux des estrogènes chute légèrement, tandis que celui de la progestérone remonte fortement. Tout cela est parfaitement connu et les médecins le savent. Ces variations hormonales sont indispensables pour déclencher le phénomène des règles.

Ainsi est-il possible d'établir le status hormonal de chaque femme et de savoir exactement où elle se situe dans son cycle. En connaissant les taux des 2 hormones ovariennes, œstrogène et progestérone, en même temps que les taux des 2 hormones stimulines fabriquées par l'hypophyse qui stimulent les ovaires (la FSH=Folliculo-Stimuline-Hormone stimule la formation des œstrogènes par l'ovaire, et la LH=Lutéine-Hormone stimule la formation de progestérone), on peut établir le status hormonal de la femme à un moment donné de son cycle.

– A partir de la ménopause, ces variations hormonales dans un même mois n'existent plus, les taux des deux hormones féminines se stabilisent à un « niveau de ménopause ».

Les femmes qui ne le savent pas encore sont parfaitement capables de le comprendre et d'en tenir compte pour elles-mêmes. Les taux normaux sont inscrits sur les feuilles des résultats remis par le laboratoire d'analyses. Les laboratoires pourraient parfaitement améliorer leur présentation, afin de la rendre accessible à toutes les femmes en les initiant dès leur plus jeune âge.

En effet, qu'est-ce qu'une femme qui prétendrait connaître ses droits, être émancipée et assumer sa place dans la société, sans comprendre et gérer le fonctionnement de son corps, lieu premier de son identité ? L'émancipation de la femme passe d'abord par le refus d'être gouvernée à son insu par des médicaments dont elle ne comprendrait pas les mécanismes d'action. Certains slogans écologistes ont leur pertinence.

Voici différents exemples de présentation actuelle en période d'activité féconde. Il faut avouer que ce type de présentation reste peu clair et difficile à assimiler.

Les quatre taux hormonaux pour connaître le status hormonal féminin avant l'ovulation et autour de l'ovulation

Taux hormonaux immédiatement après les règles, donc avant l'ovulation

FSH (Folliculo-Stimuline-Hormone)[9] :	3,9 à 12 mUI/ml
LH (Lutéine-Hormone)[10] :	1,5 à 8 mUI/ml
ŒSTROGENE :	18 à 147 pg/ml
PROGESTERONE :	0,1 à 0,54 ng/ml

Taux hormonaux au moment de l'ovulation, entre le 10e et le 15e jour après le premier jour des règles

FSH (Folliculo-Stimuline-Hormone) :	6,3 à 24 mUI/ml
LH (Lutéine-Hormone) :	9,6 à 80 mUI/ml
ŒSTROGENE :	93 à 573 pg/ml
PROGESTERONE :	0,12 à 6,22 ng/ml

9. La FSH fabriquée par la glande hypophyse, située à la base du cerveau, stimule la formation par le follicule de l'ovaire, de la folliculine qui n'est autre que l'œstrogène. On dit aussi les œstrogènes, car il y a trois œstrogènes différents, l'œstradiol dit E2, l'œstriol dit E3 et l'œstrone.

10. La LH fabriquée par la glande hypophyse, située à la base du cerveau, stimule la formation par l'ovaire de la progestérone qui est nécessaire au début de la grossesse. (Pro-gestation).

Les quatre taux hormonaux pour connaître le status hormonal féminin après l'ovulation et avant les règles

FSH (Folliculo-Stimuline-Hormone) :	1,5 à 7 mUI/ml
LH (Lutéine-Hormone) :	0,2 à 6,5 mUI/ml
ŒSTROGENE :	43 à 214 pg/ml
PROGESTERONE :	1,5 à 20 ng/ml

Les quatre taux hormonaux pour connaître le status hormonal féminin à la ménopause

Taux hormonaux à la ménopause (ils restent stables)

FSH (Folliculo-Stimuline-Hormone) :	17 à 95 mUI/ml
LH (Lutéine-Hormone) :	8 à 33 mUI/ml
ŒSTROGENE :	< 58 pg/ml
PROGESTERONE :	< 0,41 ng/ml

Les laboratoires d'analyses pourraient d'ailleurs donner une explication claire et une interprétation intelligible, sur chaque bilan de leurs clientes, ce qui faciliterait à la fois la compréhension, et permettrait aux femmes de se mieux connaître. Serait écrit par exemple selon les cas :

– taux hormonaux de la période pré-ovulatoire (immédiatement après les dernières règles, il y a possibilité de fécondité)

– taux hormonaux de la phase ovulatoire qui s'étale sur 4 à 6 jours au maximum (la femme est féconde)

– taux hormonaux de la période post-ovulatoire, immédiatement avant les prochaines règles (il n'y a pas de fécondité possible dans tout le temps qui sépare l'ovulation des règles)

– taux de la ménopause ou de la préménopause.

Un graphique simple comme celui-ci pourrait être présenté, ce qui faciliterait la lecture et permettrait à la femme de comprendre et de participer à sa propre évolution hormonale. Ses propres taux seraient inscrits sur les courbes. Les moyens actuels de l'infographie peuvent donner une belle présentation très pédagogique.

Je remercie tout particulièrement le laboratoire Chapy – Valleix à Clermont-Ferrand (tel : 04 73 28 83 83) et en particulier Laurent Chassagne (Email : lachassagne@wanadoo.fr) qui a établi les courbes présentées ici.

Dernière partie de votre question : comment se fabriquent les hormones ? Évidemment ce sont les glandes spécialisées qui les fabriquent, on parle de synthèse, par les ovaires, l'hypophyse, les glandes surrénales. Chaque glande à une fonction particulière et les glandes interagissent entre elles. L'hypophyse est le chef d'orchestre que stimulent les ovaires, les surrénales... (voir page suivante le schéma sur les 5 niveaux de l'activité hormonale).

N'oubliez pas les relations directes qui existent entre les taux des hormones dans le sang et l'apport alimentaire du matériau de base, le cholestérol, pour les fabriquer. **Pour fabriquer un taux normal d'hormones sexuelles :** chez la femme (œstrogènes et progestérone) et chez l'homme (testostérone), il faut un **apport minimum de cholestérol** par 24 h de 300mg. Le noyau chimique du cholestérol est présent dans toutes les hormones stéroïdes dites sexuelles.

Ces 300 mg sont présents dans un jaune d'œuf (car il y a 1550 mg de cholestérol pour 100 g de jaune d'œuf). En général, nous consommons en plus chaque jour, avec le beurre et les viandes rouges en particulier, environ 250 à 300 mg de cholestérol.

Quelques exemples : beurre = 280 mg de cholestérol pour 100g – 100 g de viande de bœuf = 120 mg de cholestérol – 100g de viande de cheval = 78 mg de cholestérol – 100 g de viande de mouton = 77 mg.

Pour un apport de cholestérol, il y a aussi le foie d'oie = 490 mg /100g, le foie de poulet = 200 mg/ 100g, les crevettes = 200 mg /100g, le roquefort = 150 mg/100g, la volaille = 90 mg/100 g, le hareng, le cabillaud (morue) et la sole = 60 mg/100 g.

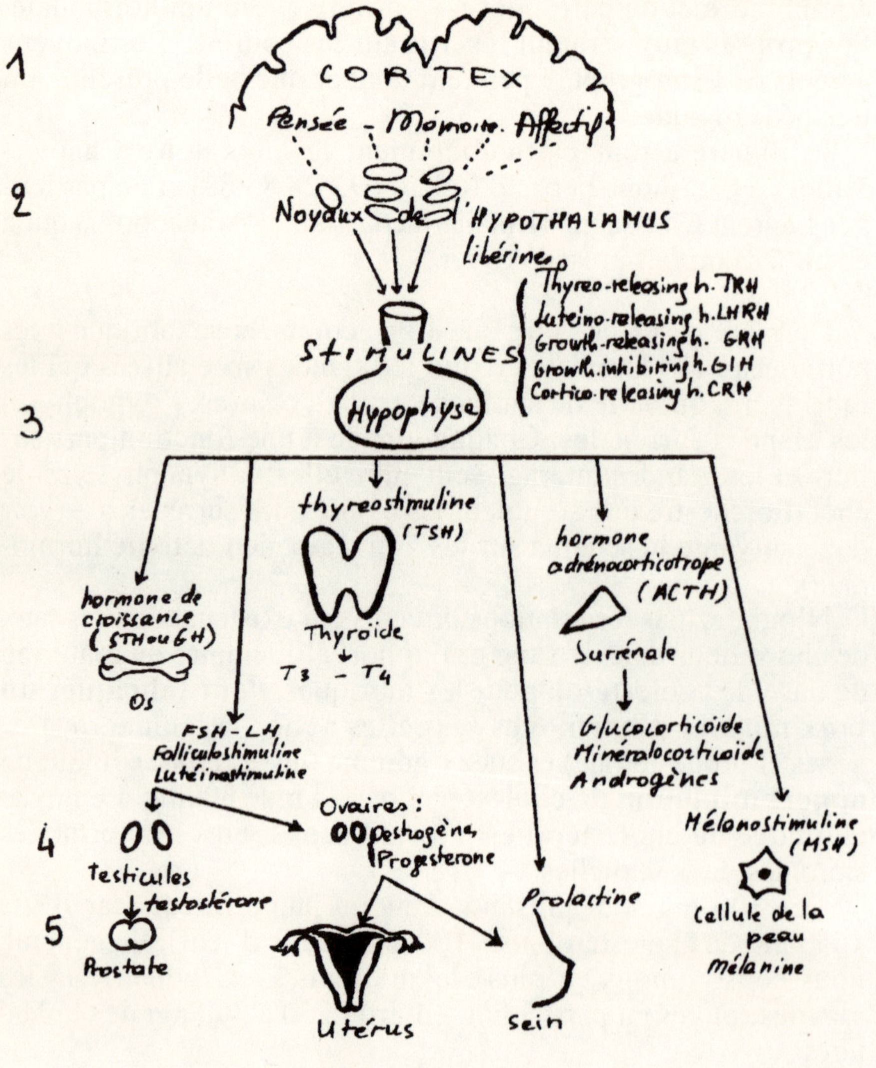

Les 5 niveaux de l'activité hormonale :

1. Cortex, 2. Hypothalamus, 3. Hypophyse, 4. Ovaires et testicules, 5. Prostate, utérus et seins.

N. B. Pour une meilleure lecture des courbes ci-après on se reportera aux pages en couleur en fin de volume.

Evolution au cours du cycle de la concentration plasmatique de la FSH

FSH : hormone qui stimule l'ovaire pour qu'il fabrique l'œstradiol

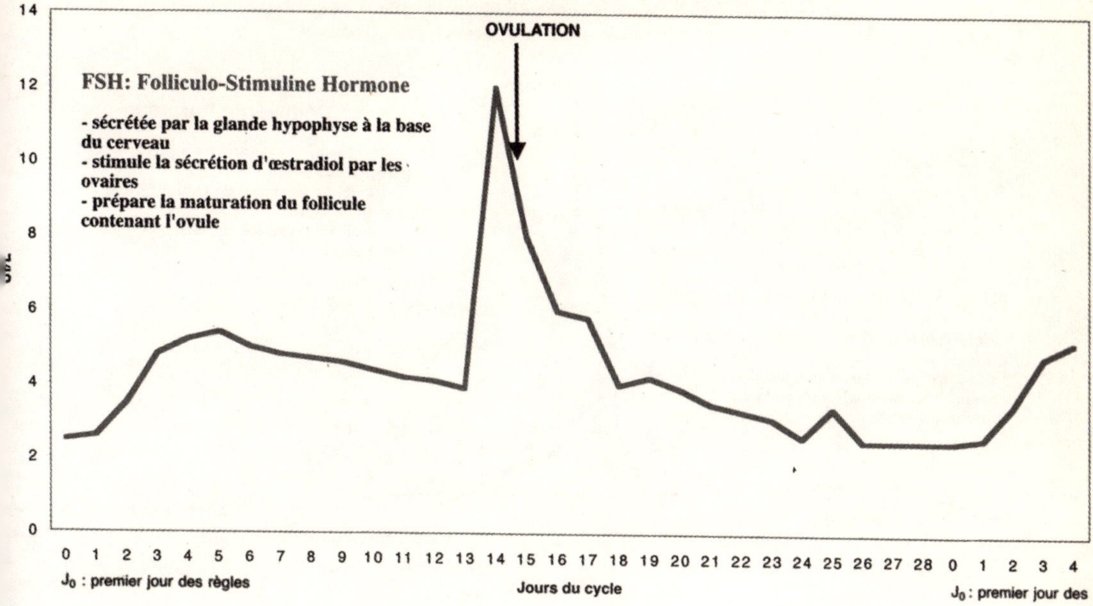

Evolution au cours du cycle de la concentration plasmatique de la LH

LH : Hormone qui stimule l'ovaire pour qu'il fabrique la progestérone

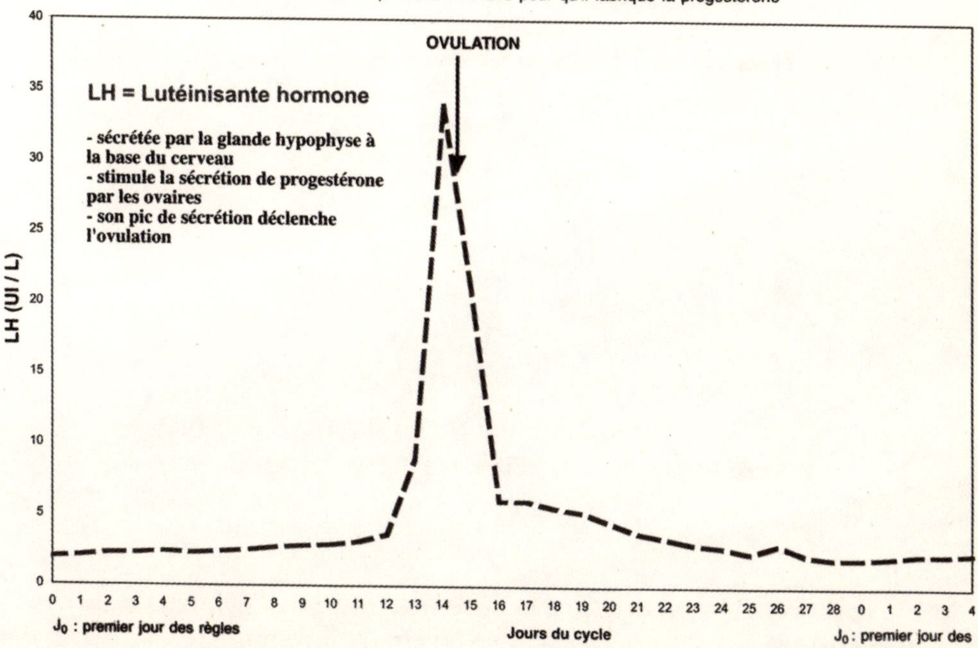

Evolution au cours du cycle de la concentration plasmatique de la FSH et de la LH

FSH et LH stimulent la fabrication des hormones ovariennes

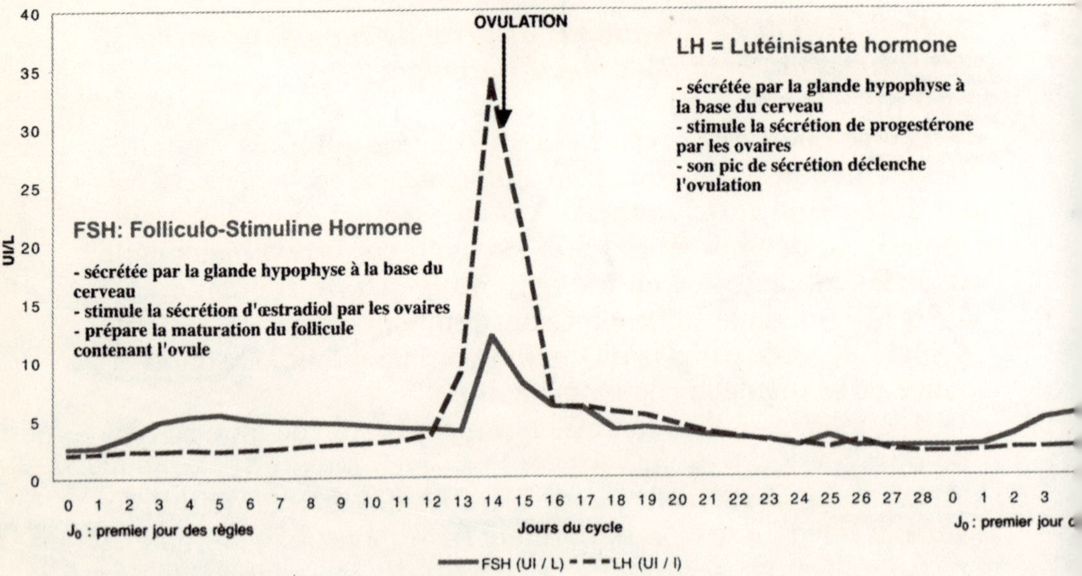

Evolution au cours du cycle des hormones ovariennes : œstradiol et progestérone

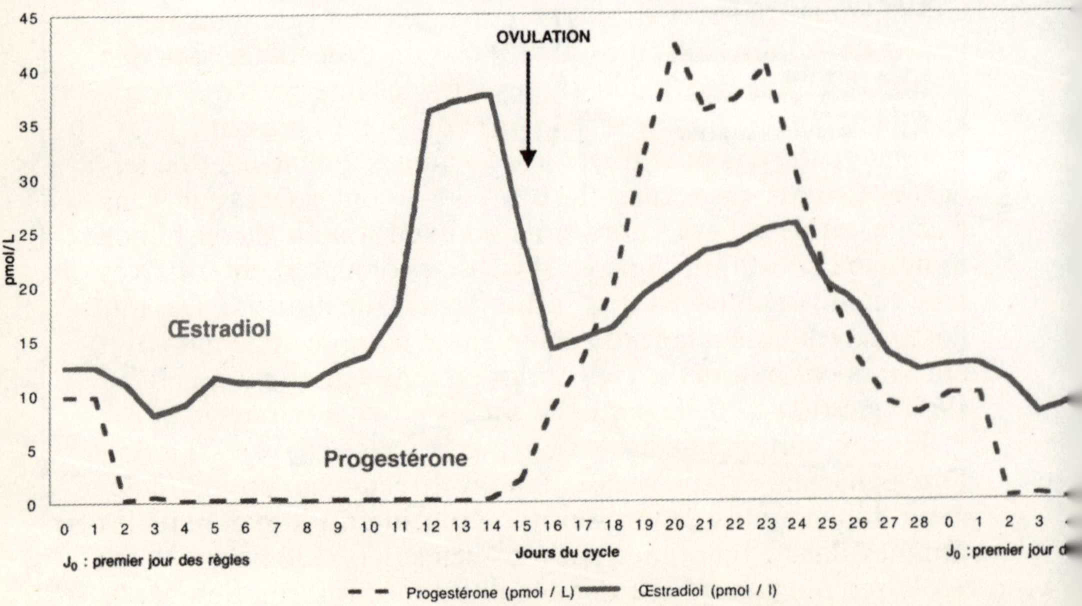

7. Et pourquoi ne fait-on pas de prise de sang pour savoir si les femmes ont besoin ou non d'hormones ?

Bonne question. Je crois d'abord que les autorités sanitaires ont craint à juste titre que trop de femmes ne réclament ce type de dosage qui reste coûteux. Son prix actuel, pour les 4 hormones, est de près de 492,80 FF, ce qui correspond à un code pour les laboratoires de biologie de B 280, le B étant coté à 1,76 FF. Soixante pour cent sont remboursés par la Sécurité sociale, le reste est pris en charge par la patiente ou son assurance ou sa mutuelle complémentaire.

A la ménopause les femmes n'ont pas besoin de faire ce type de dosages, sauf si elles ne vont pas bien ou si elles veulent absolument se soumettre à un THS. Le dosage permettrait de vérifier une baisse trop importante par rapport à la normale et justifierait alors un traitement substitutif. Mais les médecins comme les laboratoires pharmaceutiques ne conseillent que rarement ces dosages, car ils craignent qu'ils ne montrent que des taux normaux pour l'âge. Ils disent donc que cela ne sert à rien. Évidemment avec des résultats qui montrent des dosages normaux, tombent dans la plupart des cas les justifications d'un THS.

Aussi est-il partout répété que ces dosages ne servent à rien, qu'ils ne traduisent jamais les taux réels, car ceux-ci évoluent tellement dans le cycle, dans la journée... Tout cela n'est pas si vrai. Les 4 taux présentés à la question précédente ont une signification précise, mais il faut savoir les interpréter en fonction du contexte clinique, c'est-à-dire des signes présents.

Je ne le dis pas pour pousser les femmes à demander de tels dosages, mais pour leur faire prendre conscience que sans dosage, on ne peut pas donner de preuve formelle du besoin de traitement substitutif. Surtout lorsqu'on connaît les alternatives non médicamenteuses aux traitements substitutifs. De tels dosages réduiraient considérablement le nombre de femmes qui ont vraiment besoin du THS. Nous en reparlerons certainement (Voir question 57 de la partie IV sur les phytohormones).

Je crois surtout que beaucoup, médecins spécialistes, laboratoires pharmaceutiques, associations directement ou indirectement dépendantes de ces derniers, ont intérêt à maintenir les femmes dans l'ignorance sur tous ces sujets. Même les livres scolaires qui pourraient donner une super-information sur le fonctionnement harmonieux du corps et de ses sécrétions hormonales, ne le font pas ou le font très mal. Ils ne présentent pas l'intérêt de cette connaissance. On a l'impression qu'il ne faut surtout pas que les femmes puissent comprendre comment elles fonctionnent ! Ou alors qu'elles ne sont pas capables d'intégrer de telles notions. Il faut ajouter que malheureusement les femmes, elles-mêmes, entretiennent cette désinformation par leurs propres craintes.

Il n'est pas impossible que ces craintes se situent ailleurs. Les femmes n'aiment pas s'embêter à gérer ce qui serait si difficile à comprendre, pensent certains. D'autres s'en occupent pour elles. La science, en particulier la médecine, va résoudre tous leurs problèmes. Il suffit de les lui confier. La médecine est capable de contrôler la fécondité féminine de A à Z, depuis l'âge de la puberté jusqu'à la ménopause. Vous ne devez plus vous en soucier.

Trois mots à destinée féminine dominent cette conception de « la médecine au service des femmes » :

• *tranquillité,* c'est-à-dire pas de grossesse non désirée, comme leurs grand-mères qui se retrouvaient enceintes sans le savoir et sans le vouloir vraiment, le plus souvent... Ce n'était pas l'idéal, c'était parfois même atroce ! Les femmes tombaient enceintes...

• *sécurité,* ne vous inquiétez pas, la médecine gère tous vos soucis, et la Sécurité sociale rembourse tout.

• *contrôle de la nature* dont on accepte seulement ce qui convient.

Il s'agit là de la culture « *girlie* », féministe et sexy à la fois.

Pour le médecin spécialiste et de plus en plus pour le généraliste, sous la poussée des laboratoires pharmaceutiques qui arrivent à faire passer des messages pseudo-scientifiques, il s'agit de proposer à toutes les femmes à partir de 40 ans de réfléchir aux traitements substitutifs qu'il faudra mettre en place bientôt, si possible dès 45 ans. Les arguments sont nombreux : *« en gros, éviter la ménopause ou la reculer au minimum de 5 ans et si ça marche bien de 10 ans ; dans le détail d'abord ne pas vieillir, peau, chute des seins, empâtement, alourdissement de la silhouette... avec le spectre de la maladie d'Alzheimer et éviter tous les désagréments de cette difficile période de la vie, de la disparition de la libido à la sécheresse désertique du vagin en passant par le spectre de l'ostéoporose et des fractures multiples à venir que l'on peut déjà repérer à la moindre douleur vertébrale... »*

Aujourd'hui, il n'est pas question que les femmes gèrent seules leur fécondité, je veux dire sans faire appel à la médecine. La femme ne fait pas confiance à l'homme pour gérer avec lui leur fécondité commune, elle demande donc l'aide de la médecine. Aussi ne faut-il pas s'étonner de la déresponsabilisation des hommes qui considèrent consciemment et inconsciemment à la fois que leur fécondité est gérée par les femmes.

Ainsi vous pouvez imaginer le marché que représente cette cible : *grosso modo* la moitié de la population !

Alors on comprend que des labos n'hésitent pas à investir dans la réalisation d'une super BD sur le sujet de la contraception pour les jeunes et cherchent à la distribuer dans les collèges et lycées. Voir celle que publia en l'an 2000 un grand laboratoire, sous le titre « Un jour, Une fleur » en précisant que l'information qu'il apporte « est une priorité de Santé publique ». De la même façon, le ministère de l'Éducation nationale a conçu avec le laboratoire Wyeth-Lederlé la mallette pédagogique « Éducation à la sexualité et à la vie » ce qui est particulièrement étonnant, car il s'agit d'une publicité indirecte de produits pharmaceutiques dans les collèges et lycées.

Vous ne trouvez pas que c'est très astucieux !

Au fond, on dit aux femmes : nous comprenons vos problèmes ; nous vous éviterons tous les soucis des grossesses non désirées, nous vous aidons avec un tout petit comprimé à bloquer votre fécondité. Et ce blocage, on fait croire qu'il est naturel puisque « les hormones sont naturelles ou identiques aux hormones naturelles ».

Et à la ménopause, « puisque vous risquez de vieillir brutalement, nous allons faire ce que la nature ne fait pas, c'est-à-dire prolonger en copiant la nature, le temps de votre plus jeune âge ». Alors « n'oubliez pas de prendre la nouvelle petite pilule bleue, rose ou blanche le soir avant de vous coucher ; avec elle vous n'aurez plus de troubles, vous resterez tellement plus jeune. »

Et l'on vous présente à la télévision aux heures de grande écoute, les photos des stars du moment à la ménopause. Évidemment les différences sont saisissantes. J'ai pu voir à la télévision, Sophia Loren à 60 ans et Simone de Beauvoir au même âge. La comparaison est d'autant plus choquante que ces deux femmes étaient loin de se ressembler à 30 ou 40 ans... Mais les spécialistes de la publicité « n'hésitent devant aucun sacrifice » pour faire passer le message : « à qui voulez-vous ressembler ? ».

8. Pourquoi êtes vous-contre tout cela ? C'est fabuleux de ne pas vieillir, de ne pas avoir de fracture du col du fémur, de pouvoir vivre des relations sexuelles épanouissantes jusqu'à 70 et même 80 ans...

Je ne suis pas contre tout ce que vous dites. Bien au contraire. J'y serais très favorable si tous ces traitements étaient sans aucun danger. A la limite, j'y serais aussi favorable si, malgré les dangers, il n'y avait pas d'autres moyens pour rester jeune et belle jusqu'à un âge fort avancé. Mais nous le verrons, il y a des moyens beaucoup moins dangereux et qui ne coûtent rien (voir les questions-réponses de la partie V). Seulement ces conseils, ces moyens ne sont pas encore largement connus et donc mis en application. Ils concernent le choix des aliments, la façon de les préparer, de les cuisiner, l'activité physique, l'épanouissement personnel affectif, culturel, la prise de conscience de la fin des petites fragilités liées aux cycles (naturels ou artificiels de la pilule) qui permettent d'atteindre un équilibre et une autonomie plus grande y compris par rapport à la médecine.

Ils demandent une prise de conscience généralisée qui ne consiste pas à dire que la ménopause est une maladie pleine de complications. La ménopause est une période délicate de la vie d'une femme, il faut d'abord la comprendre pour bien la gérer. Si les femmes comprennent tout cela, elles feront passer le message aux hommes. Il s'agit de « positiver » la ménopause. On peut s'y préparer et profiter de ce temps de transformations pour acquérir de nouveaux comportements utiles pour votre santé globale, physique, psychologique et affective.

Mais restons-en aux troubles de la ménopause et essayons de n'en oublier aucun.

9. Les troubles de la ménopause existent, ils sont fréquents. Comment en tenez-vous compte ? Voyons d'abord les bouffées de chaleur. Vous les hommes, vous ne savez pas ce que c'est !

Partons si vous le voulez bien du principe que les troubles de la ménopause existent chez toutes les femmes et qu'ils sont gênants, insupportables même. Prenons-les un par un, des plus classiques aux plus rares.

Des études récentes ont essayé de quantifier les « symptômes de la ménopause » en les recueillant à 3 mois et 6 mois, à chaque consultation. On distingue donc : les troubles vaso-moteurs (bouffées de chaleur, sueurs), des symptômes psychologiques (insomnies, céphalées, irritabilité, manque de courage) et la vie sexuelle (fréquence des relations sexuelles, troubles de la libido, dyspareunie, c'est-à-dire douleurs provoquées chez la femme par les rapports sexuels). Deux questionnaires ont permis d'évaluer la qualité de la vie autour de l'âge de la ménopause.

– Le questionnaire WHQ (Women's Health Questionnaire) mesure l'appréciation par la femme de son état général ; il prend en compte 9 dimensions : les symptômes somatiques, la tendance dépressive, les difficultés cognitives, l'anxiété, la vie sexuelle, les symptômes vaso-moteurs, les problèmes de sommeil, les problèmes menstruels et la séduction. Ces dimensions sont étudiées par 35 questions avec des réponses graduées de 0 (oui tout le temps) à 4 (pas du tout).

– Le questionnaire du PGWBI (Psychological General Well Being Index) apprécie la sensation de bien-être psychique ; il étudie pour cela 4 dimensions : le sentiment de bien-être, le self, control, la santé générale et la vitalité, au moyen de 14 questions graduées de 0 à 5. La recrudescence des troubles psychiques et dépressifs à la ménopause est classique.

L'association de ces deux échelles, l'une globale, l'autre psychique est classiquement utilisée pour l'évaluation de la ménopause depuis 1994.

L'efficacité et la bonne tolérance du traitement ont aussi été jugées sur des critères cliniques objectifs : poids et pression artérielle, examen gynécologique avec en particulier, appréciation de signes d'atrophie vulvaire ou vaginale, qualité des cycles et saignements éventuels, examen des seins. L'étude parisienne multicentrique prospective non comparative chez des femmes récemment ménopausées et recevant un traitement substitutif hormonal financé par un laboratoire français, a prouvé « une amélioration significative de la qualité de vie montrée par les questionnaires WHQ et PGWBI... » Heureusement les auteurs[11] concluent honnêtement « qu'en l'absence de groupe témoin, l'amélioration ne peut être attribuée au seul traitement ». Cette seule conclusion rend les résultats obtenus douteux, mais reste fort intéressante par la méthodologie employée.

Les bouffées de chaleur sont pour les femmes très classiques. D'abord elles arrivent au moment où on s'y attend le moins, en plein travail, au milieu de la nuit. Elles se traduisent par des rougeurs brutales du visage, parfois des sueurs, bref une gêne difficile à gérer, car elles disparaissent aussi vite qu'elles sont venues. En pleine nuit, elles vous réveillent, tout en sueur, vous rejetez la couette et ensuite vous prenez froid... Pénible, insupportable même. Et imaginez quand ça vous arrive au boulot devant le patron ou les collègues de bureau ! Et tout cela peut durer une année entière. Un traitement préventif s'impose, c'est évident.

Et si le mode de vie était une alternative efficace à un traitement hormonal substitutif qui n'est pas sans danger, ne serait-ce pas l'idéal ? (Voir les questions de la partie IV n° 48 à 69)

11. Références en Gynécologie Obstétrique 2000, 7 : 198-206.

10. Voyons l'ostéoporose, est-elle prévisible et peut-on la prévenir ?

– Qu'est-ce que l'ostéoporose

Voilà ce qui est dit : « L'ostéoporose correspond à la perte osseuse au niveau du squelette. Il y a donc une décalcification progressive, la masse osseuse est basse et l'on observe une altération de la micro-architecture de l'os. Celle-ci est plus ou moins importante et rapide au niveau du squelette, si bien que vous risquez de vous casser les os rapidement et de vous trouver en fauteuil roulant à 70 ans. » Quelle perspective ! Avec en plus le vieillissement de la population mondiale qui pourrait conduire à un triplement du nombre de fractures du col du fémur entre 1990 et 2050. D'où l'ostéoporose, problème majeur de santé publique.

Tout cela est fort exagéré si on l'observe en termes de maladie et de médicaments à titre préventif. En effet, l'âge moyen de survenue des fractures de l'extrémité supérieure du fémur est de 81 ans chez la femme et de 73 ans chez l'homme. Fracture de fin de vie, la fracture du col du fémur a un retentissement socio-économique important qu'on ne peut nier puisque 50 % des personnes victimes de cette fracture ne retrouveront pas une autonomie complète.

N'oublions pas par exemple l'ostéoporose de la grossesse et celle qui est observée après l'accouchement. Elle est parfaitement évitable par l'apport supplémentaire pendant la grossesse de 25 à 30 grammes par mois pendant la grossesse de calcium nécessaires à la minéralisation osseuse du squelette, puis pendant l'allaitement les 250 mg/jour pour le nourrisson. On aperçoit déjà le rôle d'une saine alimentation.

– Prévoir l'ostéoporose

Les ostéodensitométries régulières qui étudient de façon précise votre perte en calcium au niveau des os (décalcification) vous démontrent la réduction de votre capital osseux. Les mesures en routine s'effectuent au col fémoral et au rachis lombaire où la reproductibilté avoisine 1 %. Le principe de la mesure repose sur une mesure d'atténuation d'un flux photonique par la traversée de tissu osseux. L'impossibilité d'interprétation par arthrose est fréquente après 70 ans. Du fait de la variation faible de DMO (Densité Minérale Osseuse) de 2 à 3 % par an, il est illusoire de réaliser des examens rapprochés à moins de 18 à 24 mois d'écart car en plus le coefficient de variation de la machine ne permet pas d'accorder de valeur aux variations attendues en si peu de temps. Que de femmes ont des examens annuels inutiles, remboursés ou non par la Sécurité sociale ou leur mutuelle !

– Prévenir l'ostéoporose

Elle commence dès l'enfance, pendant la croissance quand l'acquisition de la masse osseuse s'accélère. De 9 à 15 ans, chez la fille, la fixation calcique est de 140 à 165 mg par jour et va jusqu'à 350 mg par jour dans les fortes poussées de croissance. Dans cette période, le squelette acquiert 45 % de son capital et dans les 2 ans au minimum, suivant les premières règles, le capital est acquis. Des apports de 1,6 g par jour sont souhaitables chez l'adolescent. La vitamine D est aussi nécessaire.

La vitamine D stimule directement l'absorption active du calcium et du phosphore au niveau de l'intestin. Le calcium est ensuite transporté vers l'os où il peut se fixer. L'apport en vitamine D chez le préadolescent et l'adulte jeune est assuré par l'ensoleillement. Chez la plupart des adultes, les conditions habituelles d'ensoleillement suffisent à assurer les quantités de vitamine D nécessaires aux besoins de l'organisme. Le 7 déhydro-cholestérol présent dans les couches profondes de la peau se transforme en vitamine D3 naturelle et active.

L'étude SUVIMAX a objectivé des carences en fin d'hiver dans certaines régions à faible ensoleillement, d'où des conseils de supplémentation d'octobre à mars dans les régions à très faible ensoleillement.

L'exercice physique chez l'enfant, avec « impact au sol » est très favorable pour l'acquisition de la masse osseuse (l'excès peut retarder l'évolution pubertaire). Chez l'adolescente, un exercice régulier en charge, la marche à bonne allure peut suffire pendant 30 minutes quotidiennes. Un apport calcique de 1g/jour est conseillé de préférence par l'alimentation. **Le tabac doit être évité car il accélère le métabolisme des œstrogènes dans un sens négatif (diminution des taux normaux).**

Les contraceptions par progestatifs 3 semaines par mois ont une action qui accentue la diminution des taux d'estrogènes dans le sang et par ce biais accentuent les risques d'ostéoporose. Notons au passage que la pilule du lendemain correspond à une forte dose de progestatifs. (voir question n° 34)

Un traitement préventif médical ne s'impose pas pour prévenir l'ostéoporose. Il suffit d'abord de bien comprendre les mécanismes de l'ostéoporose et de savoir comment prévenir les déficits chez la femme après la ménopause[12]. Il existe une décroissance plus rapide de la perte osseuse par carence estrogénique, laquelle entraîne une augmentation du remodelage osseux avec une résorption supérieure à la formation osseuse.

Ajoutons que l'intoxication tabagique diminue aussi la formation osseuse (les fumeuses ont une ménopause plus précoce), comme le café pris en trop grande quantité, mais pas le thé. L'alcoolisme inhibe aussi directement la formation de l'os.

Nous verrons donc qu'il y a des moyens naturels simples, présents dans notre alimentation qui permettent de prévenir l'ostéoporose. (Voir la question n° 58)

Soulignons que la prise de conscience actuelle, d'abord par les femmes, de l'importance des changements d'habitudes alimentaires est certainement la voie de recherche la plus originale et la plus prometteuse en matière de prévention de l'ostéoporose.

---

12. L'ostéoporose masculine (1/5 à 1/3 par rapport à celle de la femme) serait secondaire dans 7 % des cas à une insuffisance de sécrétion de testostérone, à l'éthylo-tabagisme et reste encore énigmatique dans 30 à 50 % des cas. Nul doute qu'elle va être très médiatisée et justifiera chez l'homme un traitement préventif... alors qu'une forte activité physique et une saine alimentation seraient très efficace.

11. Et la gêne sexuelle, la sécheresse vaginale ?

Ce que l'on vous dit : « La sécheresse vaginale, c'est ce qu'on n'osait pas dire autrefois et c'est le plus gênant. Les rapports sexuels sont douloureux, parfois blessants, c'est la “dyspareunie”. La libido féminine baisse aussi vite. Bref la vie sexuelle devient impossible. A ces troubles sexuels s'ajoutent souvent une gêne urinaire, des contractions plus ou moins fortes dans la région génitale, parfois une faiblesse musculaire au niveau des muscles qui soutiennent la vessie, responsable de prolapsus annoncé par de petites fuites urinaires à l'effort, pouvant évoluer vers l'incontinence d'effort. »

Les résultats du THS sur la libido et la dyspareunie sont manifestes dans toutes les études, en notant que l'aspect de la vulve et du vagin est normalisé dès la visite du 3e mois chez toutes les femmes considérées comme « atrophiques » avant le traitement. Curieusement cette amélioration de l'atrophie vulvo-vaginale et des toubles sexuels est constatée quel que soit le taux d'estradiol dans le sang, ce qui tend à prouver qu'existe une autre composante probablement psychologique à ce type de trouble. Pour certains spécialistes, la seule reprise d'une activité sexuelle peut déclencher le « redémarrage » d'une libido passablement affaiblie par le traumatisme psychologique de se savoir ménopausée. La façon de présenter la ménopause – maladie, période courte ou longue plus ou moins difficile à passer, état physiologique, fin des grossesses non désirées – influence certainement les « ressentis« de cet âge. De plus, l'image qu'ont les hommes de la ménopause est loin d'être positive et contribue à inquiéter les femmes.

Si tous les troubles cités ci-dessus devaient arriver à chaque femme, il n'y a pas de doute qu'un traitement préventif s'imposerait systématiquement, surtout s'il n'y avait pas d'alternative possible. Actuellement, c'est la politique des laboratoires pharmaceutiques et de certains groupes de pression médicaux. Pour eux, il n'y a que le THS sous toutes ses formes médicamenteuses. Ainsi ils influencent dans leur sens les responsables de santé publique. Leur discours touche même les responsables de la santé au niveau européen qui retransmettent des propositions thérapeutiques (de THS) de prévention pour toutes les femmes d'Europe autour de l'âge de la ménopause. Obtenir le feu vert des autorités administratives de la Communauté Européenne est un des objectifs clés du lobby pharmaceutique spécialisé.

Nous verrons quels conseils préventifs donner aux femmes, avant la ménopause, pour prévenir ces troubles. Ces conseils peuvent être donnés par un médecin généraliste averti, compétent dans le domaine de la nutrition et avec le minimum d'ordonnance. Et le médecin peut suivre l'efficacité des conseils prodigués.

12. Et la maladie d'Alzheimer : est-elle vraiment possible à la ménopause ? Et que sont les anti-oxydants ?

On vous dit encore : « Les troubles de la mémoire s'ajoutent aux troubles précédents » ; « La maladie d'Alzheimer est plus fréquente chez les femmes suggérant un rôle des œstrogènes dans leur apparition. » Pour notre collègue le Pr. J. Touchon, « les œstrogènes augmentent le débit cérébral, ils ont une action antiapoptotique (c'est-à-dire empêchent la mort cellulaire) et antioxydante (en terme un peu simpliste, on dirait « anti-rouille ») ».

La démence sénile touche 10 % des personnes de plus de 65 ans et 34 % de celles de plus de 85 ans, et la maladie d'Alzheimer est la cause la plus fréquente de démence. Une étude publiée dans le JAMA (1998, 279, 688-695) a estimé à 29 % la réduction du risque de développer une démence chez les utilisatrices d'œstogènes. Notons qu'il s'agit d'une estimation, au mieux d'une espérance. Mais selon les spécialistes, toutes les études sur ce sujet laissent apparaître de nombreux problèmes méthodologiques. Un essai thérapeutique contrôle, en double aveugle et randomisé portant sur 8 300 femmes ménopausées traitées et suivies pendant 6 ans, est en cours par la Women's Health Initiative Memory Study, et selon le Pr Th. Maudelonde « devrait mieux évaluer l'effet des estrogènes quel qu'il soit ».

Faire croire que la maladie d'Alzheimer est possible à 50 ou 60 ans n'est pas sérieux. Il y a des maladies du cerveau qui sont malheureusement possibles à cet âge, c'est le cas des scléroses de la moelle épinière (sclérose en plaques, sclérose latérale amyotrophique...). Il peut y avoir des scléroses cérébrales précoces, mais elles sont très exceptionnelles. Ou alors il s'agit de la maladie de Kreutzfeld-Jacob, forme humaine de l'encéphalopathie bovine spongiforme (EBS), dite, chez l'animal, maladie de la vache folle. Quelques cas ont été publiés dans la littérature internationale chez des gens jeunes. Ces maladies n'ont pas de lien avec la ménopause.

Quant aux anti-oxydants[13] ils sont destinés à réduire ou empêcher une oxydation excessive. L'oxydation correspond au

13. Ces données sont tirées du document du Centre d'Étude et de Développement de la Nutrithérapie de JP Curtay et JM Robin d'octobre 2000.

fonctionnement normal de la cellule. Celle-ci libère, élimine comme déchets des radicaux chimiques dits « libres ». Ces radicaux sont formés en excès lors de toute pathologie dégénérative et vieillissement accéléré, mais aussi au cours de la pollution par des métaux lourds, des produits étrangers à l'organisme appelés xénobiotiques (voir question 41 pour les xénohormones), des rayonnements dangereux type ceux de Tchernobyl. On parle donc de stress oxydant pour toute maladie inflammatoire, infectieuse, cancéreuse et évidemment pour toute immunodépression dont le modèle le plus grave est observé au cours de la maladie Sida.

La formation de radicaux libres peut se faire en chaîne, s'auto-entretenir, et n'est arrêtée que par des substances dites protectrices ou « piégeurs de radicaux libres ».

La protection contre les effets délétères induits par ces radicaux libres est possible grâce à 3 types de substances : 1/ des protéines comme l'albumine fabriquée par le foie à partir de nos aliments ou la transferrine qui transporte le fer dont les globules rouges ont besoin pour assurer l'oxygénation des tissus... 2/ des enzymes spécialisées dont voici 2 noms barbares, les superoxyde-dismutases et les glutathion-peroxydases... 3/ les anti-oxydants d'origine nutritionnelle, dont les 3 vitamines essentielles, la C qui est l'acide ascorbique, les caroténoïdes qui sont des substances chimiques qui se transforment en vitamine A, donc souvent appelées provitamine A et les tocophérols qui correspondent à la vitamine E.

Il existe de nombreux autres anti-oxydants regroupés dans le grand groupe de polyphénols composés surtout de 3 familles : les flavonoïdes, les anthocyanes et les tanins.

Les apports alimentaires en anti-oxydant sont dans beaucoup de cas insuffisants, surtout parce qu'ils ne sont pas conscients. L'agriculture intensive, les pollutions de l'eau, le tabagisme passif ou actif, les pollutions atmosphériques déterminent un sur-besoin en anti-oxydants.

– **La vitamine A provient donc de la provitamine A ou caroténoïdes.** Parmi plus de 600 identifiés, les 3 principaux sont : le bêtacarotène, le lycopène et la lutéine, présents dans le sang et les tissus humains. Le bêtacarotène est essentiel au bon fonctionnement de la communication entre les cellules, de leur différenciation en particulier pendant la croissance, et de la reproduction. On le retrouve dans beaucoup de végétaux dont le plus typique est la carotte (voir question 45, note 12, page 190 et page 62). Il y a aussi le lycopène, pigment rouge de la tomate qui a une efficacité supérieure d'au moins 70 % au bêtacarotène. Il a des propriétés antimutagènes, donc anticancéreuses. La lutéine, extraite des laitues et du kiwi, est avec la zéaxanthine concentrée chez l'humain dans la région centrale de la rétine. Elle prévient la dégénérescence de la macula, première cause de cécité des personnes âgées. Un mélange de caroténoïdes naturels est ce qu'il y a de plus efficace : tomates, carottes, persil, abricots, épinard, fenouil, oseille, chou vert, mangue, cresson, melon, pêche, avocat... Si l'on consomme trop de provitamine A, la majeure partie est stockée dans le tissu adipeux sous-cutané, donnant une coloration jaune orangée à la peau. Son taux dans le sang n'est pas régulé par le foie comme pour la vitamine A ; il est donc le reflet exact du statut vitaminique A à un moment donné. La consommation de caroténoïdes est évaluée à environ 5 mg par jour.

– **La vitamine E** désigne un groupe de nombreux composants présents dans la nature : les alpha, bêta, gamma et delta tocophérols et tocotriénols. Ils protègent la surface de molécules essentielles, les lipoprotéines et les membranes cellulaires. Les tocophérols les plus retrouvés dans le sang sont l'alpha et le gamma. Le gamma peut piéger « les peroxynitrites » très dangereux pour les neurones. La vitamine E est un protecteur cardio-vasculaire. Une consommation accrue de vitamine E permet d'augmenter la réponse immunitaire. Elle ralentit l'évolution de la cataracte. La vitamine E présente dans les aliments (voir question 64) a une bien meilleure biodisponibilité que la synthétique. Cela veut dire que l'organisme utilise en priorité la Vitamine E naturelle présente dans l'huile d'olive et non celle qui peut être ajoutée artificiellement pour gonfler les taux.

– **La vitamine C** ou acide ascorbique est l'anti-oxydant hydrosoluble majeur (par opposition aux précédents liposolubles). Il permet la régénération de la vitamine E et du glutathion nécessaire à la glutathion peroxydase. Il est nécessaire à la fabrication par les surrénales des hormones telle la cortisone qui régule le stress, et participe à la fabrication des acides biliaires indispensables à la digestion des graisses de l'alimentation. C'est un protecteur cardio-vasculaire, il a un effet antalgique sur les douleurs musculaires, il facilite l'absorption du fer (pour éviter l'anémie), favorise l'élimination des métaux lourds et participe à la dégradation de nombreux xénobiotiques. La vitamine C est présente dans tous les fruits frais.

Quelques exemples :

– Une pomme de 150 grammes apporte 18 g de sucre naturel (le fructose), soit 75 calories et 15 mg de vitamine C.

– Des fraises : 100 grammes apportent 36 calories et 60 mg de vitamine C, 20 mg de calcium et 12 mg de magnésium.

– L'orange apporte 100 calories pour 100 g et 53 mg de Vitamine C + 190 UI de vitamine A et 40 mg de calcium, 180 mg de potassium et 10 mg de magnésium.

– L'abricot apporte 50 calories pour 100 grammes, 10 mg de vitamine C et 2 700 UI de vitamine A et 110 mg de calcium, 310 mg de potassium, 0,4 mg de Fer et 0,2 mg de zinc.

Composition des principaux fruits en vitamines C et A, Glucides, Calories, Potassium et Phosphore

Pour 100g	Vit. C mg	Pro Vit. A mg	Glucides g	Calories	Potassium mg	Phosphore mg	Calcium mg
Orange	53	0,12	10	45	180	16	40
Pêche	8-10	0,3	9	40	230	22	–
Poire	5	0,01	12	50	130	10	–
Pomme	2-12	0,047	13	54	144	12	4
Abricot	7	1,5-3	10	47	300	21	110
Prune	3	0,18	12	52	250	23	13
Mirabelle idem à Prune							
Fraise	60	0,05	7,5	37	147	29	12
Framboise	25	0,08	8	38	220	29	–
Cassis Groseille Mûre	40	0,07	4,8	33	240	30	
Cerise	15	0,4	14	65	250	21	17
Kiwi	100	0,4	11	51	295	30	38
Melon	25	2	11	48	320	21	–
Myrtille	20	0,03	8,7	45	68	13	–
Raisin	7	0,03	17	72	250	20	19

13. Vous semblez justifier dans tous les cas des traitements à la ménopause. Alors pourquoi ne voulez-vous pas du THS ?

Attention, je crois que la ménopause est une période spéciale de la vie d'une femme qui est particulière en terme de santé du corps et de l'esprit. Ce tournant doit être bien pris et la femme doit y être aidée, par des explications précises tout autant que dans sa période avant la puberté. Un nouvel équilibre se met en place.

Le traitement substitutif hormonal, THS, peut être justifié chez un petit nombre de femmes réellement carencées en hormones par rapport aux taux normaux de la ménopause. En particulier chez celles qui ont subi l'ablation de leurs ovaires très précocément, par exemple à 30 ou 40 ans. Chez ces femmes, il n'y a aucun doute, un traitement substitutif est absolument nécessaire pendant 20 ou 10 ans, jusqu'à l'âge de la ménopause. Il doit être non seulement régulier, mais en même temps évalué dans son efficacité par l'absence de signes cliniques de déficit hormonal anormal pour l'âge (bouffées de chaleur, sécheresse vaginale, ostéoporose précoce, baisse de la libido) et par les 4 taux hormonaux dans le sang en œstrogènes, progestérone, en FSH et LH.

Le THS a des indications précises à la ménopause. A mon sens, avant de le prescrire, il faut d'abord avoir épuisé les autres conseils et traitements possibles, plus doux, efficaces et moins dangereux. Il est bon de connaître ces alternatives écologiques dès l'âge de quarante ans pour les mettre en application le plus tôt possible. (voir questions 70 à 80)

Les résultats des études américaines sont clairs : le THS augmente nettement le risque de cancer du sein. Les femmes ne le savent pas vraiment. On leur minimise tellement ces risques qu'on leur fait croire : « s'il y a un risque, il est tout petit » et « s'il y a un cancer, il est de bon pronostic... ». Ce n'est pas sérieux.

En tant que cancérologue, je suis effrayé par l'augmentation considérable du nombre de nouveaux cas de cancer du sein diagnostiqués chaque année en France comme en Europe de l'Ouest ou aux États-Unis. Et il y a aussi de plus en plus de cas de cancers hormono-dépendants de l'utérus et d'autres encore inexpliqués.

14. Vous reliez donc directement une grande partie de l'augmentation du nombre de cas de cancer du sein aux traitements hormonaux de la ménopause... alors que beaucoup de cancérologues disent ne pas connaître les causes des cancers du sein !

Les traitements hormonaux de la ménopause ne sont pas seuls en cause. Il est essentiel de ne pas l'oublier. Quant aux collègues qui disent ne pas connaître les causes des cancers du sein, ils m'étonnent. Peut-être ne sont-ils pas au courant des progrès de la recherche actuelle, ou n'ont-ils pas vu assez de cas pour constater l'évidence... Beaucoup n'osent rien dire, ou se renferment dans un silence prudent.

Il est en effet « médicalement correct » de dire et diffuser que nous ne connaissons pas encore les causes des cancers du sein. On cherche du côté des aliments, de l'environnement, de la génétique, de la psychologie (très à la mode en ce moment) mais il est impossible de parler des hormones, de les mettre en cause.

Pourtant tous les cancérologues prescrivent des anti-hormones aux femmes qui ont dans le tissu tumoral de leur sein des récepteurs hormonaux. Les anti-hormones ont un rôle actif dans le traitement du cancer du sein et préviendraient probablement le cancer du sein ou des récidives quand le cancer a été traité. Mais la plupart de mes collègues parlent du « traitement hormonal du cancer du sein », alors qu'en toute rigueur il s'agit de « traitement anti-hormonal ». Mais si les femmes le savaient vraiment, elles en déduiraient facilement, et elles auraient raison, que les hormones peuvent être en cause dans l'apparition de nombreux cancers du sein.

Pour la génétique les résultats des recherches sont clairs : 5 à 8 % au maximum des femmes atteintes par ce cancer ont un cancer d'origine génétique, c'est-à-dire héréditaire. Elles sont porteuses d'un des deux gènes spécifiques du cancer du sein dénommés BRCA1 ou BRCA2 (BR pour Breast, CA pour cancer). Cela veut donc dire que 92 à 95 % des femmes atteintes de cancers du sein ont un cancer qui n'est pas d'origine génétique. Et certains collègues ne savent toujours pas pourquoi il y a tant de femmes atteintes par le cancer du sein !

15. Comment démontrez-vous que les hormones sont en cause dans l'apparition du grand nombre de cancers du sein ?

Le cancer du sein est la principale tumeur féminine, le cancer hormono-dépendant par excellence (chez l'homme, c'est celui de la prostate). Après la chirurgie et la radiothérapie, le traitement le plus efficace est constitué d'anti-hormones, en particulier d'anti-estrogènes. Même la chimiothérapie a une action anti-hormonale, puisque donnée avant la ménopause, dans la plupart des cas, elle stoppe le cycle féminin (il y a arrêt des règles). On sait d'ailleurs qu'une chimiothérapie donnée pour un cancer du sein avant 50 ans et qui n'arrête pas les règles risque d'être moins efficace que si elle stoppe le cycle féminin dès la première séquence (voir note 4, page 81).

Si les anti-estrogènes permettent de lutter contre le cancer du sein, c'est que les estrogènes sont probablement en cause. C'est simple à comprendre, mais difficile à dire aux femmes, car alors elles risquent de penser que les hormones qu'on leur a prescrites sont en cause dans l'apparition de leur cancer. De plus en plus de femmes le savent ou ont des doutes. Même si beaucoup de médecins, en particulier cancérologues, parlent du « traitement hormonal du cancer du sein », alors qu'en toute rigueur ils devraient parler du « traitement anti-hormonal du cancer du sein ».

Il ne faut pas oublier que beaucoup de femmes sont inondées d'hormones artificielles dès leur plus jeune âge. On leur en propose encore à la ménopause et si possible longtemps après, avec des arguments forts, pas toujours fondés nous l'avons vu.

Les derniers résultats des études publiées aux États-Unis démontrent que *« les traitements hormonaux de la ménopause augmentent le risque de cancer du sein ».* Les journalistes ont osé l'annoncer, alors que beaucoup de spécialistes ne le disent pas de peur d'affoler. Avec le traitement combiné (estrogène+progestatif), celui qui est utilisé en France, on compte 8 % d'augmentation par an du risque de cancer du sein. Et l'on voudrait faire croire que *« les traitements hormonaux décrits dans ces études ne sont pas identiques à ceux utilisés aujourd'hui en France »* (*Le Monde* du 29/01/00). Les noms des médicaments sont différents, mais les hormones et leur taux sont à peu de choses près les mêmes. Ajoutons que le profil-santé de la population féminine américaine est le même que celui des femmes françaises ! L'augmentation affolante du nombre de nouveaux cas de cancer du sein, de l'utérus est aussi présente aux USA.

On sait par exemple que le cancer « canalaire », c'est-à-dire celui qui se développe au niveau des canaux galactophores du sein (ceux qui conduisent le lait aux orifices du mamelon après l'accouchement) a besoin d'estrogènes pour apparaître et croître, et c'est justement celui que nous observons le plus souvent avant comme après la ménopause.

On connaît depuis peu la fabrication des œstrogènes dans la cellule mammaire cancéreuse. Cette cellule possède tout l'appareil enzymatique pour transformer les androgènes (même ceux dérivant des progestatifs) en estrogènes dangereux en particulier pour « activer » les œstrogènes sulfates inactifs via une sulfatase. En postménopause, les principales sources d'œstrogènes* sont les androgènes surrénaliens et l'œstrone sulfate. Les concentrations dans les cellules tumorales du sein en comparaison avec celles du sang sont multipliées par 6 pour l'estrone, 22 pour l'estradiol et 9 pour l'œstrone sulfate. **Il y a donc en moyenne 10 fois plus d'œstrogènes dans les cellules mammaires cancéreuses des femmes ménopausées que dans le sang circulant.** Dire qu'on ne connaît pas les principales causes des cancers du sein est aujourd'hui un indice d'ignorance manifeste.

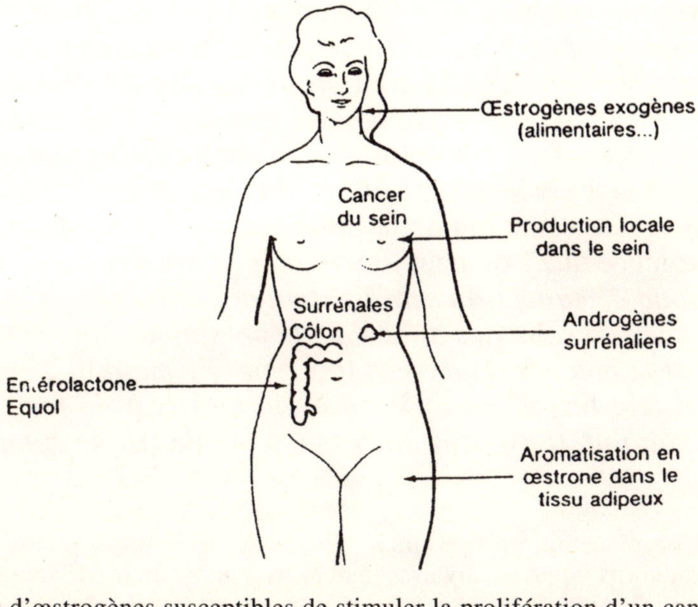

* Sources d'œstrogènes susceptibles de stimuler la prolifération d'un cancer du sein en postménopause. Modifié d'après Jordan et al. – J Steroid Biochem 1987, 27 : 493-498.

16. En réalité le débat est plus large qu'à la ménopause : j'ai entendu sur les ondes une gynécologue dire, suite à vos écrits, que les femmes étaient inondées d'hormones lors de la grossesse... Et le cancer du sein pendant la grossesse ?

Oui, j'ai son interview intégrale où elle dit même textuellement : « L'espérance de vie des femmes était meilleure lorsqu'elles prenaient la pilule que lorsqu'elles étaient enceintes tous les ans, et quand elles sont enceintes tous les ans, elles sont aussi inondées d'hormones, mais ça on oublie souvent de le dire. » Heureusement que le ridicule ne tue pas ! Ce genre de discours est « médicalement correct », mais scientifiquement faux. Car les hormones de la grossesse sont naturelles, fabriquées par les ovaires de la mère puis par le placenta[14] qui sépare la mère de l'embryon. Rappelons à ceux qui finissent par penser ainsi, que les hormones de la grossesse permettent le développement au moins d'une vie nouvelle, dans l'utérus maternel, parfois de plusieurs s'il y a des jumeaux, des triplés...

En réalité cette consœur voulait probablement dire deux choses très différentes. D'une part, le cancer du sein peut être diagnostiqué pendant le temps de la grossesse[15] (7 à 8 % des cancers du sein, âge moyen 32 à 38 ans, 1 à 3 cas sur 10 000 grossesses, soit environ 2000 femmes en France chaque année), mais personne ne peut dire si ce cancer est lié aux hormones de la grossesse, car elles ne sont présentes que 9 mois ou à celles qui auraient été prises avant cette grossesse. Une enquête très précise serait d'ailleurs utile sur un sujet aussi grave. Nous ne l'avons pas trouvée dans la littérature internationale.

Sur le site canadien de la prévention primaire du cancer du sein voici ce que l'on peut lire : *« Au nombre des autres facteurs de risque de cancer du sein figurent des antécédents familiaux de cancer du sein, des antécédents personnels de cancer d'un sein, des antécédents de certains types de maladie bénigne du sein et une histoire d'exposition du thorax à de fortes doses d'irradiation. Il existe d'autres facteurs de risque connus dont*

14. Le placenta, en fabriquant progestérone et œstrogènes, prend le relais du corps jaune des ovaires maternels à partir de la 11e semaine de la grossesse (Embryologie Humaine, p. 444 – Larsen – De Boeck Université 1996).

15. Voir notre livre : Prévenir les cancers du sein, pages 193-195.

l'effet est moins marqué : l'obésité chez les femmes ménopausées et divers facteurs de risque liés à la reproduction tels que le fait de n'avoir jamais eu d'enfant, le fait d'avoir 30 ans ou plus lors de la première grossesse menée à terme, un début précoce des menstruations, et une ménopause tardive. D'autres facteurs démographiques peuvent augmenter le risque de cancer du sein : vie en milieu urbain, classe socio-économique supérieure et naissance en Amérique du Nord ou dans le nord de l'Europe.

La plupart de ces facteurs de risque établis ne sont pas modifiables et l'on ne dispose pas de suffisamment de preuves pour encourager l'adoption de mesures de prévention primaire. Les données à l'appui d'un lien entre l'usage de contraceptifs oraux et le risque de cancer du sein demeurent controversées. Certaines données semblent également indiquer l'existence d'un lien possible entre le risque de cancer du sein et l'œstrogénothérapie substitutive à la ménopause, la forte consommation de graisses alimentaires, l'usage d'alcool et la sédentarité. »

D'autre part, notre consœur voulait dire que des maladies sont possibles pendant une grossesse, et celles-ci posent plus de problèmes car deux vies humaines sont en danger, celle de la mère et celle de l'enfant. Mais comparer le nombre et la nature de ces maladies à l'absence de complications de la non-grossesse n'a aucun sens. Nous sommes loin des cette époque où les femmes mouraient d'avortements provoqués dans des conditions d'hygiène déplorables. Il faut souligner qu'à cette époque, ni les hommes ni les femmes n'étaient vraiment formés pour comprendre les finesses de la fécondité, ils savaient seulement que « tout rapport sexuel risque d'entraîner une grossesse ».

Il n'est pas certain que la situation ait beaucoup changé : les femmes qui ne sont fécondes que 5 à 6 jours par mois sont obligées de consommer des hormones au moins 3 semaines[16] par mois.

---

16. Il reste une semaine où la femme ne prend pas d'hormones, à la fin de son cycle qui sous pilule est entièrement artificiel, dans le seul but de déclencher ses règles. En effet c'est la chute des taux hormonaux dans le sang qui est responsable du phénomène des règles. Remarquons les précisions de la question n° 28 ; pour les pilules telles que Minesse et Melodia, la femme prend la pilule tous les jours, mais pendant la semaine qui voit se déclencher les règles, ces pilules sont des placebo, c'est-à-dire ne contiennent pas d'hormone.

Comment se fait-il que l'on impose à une femme 3 semaines de prise quotidienne d'hormones pour neutraliser seulement 5 à 6 jours de fécondité ?

Pourquoi la médecine n'aiderait-elle pas la femme à repérer ses jours de fécondité ?

Les hommes sont féconds 24 h sur 24 h et 30 jours sur 30. Allez leur proposer de consommer un contraceptif hormonal chaque jour. Vous pensez qu'il y aura beaucoup de candidats ? La pilule pour homme, les chercheurs y ont pensé, ils l'ont même mise au point, mais les spécialistes du marketing les ont découragés. Les hommes préfèrent que les femmes prennent en main la fécondité du couple... Ils font confiance aux femmes... à moins que les femmes ne fassent pas confiance aux hommes. Un sujet qui mérite débat.

CHAPITRE II

LES RELATIONS HORMONES, SEIN, UTÉRUS, OVAIRES ET PEAU

17. Quelles sont les différences entre hormones et anti-hormones ? Quand faut-il prendre des hormones ?

18. Et quand faut-il prendre des anti-hormones ?

19. Pouvez-vous nous expliquer simplement le rôle des récepteurs d'hormones ? On dit qu'il y a deux sortes de récepteurs, les RO ou récepteurs aux œstrogènes et les RP, récepteurs à la progestérone. Et les récepteurs chez l'homme ?

20. Revenons au cancer du sein. Ce fléau social est-il évitable grâce au dépistage ?

21. Pourquoi le dépistage de masse du cancer est-il remis en question ? Il faut combien de temps pour « fabriquer » un cancer du sein ?

22. Pourquoi y a-t-il de plus en plus de femmes atteintes de cancer du sein ? Est-ce dû à l'efficacité du dépistage ?

23. Depuis quand connaît-on l'hormono-dépendance du cancer du sein, et existe-il d'autres cancers hormono-dépendants ?

24. Mais on ne sait pas tout ça ! Pourquoi cette ignorance alors que nous sommes par ailleurs surinformées ? Peut-on trouver des cancérologues partout ?

25. Toutes les femmes ont peur du cancer du sein. Nous voulons absolument l'éviter. Mais ce qui est déroutant c'est que vos collègues ne tiennent pas le même discours.

26. Quels sont vos arguments essentiels ? Que pensent vos collègues ?

27. Mais quelles sont les causes des cancers du sein qui touchent aussi les femmes jeunes ? On ne peut plus invoquer le THS, puisqu'elles ne l'ont pas encore pris, car elles sont loin de la ménopause. Croyez-vous que la contraception ...

28. Mais tout cela, les femmes ne le savent pas, c'est écrit nulle part ! Comment fonctionne la pilule ?

29. Professeur Joyeux, vous ne niez donc pas l'apport scientifique et social de la pilule contraceptive ?

30. Qu'appelez-vous « totale libération de la femme » ?

31. Le cancer du sein n'est donc pas inéluctable, il a ses propres causes. Pouvez-vous les résumer et en tirer les conséquences ?

32. Et les cancers de l'utérus, (col et corps utérin) ?

33. Mais quand on parle des œstro-progestatifs, cela veut bien dire qu'il y a dans la pilule deux hormones. Pourquoi deux et pas une seule ?

34. La pilule du lendemain dont on a beaucoup parlé récemment pour les filles des écoles, que contient-elle et comment fonctionne-t-elle ? C'est le nouveau moyen de prévention des grossesses et avortements chez les adolescentes (en France on compte 16 000 avortements chez les moins de 20 ans dont 6 000 chez les moins de 18 ans).

35. Et le stérilet ? Pourquoi des hormones dans le stérilet ? Peut-il être en cause dans les cancers ?

36. Des spécialistes (voir question N° 6) ont promis pour éviter les troubles de la ménopause des traitements ultra-modernes, appelés SERM. De quoi s'agit-il ? A quoi devons-nous nous attendre ?

37. Au fond, depuis notre puberté et jusqu'au-delà de la ménopause, nous sommes l'objet de recherches attentives visant toujours plus à médicaliser notre confort. Les traitements hormonaux peuvent jalonner notre vie, nous pouvons être très dépendantes de la médecine... Une nécessité, ou une imprudence ?

38. Que pensez-vous des traitements hormonaux donnés pour de l'acné à nos filles dès l'âge de 14 ans ? Les hormones ont donc un effet sur la peau !

*

* *

17. Quelles sont les différences entre hormones et anti-hormones ? Quand faut-il prendre des hormones ?

Vous avez raison de poser cette question, car il y a souvent confusion entre ces deux médicaments, qui ont des actions exactement contraires. Curieusement certains médecins, repris par les journalistes qui répètent souvent sans vraiment savoir, utilisent le mot hormonothérapie pour signifier la prescription ou la prise d'un traitement anti-hormonal. En toute rigueur, je le répète, ils devraient dire anti-hormonothérapie. En voici un exemple, la page santé de l'hebdomadaire *Paris-Match* titrait en mai 2000 : « Cancer du sein, quand l'hormonothérapie évite les rechutes ». En réalité tout l'article consiste à démontrer que c'est « l'anti-hormonothérapie qui évite les rechutes ».

Pourquoi ces confusions ? Je ne crois pas qu'elles soient obligatoirement calculées, elles font partie des dérives du langage, on pourrait dire du jargon scientifique. Et nous n'y faisons plus attention. Il est donc essentiel de différencier hormones et antihormones, les premières s'opposent aux secondes. Notre organisme fabrique des hormones, il ne fabrique pas d'anti-hormones. Les anti-hormones ont été mises au point par les chercheurs, pour neutraliser les effets délétères ou excessifs des hormones. Certains produits ou aliments ont, par l'intermédiaire des phyto-hormones, des effets anti-hormonaux.

– Des hormones fabriquées constamment selon les besoins et les âges de la vie féminine : avant la puberté, autour de la puberté, de la puberté à la ménopause, après la ménopause

Revenons aux femmes et d'abord aux hormones. L'organisme fabrique grâce aux glandes hormonales les différentes hormones dont il a besoin pour son fonctionnement ; par exemple le pancréas fabrique l'insuline pour maintenir un taux stable de sucre dans le sang, à 1 gramme par litre de sang. Les glandes sexuelles, ovaires et testicules, fabriquent les hormones sexuelles, œstrogènes et progestérone chez la femme, testostérone chez l'homme. L'organisme sain n'a donc pas besoin de prendre des hormones exogènes, étrangères à celles qu'il fabrique lui-même et que l'on appelle les hormones endogènes.

Pourtant chez la femme, les hormones exogènes sont fréquemment utilisées.

– Des hormones exogènes proposées aux femmes à tous les âges de la vie

A l'adolescence on les pousse à prendre la pilule[1] et la plupart des jeunes filles et des femmes ne savent pas ce qu'elle contient. Dans une consultation de cancérologie[2] pour suspicion de cancer du sein, nous posons à chaque femme la question « Avez-vous pris des hormones ? » La plupart vous répondent non ! et souvent ajoutent « surtout pas ! » Et quand vous reposez

---

1. La Fondation de France publie avec l'École des Parents et des Éducateurs en novembre 2000 une enquête touchant par téléphone 1790 filles et garçons âgés en moyenne de 16 ans. Elle montre « la très grande méconnaissance que les jeunes ont de leur corps et de son fonctionnement et le fait que certains jeunes ont accepté de participer à l'enquête tout en ayant une idée très floue de la contraception ». Les gynécologues informent 7,6 % des filles, les généralistes 5,8 %, les médecins de planning familial 5,3 % des jeunes. Avec les parents une fille sur 2 (48 %) ne parle ni de contraception, ni de sexualité. La proportion passe à 58 % s'agissant des garçons. Un jeune sur 5 déclare ne pas savoir à qui poser certaines questions. Au moment de l'enquête, mai à juillet 2000, 70 % des garçons et 52,5 % des filles déclarent avoir déjà eu un rapport sexuel. Lors de ce premier rapport 80 % des jeunes déclarent avoir utilisé un moyen de contraception, la pilule dans 7,9 % des cas, le préservatif pour 97 % des garçons et 80,6 % des filles, pilule + préservatif dans 10 % des cas. 5,6 % des filles ont utilisé la contraception d'urgence par l'intermédiaire de l'infirmière scolaire.

2. J'ai pu vérifier, aussi bien dans les centres de cancérologie publics que privés, en France, en Europe (Ouest comme Est) comme aux USA, que les dossiers de cancérologie sont très mal remplis, pour tout ce qui concerne les prises médicamenteuses dans les antécédents, en particulier à action directement ou indirectement hormonales. Beaucoup de médicaments, tranquillisants, hypnotiques... ont des effets hyperprolactinémiants... (voir notre livre : « Prévenir les cancers du sein – Ensemble relever le défi » pages : 218-222)

En général les prises hormonales médicamenteuses directes ou indirectes sont présentes pendant plusieurs années, dans les 15 à 25 ans précédant le diagnostic de cancer du sein. Pour que les dossiers des malades soient scientifiquement exploitables, il faudrait que ce soit la femme elle-même qui remplisse son dossier sur une page qui récapitulerait la liste complète de toutes les pilules qui ont existé depuis leur mise sur le marché et de tous les autres médicaments à action indirectement hormonale. Un cahier présentant toutes les marques de pilules depuis 1967, et la photo de chaque plaquette devrait être établi pour réaliser une enquête exhaustive sur le sujet. Les laboratoires fabriquants pourraient heureusement y contribuer.

la question autrement « avez-vous pris la pilule ? », la plupart répondent : « oui, bien sûr ! » Et elles ont des difficultés à préciser combien d'années exactement elles l'ont consommée.

C'est étonnant, on est arrivé à faire consommer la pilule aux femmes de telle façon qu'elles ne se posent pas de question sur ce qu'elle contient réellement[3]. Et il n'est pas rare de voir des femmes qui l'ont prise pendant 10, 15 ans et même 20 ans (la moyenne pour les statisticiens serait de 12 années par femme utilisatrice en France). Chez les plus jeunes femmes, les prises remontent à 1 à 3 ans. Le plus souvent elles n'ont pas vraiment conscience qu'elles prennent des hormones.

La prise de conscience se fait lorsque la femme désire avoir un enfant et qu'il faut arrêter la pilule. On sait que les fausses couches spontanées sont un peu plus nombreuses lorsqu'on se retrouve enceinte trop vite après l'arrêt. Il est donc prudent d'attendre 2 ou 3 mois, le temps que le cycle naturel rentre dans l'ordre, se remette en place, conseillent les spécialistes. Après 35 ans, il faut plus souvent attendre entre 6 mois et un an pour être enceinte. La mise au repos des ovaires par la contraception se poursuit plus longtemps après l'arrêt de la pilule. Les femmes ne le savent pas ou ont des doutes.

A la ménopause, il est plus difficile de faire croire aux femmes qu'elles ne prennent pas d'hormones. A la limite, certains gynécologues se servent de la pilule pour dire aux femmes « Vous avez pris la pilule tant d'années, sans danger, et maintenant il faut simplement continuer, avec la pilule de la ménopause ou de la jeunesse, c'est presque la même.. et vous serez tellement mieux sans les troubles tellement lourds de la ménopause ! »

Pendant la grossesse, progestérone et œstrogènes sont d'abord fabriquées par les ovaires, puis très vite par le placenta. A partir de la 6e semaine de la grossesse, la progestérone est essentiellement d'origine placentaire, bien que la partie dite « corps jaune » de l'ovaire continue d'en fabriquer jusqu'à la naissance de l'enfant. Le taux de progestérone s'élève régulièrement jusqu'au 9e mois puis se maintient en plateau jusqu'à la naissance. Les taux de progestérone passent de 10 à 200-250 mg par jour. Pendant la grossesse, les œstrogènes sont d'origine essentiellement placentaire. Leur taux dans le sang maternel s'élève progressivement au cours de la grossesse pour

3. Voir les questions 33 et 34.

atteindre des taux 100 fois plus hauts qu'au cours du cycle menstruel (300 mg par jour en fin de grossesse). Ainsi en fin de grossesse, l'origine ovarienne des œstrogènes et de la progestérone est négligeable.

– Les prescriptions d'hormones

Les hormones doivent être prescrites dans des conditions particulières : chez les femmes avant la ménopause qui ne peuvent pas en fabriquer, parce que leurs ovaires sont soit insuffisants soit absents du fait d'une intervention chirurgicale (hystérectomie et/ou ovariectomie bilatérale). Le traitement est alors substitutif d'une fonction altérée par une maladie. Les hormones apportées sont en général sous forme de comprimés, elles remplacent celles que les ovaires ne peuvent fabriquer. Un suivi régulier une à deux fois par an par dosage sanguin des 4 hormones (FSH, LH, progestérone, œstrogène) permet de vérifier que la substitution est correcte. (Voir la question 6 présentant les taux normaux et les courbes des taux hormonaux aux différents âges de la vie et du cycle mensuel féminin.)

A la ménopause, en dehors des prescriptions systématiques dites « de confort », on peut être amené à prescrire des hormones en cas de carences sévères par rapport aux taux normaux de la ménopause. La substitution sera en général de courte durée, d'autant plus qu'on lui associera la consommation de phytohormones par l'alimentation. (Voir les questions-réponses de la partie IV qui expliquent comment l'organisme fabrique les hormones à partir des aliments, en particulier du cholestérol alimentaire, et l'intérêt des phytohormones en endocrinologie humaine).

A l'âge de la puberté, il est des situations où une prescription hormonale est nécessaire. Dans tous les cas où existe une insuffisance ovarienne par pathologie définitive des ovaires : les ovaires ne sont pas présents à la naissance, ou ne sont pas capables de fonctionner. Il faudra donc les remplacer par un THS (traitement hormonal substitutif) adapté, toute la vie de 15 ans à 50 ans, en visant à obtenir les taux les plus proches possibles des jeunes filles et femmes ayant des ovaires qui fonctionnent normalement.

Il faut cependant se méfier des prises hormonales médicalement non justifiées qui sont trop souvent prescrites chez des jeunes filles qui mettent du temps à avoir leurs premières règles.

La mère est en général inquiète de ce retard qu'elle ne comprend pas, elle inquiète sa fille et à toutes les deux, elles arrivent à convaincre le médecin spécialiste du bien-fondé d'un traitement qui va « déclencher », enfin, les premières règles. Enfin jeune fille !

Chez une jeune fille de 15 ou 16 ans qui n'a pas eu ses premières règles, il faut d'abord faire réaliser une échographie du bas ventre afin de vérifier la présence normale de l'utérus et des deux ovaires. En général le spécialiste de cet examen rassure la jeune fille (et sa mère) car tout est en bonne place et l'état de l'intérieur de l'utérus vu par l'échographie montre des signes prouvant que les règles sont proches. A cet examen on peut ajouter une prise de sang pour doser les 4 hormones du status hormonal féminin (les 2 fabriquées par les ovaires et les 2 stimulines fabriquées par l'hypophyse). Il est très important d'expliquer tous les résultats à la jeune fille et de la rassurer.

Le retard dans la survenue des premières règles s'explique souvent par un petit « blocage psychologique » lié à « des études qui lui prennent la tête » tellement qu'inconsciemment elle en oublie son corps et qu'ainsi elle l'empêche de s'exprimer. Il peut s'agir d'une forme mineure d'anorexie mentale probablement liée à la mauvaise mise en place du schéma et du fonctionnement du corps génital. Puberté mal expliquée ou expliquée au mauvais moment, en général trop tard !

En cas d'anorexie mentale sévère, le recours à des traitements hormonaux substitutifs ne résoudra pas le problème. Un ou une psychologue spécialisé(e) sera nécessaire pour dénouer lentement les blessures psycho-affectives graves toujours présentes.

Pendant une grossesse, il faut prescrire le minimum de médicaments y compris hormonaux, surtout pendant le premier trimestre (voir les dangers du distilbène qui fut largement prescrit à tort aux femmes enceintes des années 1960 à 1977 – questions n° 1, 23, 32 et les notes 29, page 135 et 32, page 138).

Une prescription d'œstrogène ou de progestérone doit être absolument justifiée par un déficit dans l'une ou l'autre ou dans ces deux hormones, vérifié par les résultats du dosage des 4 hormones du status hormonal de la femme. Et des contrôles réguliers seront réalisés pour vérifier la normalisation des taux.

Il faut ajouter que les dosages hormonaux peuvent être ou non perturbés par le traitement substitutif. Par exemple certains progestatifs pris comme médicaments n'augmentent pas le taux de progesterone dans le sang. L'hormone dosé est la progestérone naturelle fabriquée par les ovaires.

18. Et quand faut-il prendre des anti-hormones ?

Il faut d'abord savoir quelles sont les principales anti-hormones. Ce sont des médicaments synthétisés par des chercheurs. On peut citer 3 anti hormones sexuelles, 2 anti-ovariennes et une anti-testiculaire ; les anti-estrogènes, les anti-progestérone et les anti-testostérone qui s'opposent aux hormones fabriquées par les glandes sexuelles féminines (ovaires) et masculines (testicules). Chacune a des actions bien précises.

– *Les anti-estrogènes* sont données aux femmes qui ont trop d'estrogènes ou à celles qui ont subi les méfaits d'une prise trop prolongée d'estrogènes. C'est le cas des femmes atteintes de cancer du sein. Chez les femmes ménopausées traitées pour cancer du sein, les anti-estrogènes permettraient de réduire de 25 % les risques de rechute du cancer du sein. Comme le dit le spécialiste français, notre collègue le Pr M. Namer, « l'anti-estrogène bloque l'action des estrogènes sur les cellules cibles, c'est-à-dire sur les cellules cancéreuses, parce que les estrogènes stimulent la prolifération des cellules malignes ».

– *L'anti-progestérone* est surtout utilisée pour stopper une grossesse qui a commencé, ce qui est logique puisque la progestérone est l'hormone de la grossesse par excellence. Le médicament le plus connu et le plus puissant est le RU 486 ou Mifepristone ou Mifégyne, fabriqué au départ par les laboratoires Roussel. Ce médicament ne peut être utilisé si la grossesse a dépassé 50 jours sans règles. L'anti-progestérone inhibe l'action de la progestérone, ce qui interrompt la gestation. Il est administré en association avec un autre médicament analogue des prostaglandines qui est destiné à stimuler les contractions de l'utérus pour accélérer l'expulsion de l'embryon humain. Le RU 486 a été testé dans le traitement du cancer du sein, mais son efficacité n'apparaît pas suffisante.

Ce médicament n'a pas encore obtenu tout son visa de l'agence officielle américaine, la FDA (Food and Drug Administration) comme pilule abortive. Les promoteurs du médicament avaient du mal à trouver un fabricant. D'après un article de Sh. Gay Stolberg du *New York Times*, retransmis dans *Courrier International* de la fin juin 2000, « le nom du laboratoire reste confidentiel, mais la FDA exigerait que les médecins habilités à prescrire la « pilule abortive » suivent une formation sur son utilisation et sur l'interprétation des échographies et qu'ils continuent à réserver l'admission de leurs patientes aux hôpitaux équipés d'un service des urgences et situés à une heure au maximum de leur cabinet. Ils devraient également s'inscrire auprès du distributeur « afin que celui-ci n'approvisionne pas n'importe qui »... d'où le risque de la création d'une liste nationale des médecins prescripteurs... » La sécurité des malades aux USA est le premier souci de l'administration, car elle a des conséquences juridiques énormes.

– *Les anti-testostérone* ou anti-androgènes sont prescrits chez l'homme et chez la femme. Beaucoup d'hommes atteints de cancer de la prostate en prennent, car ce cancer est « testostérono-dépendant ». La croissance des cancers de la prostate est sous la dépendance des androgènes. Aussi est-il essentiel de neutraliser les effets néfastes de la testostérone sur la prostate ou sur les métastases du cancer prostatique soit par orchidectomie, (c'est-à-dire ablation des testicules) soit par prise d'anti-testostérone. Chez les femmes, les anti-androgènes sont destinés à diminuer les effets trop importants ou néfastes des dérivés de certains progestatifs, qui sont métabolisés, c'est-à-dire transformés en partie en hormones masculines et donc qui ont des effets masculinisants : acné, prise de poids, augmentation de la pilosité faciale en particulier sous la forme d'un fin duvet présent sur les joues de la femme (hirsutisme).

Il y a en outre une anti-hormone synthétique puissante qui s'oppose à la fabriquation des hormones hypophysaires, FSH et LH, lesquelles sont appellées stimulines parce que leur rôle est de stimuler la fabrication des hormones sexuelles féminines et masculines. Cette anti-hormone a donc une action anti-stimuline, elle empêche la formation de FSH et LH. Elle a une formule chimique analogue à l'hormone hypothalamique = Gn RH (Gonadotrophine Releasing Hormone = Hormone de libération des gonadotrophines) fabriquée au-dessus de l'hypophyse dans le cerveau. L'anti-hormone agit donc en empêchant l'action de la Gn RH qui normalement stimule la fabrication et la libération des FSH et LH.

– *Les analogues de la Gn RH* ont donc une action anti-FSH et anti-LH et par ce fait, elles freinent ou même bloquent la formation d'œstrogènes et de progestérone chez la femme, la formation de testostérone chez l'homme. Parmi les médicaments, existent le Decapeptyl à 0,1 mg ou 3 mg, l'Enantone, le Zoladex à 3,6 mg et 10,8 mg délivrés par voie intramusculaire, enfin le Suprefact en solution injectable pour voie sous-cutanée ou nasale utilisée en pulvérisation (spray nasal) et le Synarel uniquement par voie endonasale.

Avant la ménopause, chez les femmes atteintes de cancer du sein à un stade avancé et pour éviter les inconvénients de la chimiothérapie, on associe à l'anti-estrogène, un autre produit qui bloque la sécrétion d'hormone destinée à stimuler l'ovaire. Il s'agit d'un produit analogue de la Gn RH (Hormone sécrétée par l'hypothalamus qui règle la fonction ovarienne). L'association de cette substance analogue à la Gn RH et de l'anti-estrogène provoque des effets aussi puissants qu'une chimiothérapie anti-cancéreuse. Ce traitement est beaucoup moins lourd à supporter. D'ailleurs certains cancérologues pensent, en analysant les résultats des traitements du cancer du sein, que les différents protocoles de chimiothérapie ont un mode d'action indirect par un « effet castration », c'est-à-dire anti-hormonal, car « l'efficacité de la chimiothérapie est dans beaucoup d'essais plus apparente chez les malades qui deviennent aménorrhéiques »[4], c'est-à-dire qui n'ont pas de règles pendant les cures de chimiothérapie.

On retrouve donc les anti-hormones pour lutter contre les effets pathologiques, c'est-à-dire excessifs des hormones. L'anti-hormonothérapie est bien exactement l'opposé de l'hormonothérapie.

4. « Le traitement du cancer du sein : ses progrès et ses limites » Pr H. Pourquier – Cancer/Radiotherapie 2000 ; 4 : 2 48-52.

19. Pouvez-vous nous expliquer simplement le rôle des récepteurs d'hormones ? On dit qu'il y a deux sortes de récepteurs, les RO ou récepteurs aux œstrogènes et les RP, récepteurs à la progestérone. Et les récepteurs chez l'homme ?

On sait que les estrogènes essentiellement fabriqués par les ovaires diffusent dans et hors de toutes les cellules du corps, mais sont retenus avec haute affinité et spécificité dans des cellules cibles par une protéine du noyau des cellules, appelée « récepteur d'œstrogène » (RO ou RE). Même chose pour les récepteurs de progestérone (RP). Ces cellules cibles sont celles des tissus liés à la reproduction : seins, utérus, ovaires chez la femme ; testicules pour l'homme.

Chez l'homme, testicules et prostate possèdent les récepteurs des androgènes (RA). La découverte de composés ayant une activité androgénomimétique pourrait avoir une incidence importante sur le développement des cancers dépendant des androgènes, comme les cancers du testicule[5] et de la prostate.

Tous ces récepteurs, RO ou RE, RP et RA jouent aussi un rôle important pour la « maintenance » du squelette osseux et ont des effets cardio-vasculaires.

Les récepteurs sont donc des protéines situées soit au niveau de la membrane soit au niveau du noyau des cellules. Ils sont capables de reconnaître un message spécifique et transmettent ensuite un signal soit à un système enzymatique travaillant dans la cellule soit au génome de la cellule. Quand c'est le génome qui reçoit le message, c'est le système de reproduction de la cellule qui peut s'activer et transformer une cellule normale[6] en

---

5. Par exemple le « Kétoconazole » produit à activité antifungique serait responsable des gynécomasties (petite glande mammaire chez l'homme, en général d'un seul côté). Ce médicament est prescrit dans les grandes infections cutanéomuqueuses. A fortes doses il peut être responsable d'une oligospermie et d'une diminution de la libido. La toxicité testiculaire du produit est donc certaine. (The effect of ketoconazole on adrenal and testicular steroidogenesis in vitro. Lambert A. Mitchell R., Robertson WR. Biochem Pharmacol 1986 ; 35 : 3999-4004 cité par Médecine/sciences 1999 ; 15 : 1362-9)

6. La cellule normale a un temps de vie bien défini et doit mourir pour être remplacée par une autre cellule normale – la mort naturelle de la cellule est dite « apoptose ».

cellule qui ne peut plus mourir, c'est alors une cellule cancéreuse.

L'hormone peut elle-même agir sur le nombre des récepteurs, l'œstradiol par exemple augmente la teneur en récepteur des cellules cibles. Les récepteurs hormonaux sont dits négatifs (RH-) si les récepteurs aux estrogènes et les récepteurs à la progestérone ne sont pas repérés par les techniques de dosage (RE- et RP-). A l'inverse, les récepteurs hormonaux sont dits positifs (RH+) dès que l'un des deux est repéré. Pour les spécialistes, le niveau de réceptivité des récepteurs, exprimé en pourcentage, n'aurait pas d'importance.

On dit que les récepteurs sont saturés lorsque l'hormone ou l'anti-hormone se fixe sur le récepteur. Ainsi, une femme sous traitement hormonal ou anti hormonal peut avoir des récepteurs saturés. Et dans ce cas ils ne peuvent être dosés, ce qui peut donner l'impression, lorsqu'on ne les retrouve pas dans le tissu tumoral, que la tumeur n'est pas « hormono-dépendante ». En réalité cette tumeur pourrait être encore plus hormono-dépendante, puisqu'elle est en quelque sorte saturée d'hormones.

Les récepteurs d'œstrogènes sont de deux types : alpha et bêta. Les récepteurs de type alpha sont surtout présents dans les tissus du sein, de l'utérus, du foie ; les bêta surtout dans l'os, le système cardiovasculaire et les ovaires. On ne sait pas tout concernant ces récepteurs. Le REa paraît jouer un rôle prépondérant dans la prolifération cellulaire estrogéno-dépendante alors que le REb aurait une activité antiproliférante dont on ne connaît pas encore le mécanisme. Le taux du rapport alpha/bêta augmenterait dans le tissu tumoral du sein, de même le taux d'alpha serait élevé dans les ovaires cancéreux... Pour certains spécialistes, les bêta inhiberaient les alpha, leurs fonctions biologiques seraient donc différentes.

Les anti-estrogènes auraient un rôle inhibiteur de l'action de certains gènes, ils pourraient agir en inhibant l'action des facteurs de croissance. Ils sont donc très utilisés dans le traitement des cancers œstrogéno-dépendants comme le cancer du sein, dans le but d'éviter les récidives dans le sein ou les métastases ailleurs que dans le sein.

20. Revenons au cancer du sein. Ce fléau social est-il évitable grâce au dépistage ?

D'après les statistiques exprimées de manière frappante, « toutes les heures une femme décède d'un cancer du sein », ce qui correspond à 10 000 mortes et à 35 000 nouveaux cas de femmes atteintes chaque année en France. L'augmentation de ces nouveaux cas est constante, de 60 % entre 1975 et 1995. On comptait 7 000 nouveaux cas en 1975 et 35 000 en 1998, soit + 16 % de 1990 à 1995 selon le rapport « La Santé en France de 94 à 98 ». Un véritable fléau, d'autant plus grave qu'il atteint des femmes de plus en plus jeunes, 50 % avant la ménopause. Et il n'est malheureusement plus rare de faire le diagnostic avant 25 ans.

Nous en voyons actuellement quelques cas chaque année. Les taux de guérison ont peu varié depuis 20 ans. Tout cela explique la nécessité d'un dépistage précoce, – de plus en plus contesté en termes d'efficacité pour réduire la mortalité – et surtout d'une prévention efficace. La prévention du cancer du sein nous impose d'informer de manière précise.

Il ne faut pas confondre prévention et dépistage. La prévention comme son nom l'indique est destinée à éviter le cancer, tandis que le dépistage cherche à le dépister le plus tôt possible, au stade 0 dit « *in situ* » ou intra-épithélial, éventuellement au stade 1, quand il mesure moins de 1 centimètre de diamètre dans son plus grand axe.

21. Pourquoi le dépistage de masse du cancer est-il remis en question ? Il faut combien de temps pour « fabriquer » un cancer du sein ?

– Au sujet du dépistage

Normalement, plus un cancer est dépisté tôt, plus il a de chances de guérir. Des Danois dans la revue *Lancet* du 8 janvier 2000 ont rebondi sur une étude suédoise parue en 1999 qui n'avait pas retrouvé de diminution de mortalité par cancer du sein en Suède, alors que le dépistage par mammographie est recommandé depuis 1985. Au fond le dépistage ne réduisait pas la mortalité comme on pouvait s'y attendre.

Les spécialistes français n'ont pas aimé, car cela remet en cause l'utilité du travail de nombreuses équipes médicales et de bénévoles dans différents départements ainsi que les fonds alloués à cette cause par les Conseils généraux, régionaux ou autres organismes publics.

Les Danois et les Suédois qui sont considérés comme scientifiquement très sérieux n'ont pas donné d'explication à leurs résultats résumés ainsi : « le dépistage du cancer du sein par mammographie ne réduit pas la mortalité par cancer du sein[7] », alors que Américains et Français avançaient les chiffres de diminution de mortalité de 14 % pour certaines études, 25 % pour d'autres. Chez les femmes de 40 ans et plus qui passent chaque année une mammographie, la mortalité par cancer du sein a baissé dans certaines statistiques de près de 30 %. Il faudrait donc surveiller les femmes dès 40 ans, ce fut le message de la Société américaine de cancérologie à Chicago début décembre 2000. En France les programmes de dépistage pilote dans une trentaine de départements visent les femmes de plus de 49 ans tous les 3 ans. Le dépistage à l'échelon national s'organise. La mammographie, numérique ou conventionnelle, laisse passer 10 à 15 % de cancers débutants et les résultats internationaux laissent perplexes.

Et les arguments logiques des Américains et des Français étaient que le dépistage permet de faire un diagnostic de cancer

7. Dans leur étude le dépistage n'aurait permis une baisse de la mortalité que de 0,8 % au lieu des 11 % attendus.

du sein plus précocement, donc à un stade moins avancé. De ce seul fait, concluaient les équipes françaises, le nombre de malades atteintes de cancer du sein et ayant un potentiel métastatique diminue, ce qui améliore le pronostic dans les statistiques.

Ces hypothèses logiques peuvent donc s'avérer fausses. En réalité elles ne tiennent pas compte du fait que le cancer du sein chez une femme jeune, au-dessous de 40 ou 45 ans et encore plus avant 30 ans, est nettement plus grave à stade égal, et en particulier au stade de début que le même type de cancer chez une femme de plus de 60 ans.

Pour mieux juger des effets très probablement positifs du dépistage du cancer du sein, il faudrait comparer ses effets dans quatre populations de femmes différentes par leur âge : 1. celles qui ont nettement plus de 50 ans et sont donc ménopausées, par exemple la tranche d'âge 60-70. 2. celles qui appartiennent à la tranche d'âge autour de la ménopause 45-55 ; et 3. et 4. les deux tranches d'âges jeunes, 20-30 et 30-45. On risque d'observer les mêmes tendances que pour la mortalité par cancer du sein car on sait aujourd'hui que le taux de guérison du cancer du sein ne s'est pas amélioré, du fait de l'augmentation du nombre de cas chez des femmes jeunes ou très jeunes. Chez elles les chances de survie sont moins bonnes. On sait déjà qu'il existe un + 4 % de mortalité chez les femmes de 25 à 44 ans.

– Au sujet de la « fabrication » du cancer du sein

Tous les cancérologues savent maintenant qu'un cancer du sein ne vient pas du jour au lendemain. Il a été induit, 5, 10 ou 20 ans auparavant. Même si beaucoup ne veulent pas l'admettre ou n'osent ni le dire ni même le demander à la patiente, les prises hormonales directes ou indirectes pendant plusieurs années sont directement en cause. Évidemment, ce temps est d'autant plus court que les femmes sont atteintes plus jeunes. Chaque année un cancérologue voit 1 à 3 cas de jeune femme de moins de 25 ans, prenant des hormones depuis au moins 4 ou 5 ans, atteinte de tumeur maligne du sein. Et je ne compte pas le nombre de jeunes filles que nous devons opérer pour des tumeurs bénignes du sein de type fibro-adénome, qui sont directement en rapport avec la prise d'œstro-progestatifs que sont les contraceptifs oraux. Nous enlevons chirurgicalement ces fibro-adénomes parce que nous craignons qu'ils se transforment en cancer du sein.

Curieusement, on ne veut pas dire à quoi sont dus ces petites tumeurs bénignes du sein, alors qu'elles sont directement hormono-dépendantes. Le plus grave est que certains spécialistes conseillent tout simplement à ces jeunes femmes de changer de marque d'œstro-progestatif, de passer d'un médicament normodosé à un minidosé. La mini-dose minimiserait les risques, ce qui n'est absolument pas démontré. Dans le doute nous recommandons aux jeunes femmes de ne plus prendre d'hormone sous quelque forme que ce soit.

Soulignons aussi que certains fibro-adénomes qui possèdent tous les signes de la bénignité peuvent en réalité se révéler malins eux-mêmes ou autour d'eux, donc cancéreux lors de la biopsie. Nous avons recensé au Centre régional de Lutte contre le Cancer de Montpellier, 7 cas de femmes de 20 à 35 ans, porteuses d'un fibro-adénome, typique par les signes cliniques et radiologiques. L'étude au microscope de ces « fibro-adénomes » et du tissu périphérique a démontré qu'il s'agissait déjà d'authentiques cancers du sein. Raison de plus pour qu'une jeune femme ne garde pas ce type de tumeur bénigne, dont le risque de transformation en cancer n'est pas négligeable.

Voici les chiffres du nombre de cas de cancer du sein chez des femmes très jeunes, pour les deux périodes 1980-89 et 1990-2000 au Centre régional de Montpellier. Notre recrutement est évidemment régional.

Femmes de moins de 30 ans		Femmes de 30 à 35 ans
1980 :	5	22
1981 :	4	26
1982 :	5	23
1983 :	8	24
1984 :	5	19
1985 :	6	25
1986 :	6	26
1987 :	5	25
1988 :	9	24
1989 :	9	29

Femmes de moins de 30 ans		Femmes de 30 à 35 ans
1990 :	7	21
1991 :	7	41
1992 :	11	19
1993 :	6	15
1994 :	6	31
1995 :	11	27
1996 :	7	25
1997 :	10	20
1998 :	8	21
1999 :	10	24
2000 :	6	12

Par curiosité, nous avons recherché dans le Registre des tumeurs de notre département, *l'Hérault*, le chiffre correspondant au nombre de femmes de moins de 30 ans atteintes d'un cancer du sein en 97 et 98 : il y en a 9 pour les 2 années. Ce qui fait, *ramené à la population du Languedoc-Roussillon*, 20 cas pour les 2 ans dont 18 sont recrutés par le Centre régional de Lutte contre le Cancer. En effet face à un cancer arrivé aussi précocément, les malades préfèrent se faire soigner et suivre dans les équipes spécialisées.

Ce ne sont pas seulement les moyens de diagnostic qui permettent le dépistage précoce de cancer du sein. La population de femmes atteintes de cancer du sein l'est de plus en plus tôt. On est loin de la ménopause, et les femmes jeunes atteintes voudraient bien y arriver.

Sur ce sujet, nous voudrions faire remarquer à nos plus jeunes collègues que donner 5 à 10 ans de vie à 25 ans n'a pas la même valeur que donner 5 à 10 ans de vie à 75 ans. Pourtant en chiffres, c'est la même durée.

22. Pourquoi y a-t-il de plus en plus de femmes atteintes de cancer du sein ? Est-ce dû à l'efficacité du dépistage ?

Les causes du cancer du sein sont connues. L'hérédité ou génétique ne concerne que 5 à 8 % des cas. Elle entre dans le cadre de la médecine prédictive : les femmes qui auront le gène seront mieux conseillées. C'est l'avenir. Et l'on verra alors diminuer le nombre de cancers du sein chez ces femmes à « risque génétique ». Les cancers du sein d'origine génétique n'augmentent pas en nombre, aucune statistique ne le démontre.

L'actualité, c'est l'hormono-dépendance. C'est le cancer induit ou promu par la consommation excessive d'hormones. L'hormono dépendance reconnue le plus récemment est liée à l'alimentation, elle est quotidienne, *indirecte* : une alimentation trop riche en graisses animales, viandes grasses et alcool, une insuffisance de fibres, donc de fruits, légumes et céréales, qui apportent tous les micronutriments essentiels, sont aujourd'hui clairement en cause dans la genèse et le développement des cancers du sein. Nous y reviendrons plus en détail (voir les questions de la partie III).

L'hormono dépendance *directe* aux œstrogènes est la plus connue aujourd'hui, la plus dangereuse ; celle liée aux progestatifs commence à apparaître. On ajoute aux hormones endogènes, naturelles, fabriquées par les ovaires de chaque femme de la puberté (précoce) à la ménopause (tardive), des consommations d'hormones exogènes. Celles-ci sont artificielles, « prescrites » parfois longuement, plus pour des raisons sociales et de confort que pour de véritables raisons médicales. Mais les laboratoires pharmaceutiques préfèrent insister sur les bienfaits des hormones à tous les âges de la vie des femmes, plutôt que de les prévenir du danger cancérologique[8]... Le nombre de femmes recevant des hormones ne faisant qu'augmenter, il est

8. Certains laboratoires commencent même à proposer des traitements hormonaux substitutifs après le traitement d'un premier cancer du sein sans prévenir suffisamment du risque accru d'atteinte cancéreuse du second sein. Ce risque, sans prendre de traitement substitutif est évalué à 20 % sur 20 ans, soit 1 % par an. Pourtant en tous petits caractères, ces risques sont énumérés, au titre des « contre-indications » et « effets secondaires » à l'intérieur des boîtes et dans le dictionnaire Vidal des médicaments. Qui les lit ?

logique que le nombre de nouveaux cas de cancer du sein augmente parallèlement.

Le dépistage a incontestablement permis de compter un nombre supplémentaire de femmes atteintes de cancers du sein. Cependant il ne suffit pas à expliquer l'augmentation considérable du nombre de cancers du sein détectés. En effet les cancers du sein chez les femmes jeunes, avant la ménopause, sont aujourd'hui aussi fréquents que ceux détectés après la ménopause. Les premiers sont de mauvais pronostic et s'ils n'étaient pas traités à temps apparaîtraient rapidement de toute façon dans les statistiques car non traités ils évoluent vite et mal. Ce sont ces cancers des femmes jeunes qui n'existaient que rarement il y a 20 ans qui permettent d'affirmer qu'il y a une augmentation de la population atteinte, quelle que soit l'amélioration des techniques de dépistage.

23. Depuis quand connaît-on l'hormono-dépendance du cancer du sein, et existe-il d'autres cancers hormono dépendants ?

– **Pour le cancer du sein,** nous avons des publications précises et anciennes. Déjà en 1896, un chirurgien, Beatson, avait montré qu'en enlevant les ovaires à une femme atteinte de cancer du sein avec des métastases, il freinait le développement des métastases. Donc, les sécrétions hormonales ovariennes facilitaient l'évolution cancéreuse. En 1932, A. Lacassagne, à l'Institut Curie à Paris, avait démontré qu'il pouvait créer des cancers de la mamelle chez le petit animal, en donnant des œstrogènes. Et en 1987 dans la revue *Cancer*, il est démontré que les contraceptifs oraux mis dans des cultures cellulaires de sein normal ou de cellules cancéreuses du sein – qu'il s'agisse d'hormones œstrogènes ou progestatifs ou les deux associés – augmentent la croissance et la multiplication cellulaire de ces cellules normales ou pathologiques. Enfin, en 1989, Mann a montré que l'utilisation durant 3 ans de contraceptifs oraux avant une grossesse à terme, donc avant une première grossesse, augmentait le risque de cancer du sein de 1,5. En France, vous le savez, nous sommes à 35 000 nouveaux cas de cancer du sein chaque année.

– **Le cancer de l'ovaire** touche chaque année en France 4 000 personnes. Il est responsble de 5,8 % des décès chez la femme. Déjà en 1962, Jabarra démontrait que s'il voulait obtenir un cancer de l'ovaire exactement du même type que celui qu'on voit chez la femme, il suffisait de donner au modèle animal du Distilbène. Ces données n'ont pas été recherchées chez les femmes ayant consommé le distilbène. Cependant des cancers hormono-dépendants ont été observés (voir les dangers du distilbène, questions n° 1, 32 et les notes 29, page 135 et 32, page 138). On sait que les ovaires normaux possèdent des récepteurs aux estrogènes, de même que plus de 50 % des cancers de l'ovaire. Curieusement les études épidémiologiques concernant le risque de cancer de l'ovaire sous utilisation d'un THS sont contradictoires. Les études les plus anciennes (méta-analyse de Whittemore) ne montraient pas de risque accru, on disait même que les hormones prescrites à la ménopause protégeaient du cancer de l'ovaire. Les études les plus récentes (P.P. Garg et E. Negri) montrent un risque augmenté (que l'on dit discret), RR (Risque Relatif par rapport à une personne qui n'a pas de risque, et qui serait à 1), à 1,15 et 1, 71.

Des dosages hormonaux ont été réalisés dans les liquides de kystes de l'ovaire. On distingue les kystes fonctionnels des kystes organiques qui, ces derniers, risquent d'être cancéreux. Dans les kystes cancéreux des taux élevés de FSH et LH ont été retrouvés, démontrant l'hormono dépendance de ces cancers (*International Journal Biol Markers* 1998, 13, 165-8). En 1999, une étude a montré que les tumeurs malignes de l'ovaire contiennent des taux 25 fois plus élevés en facteur de croissance vasculaire (VEGF) comparés aux taux des tumeurs bénignes. Et ce facteur est fortement stimulé par les hormones sexuelles (Clin.Cancer Res. 5, 823-9).

Notre collègue, le Pr H. Rochefort, a montré que les œstrogènes ont le même effet sur la prolifération des cellules cancéreuses ovariennes que sur les cellules mammaires cancéreuses.

L'équipe d'Inserm U 540 de Biologie cellulaire de Montpellier avec Pascal Pujol est à la recherche du marqueur biologique de la sensibilité des cancers de l'ovaire aux estrogènes.

Actuellement les cancérologues pensent que la pilule réduit le nombre de nouveaux cas de cancer de l'ovaire. Ceci leur est affirmé à partir d'une publication de 1992, partout reprise. Le risque serait réduit de 34 % si on utilise un contraceptif oral : (Hankinson SE, Colditz GA, Hunter DJ, Spencer TL, Rosner B, Stampfer MJ. *A quantitative assessment of oral contraceptive use and risk of ovarian cancer*. Obstet Gynecol 1992 ; 80 : 7088-114), tandis que le nombre de nouveaux cas de cancers de l'ovaire et le rajeunissement de la population atteinte ne font qu'augmenter. Une incidence de 5 % atteint les femmes de 20 à 34 ans au Canada.

En 1998, une équipe de Toronto a analysé 207 femmes atteintes de cancer de l'ovaire héréditaire qui présentaient une mutation des gènes BRCA1[9] dans 179 cas et BRCA2 dans 28 cas. Le groupe des 207 était comparé à 161 de leurs sœurs sans mutation. Cette étude rétrospective suggère, sans la démontrer, une diminution globale de 50 % du risque de cancer de l'ovaire par les contraceptifs oraux et elle serait dépendante de la durée de prise (réduction de 20 % pour une utilisation de moins de

9. BRCA signifie : BReastCAncer gène 1 ou 2, il est présent dans 5 à 8 % des cas de cancer du sein. Le risque de cancer de l'ovaire au cours de la vie est estimé à 45 % lors d'une mutation de BRCA1 et à 25 % lors d'une mutation de BRCA2.

3 ans et atteint 60 % au-delà de 6 ans d'utilisation de contraceptifs oraux). Ces résultats tendent à prouver que la mise au repos des ovaires par la pilule diminuerait les risques de cancérisation des ovaires.

En revanche, un plus grand risque de cancérisation des ovaires, a été suspecté par les stimulations hormonales destinées à traiter la stérilité féminine. Des études sont en cours, attendons leurs résultats. (*New England Journal of Medecine* 1998, 339, 424-8)

On oublie souvent de dire certains facteurs qui peuvent réduire le risque de contracter le cancer de l'ovaire : chez les femmes qui mènent leurs grossesses à terme. La réduction du risque a été estimée entre 40 % (femmes menant une première grossesse à terme) et 67 % (femmes ayant mené cinq grossesses à terme). On a également noté que l'allaitement diminuait le risque de cancer de l'ovaire de 19 %, et que plus la période d'allaitement se prolonge, plus le risque est faible.

– **Les cancers de l'utérus** représentent en France 6 300 nouveaux cas par an, dont 3 300 cas de cancer du col et 3 000 cas de cancer du corps utérin (endomètre). Peu de gens savent que le cancer du corps de l'utérus est aussi hormono-dépendant. L'incidence du cancer du corps utérin augmente de 6 à 17 % chaque année et les chercheurs parlent d'hormono-sensibilité, tant pour les causes que pour le traitement.

Pour le cancer du col, on sait très bien qu'il y a une relation particulière entre tabagisme et œstro-progestatifs. C'est pour cette raison qu'on dit aux jeunes filles qui utilisent (la pilule) des œstro-progestatifs : « Ne fumez pas », et si elles fument, on leur dit : « Ne prenez pas d'œstro-progestatifs (pilule) ». Car le risque est multiplié par deux au-delà de 10 ans de consommation. Et si les filles commencent à 15 ans, 10 ans plus tard elles n'ont que 25 ans.

Quant au THS autour de la ménopause, les œstrogènes seuls augmentent le risque de cancer de l'endomètre, c'est-à-dire de cancer du corps de l'utérus, risque qui est entre 1,4 et 12 avec une moyenne 3,5. Et si les œstrogènes sont pris plus de cinq ans, le risque passe en moyenne à 8,2 (entre 3,1 et 15).

Enfin, dernière notion concernant le cancer du corps de l'utérus, qui est extrêmement importante au plan physio-pathologique : le tamoxifène augmente le risque de cancer du corps de l'utérus au-delà de la cinquième année de prise. C'est pourtant le médicament anti-œstrogène par excellence, un anti-œstrogène puissant chez des malades atteintes de cancer du sein au stade métastatique. Il réduirait, même s'il est pris après le traitement initial du cancer du sein, le risque de métastase de 47 % pour 5 ans de traitement et de 26 % la mortalité.

C'est pour cette raison que nous faisons une échographie utérine tous les ans chez les femmes qui prennent du tamoxifène, et que nous leur disons : « Vous n'en aurez pas à vie, seulement cinq ans ».

Pour beaucoup de femmes aujourd'hui, les laboratoires pharmaceutiques sont extrêmement puissants et à leur service. Ils sont arrivés à faire passer le message : la consommation des œstro-progestatifs n'est pas une consommation hormonale, elle est même strictement sans danger. Et quand dans un grand journal quotidien, quel qu'il soit, vous avez des références concernant les petits problèmes liés aux complications de ces traitements, vous avez en titre « N'ayez pas peur », et quand vous lisez l'article, vous vous dites à la fin « Je n'en prends plus ! ». Comment se fait-il que le titre de la publication ne soit pas tout à fait en accord avec l'article scientifique ?

Dans le *Journal officiel* du 12 août 1999, une publicité est désormais interdite. Voici ce que disait cette publicité des laboratoires Organon. « La Physiogine est normalement utilisée pour soulager des troubles urinaires et génitaux de la ménopause, et elle contient un œstrogène, l'œstriol. » Et le texte du *Journal officiel* : « Un document visuel ambigu, distribué aux médecins, pouvait faire croire que ce médicament est utilisable en toute sécurité chez des femmes atteintes de cancer du sein ou de l'utérus, alors qu'il s'agit d'une contre-indication formelle. »

Nous touchons là du doigt les problèmes éthiques qui se posent et la nécessité d'un contrôle, comme l'a fait le ministère de la Santé en 1999. Nous sommes là en plein dans le « Principe de Précaution », et voyons l'évolution de ce concept, qui fait que le ministère de la Santé devient garant de santé publique comme celui de l'Agriculture et de la Pêche devient garant d'un agro-alimentaire de qualité.

On comprend que le spécialiste ou le médecin généraliste ne se sente que rarement concerné, à partir du moment où l'Autorisation de Mise sur le Marché (AMM) a été délivrée par le ministère de la Santé. Il reçoit l'information, pense qu'elle est scientifiquement juste et peut donc devenir un prescripteur dangereux sans le savoir.

24. Mais on ne sait pas tout ça ! Pourquoi cette ignorance alors que nous sommes par ailleurs surinformées ? Peut-on trouver des cancérologues partout ?

L'ignorance est fréquente et elle est entretenue. Et les femmes finissent par payer très cher ce manque dramatique d'information. Le réveil commence et ce changement de siècle et de millénaire devrait très utile. La vague de fond écologique qui traverse notre société prend progressivement ses bases scientifiques. Après les oiseaux et les phoques, on revient vers l'humain. Le fléau social du cancer du sein est en train de stimuler cette prise de conscience. Toutes les infirmières des centres anti-cancéreux le savent et le disent. « Nous sommes débordées par le nombre de femmes que nous devons traiter, dans les blocs opératoires, en radiothérapie, en chimiothérapie. Et leur âge au moment du diagnostic et du traitement est de plus en plus jeune. »

Et si les moyens thérapeutiques ont pas mal changé, en particulier avec le développement de nombreux protocoles de chimiothérapie[10], les résultats, c'est-à-dire le nombre de

---

10. Il y a de très nombreux protocoles, en particulier en cancérologie du sein, ce qui prouve que l'on n'a pas trouvé encore l'idéal. Certaines équipes se sont ultra-spécialisées dans la mise au point des « meilleurs protocoles » et peuvent avoir tendance à exagérer leurs résultats. Il faut malheureusement être plutôt prudent tant se cachent parfois derrière des projets scientifiques dit « éthiques » des intérêts économiques inavoués.

En 1999 la Société américaine d'oncologie clinique (Asco) a enfin publié, à partir de 5 études internationales, la preuve que les chimiothérapies à hautes doses associées à la greffe de moelle osseuse ne donnaient pas de meilleurs résultats que la chimiothérapie classique. Et ces procédures sont encore testées avec, comme toujours, de nouveaux médicaments qui ne font pas mieux. La lutte cancérologique pour certains incite à poursuivre de telles recherches... Nous considérons qu'il s'agit là d'une lutte cancéro-illogique qui n'a aucun avenir.

Soulignons à ce sujet qu'une équipe de Johannesburg
http ://www.wits.ac.za/depts/wcs/media/index.html
a avoué avoir falsifié les résultats de leur étude comparant les effets de la chimiothérapie lourde avec greffe de moelle à ceux d'une chimiothérapie à doses classiques : le groupe recevant le traitement agressif n'avait que 21 % de récidives du cancer du sein et l'autre groupe avait curieusement 66 % de récidives. Et tout cela était faux, le groupe contrôle n'en était pas un. Ce trucage scientifique était simplement destiné à pousser les produits médicamenteux utilisés dans le traitement lourd.

femmes guéries n'a pas augmenté significativement depuis 20 ans. Et si l'augmentation du nombre de nouveaux cas de cancer du sein continue, dans 20 ans il faudra doubler le nombre de lits dans les centres anticancéreux. Un fléau en croissance.

La cancérologie est la spécialité qui a recruté le plus de nouveaux médecins depuis 20 ans et le chiffre d'affaires des laboratoires pharmaceutiques spécialisés dans les drogues anticancéreuses a fait un bon considérable. Il ne s'agit pas de le leur reprocher, ces laboratoires ne sont pas en cause dans le nombre de malades atteintes. Ils font tout pour trouver des molécules médicamenteuses qui soient efficaces contre le cancer et ne détériorent pas les cellules et tissus sains.

Je sais que tout ce que je dis ne fera pas plaisir à certains. Mais nous, hommes ou femmes de santé, que voulons-nous ? De plus en plus de malades atteints de cancer, un cas ou deux dans toutes les familles, ou le contraire ? C'est clair, je choisis la prévention[11]. C'est ce que je fais en répondant à vos questions. Il y a des centres anticancéreux en France, en Europe qui ne vivent que du nombre de femmes atteintes de cancer du sein. Mon objectif comme celui de tous les cancérologues devrait être que l'on puisse le plus rapidement fermer les centres anticancéreux par manque de malades. C'est ce qui s'était passé avec la fermeture des sanatorium en France dans les années 70, un siècle après leur ouverture du fait de la gravité et de la contagiosité de la tuberculose. Les centres anticancéreux en France ont été créés en 1945. En 2045, nous devrons les doubler si nous n'avertissons pas la population et tous ceux et celles qui peuvent être concernés.

---

11. Pour notre collègue le Pr Lucien Israël, il y a plusieurs types de prévention : la prévention passive collective, la prévention passive individuelle, la prévention active diététique et médicamenteuse... (*Le Figaro* du 3 février 2000, p. 12).

25. Toutes les femmes ont peur du cancer du sein. Nous voulons absolument l'éviter. Mais ce qui est déroutant c'est que vos collègues ne tiennent pas le même discours.

Ce n'est pas étonnant. D'abord beaucoup se taisent préférant ne rien dire, ils ne veulent pas déranger. Ils disent attendre des preuves, qu'elles soient écrites partout, alors que celles-ci existent mais sont occultées ou détournées. Ils raisonnent ainsi : « Après tout, les gens, les femmes sont adultes, elles doivent savoir ce qu'elles font... Nous cancérologues, nous sommes là pour diagnostiquer et délivrer les traitements. » C'est une pensée « cancérologiquement correcte ».

Curieusement les collègues qui s'intéressent le plus à la prévention, après s'être intéressés au dépistage, sont ceux qui sont à la retraite. Ils sont poussés par les associations de malades. Mais pour l'instant, ils privilégient surtout les conseils alimentaires et la psychologie.

Aujourd'hui il est plus facile de dire : « Ne vous inquiétez pas si vous avez un cancer du sein, la médecine a fait tellement de progrès que le diagnostic sera fait très tôt et l'on vous guérira... Votre cancer est de bien meilleur pronostic. On n'enlève plus le sein et si par manque de chance, on doit vous l'enlever, la chirurgie esthétique fait des merveilles, elle fait même mieux que la nature ! »

Ce discours est peut-être sympathique, mais il est faux parce que le cancer du sein est un cancer grave. Il n'est pas guéri à 5 ans, ni à 10 ans, même pas 15 ans après les premiers traitements. Les spécialistes les plus rigoureux ont calculé qu'il fallait attendre 27 années pour être absolument certain de la guérison du cancer du sein.

Ce cancer exige des traitements relativement lourds : ablation de tout ou partie du sein, éventuellement reconstruction plusieurs mois plus tard, radiothérapie qui dure plus d'un mois, chimiothérapie chez les femmes les plus jeunes sous la forme de 4 à 6 cures (1 à 3 jours par mois) avec perte des cheveux dans les 3/4 des cas, avec fatigue générale intense au moins 10 jours par mois... A cela il faut ajouter souvent un traitement anti-hormonal au moins 5 ans, une surveillance rigoureuse[12]

---

12. Voir les détails des traitements, de la surveillance et du pronostic dans notre livre : « Prévenir les cancers du sein – ensemble relever le défi.

tous les 6 mois d'abord, puis tous les ans pendant au moins 20 ans...

Le médecin n'a pas pour rôle de faire plaisir aux dépens de la santé de chacun. Il doit maintenir la santé de ses patientes ou les aider à la retrouver le plus vite possible. Plus encore aujourd'hui, il doit développer la prévention. Celle-ci, je l'espère, sera prochainement reconnue comme un acte authentiquement médical. Je rencontre beaucoup de médecins généralistes, ils sont prêts à se charger de cette mission. Autre avantage, la Sécurité sociale verra diminuer ses déficits. Les femmes et hommes politiques qui nous représentent et qui votent désormais le budget de la SS devraient être sensibles à cet aspect de la santé des femmes et de la santé publique en général. Il est donc essentiel de bien les informer.

Je connais les discours de mes collègues et je cherche à les connaître précisément. Ils me font beaucoup réfléchir, travailler même. Ils aiguisent mes propres arguments. Mes contradicteurs pour l'instant ne s'opposent pas en direct. Ce livre devrait leur permettre de s'exprimer plus. Je le souhaite et je leur répondrai. Beaucoup commencent à se poser les bonnes questions. Prenez les réactions à un des articles publiés dans la grande presse récemment. J'ai reçu, vous le savez, un abondant courrier de femmes très favorables à mes propos, vivant elles-même les conséquences de consommations hormonales alors qu'elles n'étaient pas malades au départ.

D'autres sont inquiètes et veulent savoir. Quant aux attaques, elles sont surtout indirectes, passant dans la presse, du style « On ne vous dira pas son nom, car il ne faut pas lui faire de la publicité. » Je n'ai pas de clientèle privée, je suis chirurgien, directeur de recherche et enseignant. J'ai même été convoqué par le Conseil de l'Ordre de mon département, pour m'expliquer sur mes propos. Je souhaite cette rencontre. Je me suis rendu compte que les plus jeunes médecins étaient très sensibles sur ces sujets, tandis que d'autres étaient conditionnés, mélangeant science, morale et aspects religieux, nous verrons pourquoi (voir question 28).

Pour certains médecins, qui ont très vite et fort bien utilisé les médias audiovisuels (ils sont dedans), suite à mes prises de position publique, les hormones ne seraient pas responsables de

Éditions FX de Guibert – 3 rue JF Gerbillon – 75006 Paris – Tel : 01 45 48 97 77 / Fax : 01 42 22 56 69 l'énorme augmentation du nombre de femmes atteintes de cancers du sein depuis 20 ans. Voici leur argumentaire : « *Vous faites peur, les femmes sont inondées d'hormones par une grossesse tous les ans et l'espérance de vie est meilleure avec la pilule...* », « *Sans hormones, les troubles de la ménopause sont majeurs : ostéoporose des poignets, du col du fémur, des vertèbres, sexualité difficile, raccourcissement de la durée de vie.* » Les objectifs et arguments sont purement marketing.

Ils reconnaissent quand même une augmentation du nombre de nouveaux cas de cancer du sein, mais l'expliquent de telle façon que les hormones soient évidemment quasiment hors de cause. Au contraire pour eux, les hormones pourraient être utiles : « On attribue généralement cette discrète augmentation à la fois à un meilleur dépistage des femmes traitées et à un effet stimulant possible des hormones sur des cancers préexistants qui atteignent ainsi plus tôt le seuil de dépistage.... Les hormones ont peut-être un rôle promoteur, mais certainement pas initiateur[13]. D'autre part, plusieurs études ont montré que le pronostic des cancers du sein apparus sous THS était meilleur que celui des cancers survenant spontanément. »

Conclusion, surtout continuez, cela ne peut que vous faire du bien et s'il y a cancer, ne vous inquiétez pas, on vous guérira.

On peut lire dans la presse médicale les mêmes arguments sous différentes formes, les articles étant souvent retransmis dans la grande presse féminine.

Certains promettent déjà plus de maladie d'Alzheimer sans le THS... « *Alors qu'un ou deux comprimés tous les soirs, c'est le confort de vie et l'on peut sans cesse réadapter le traitement en revoyant les doses* » (toujours à la hausse..) « *Le traitement hormonal substitutif (THS) a commencé il y a trente ans,* – (étonnante confusion entre le THS largement prescrit depuis 15 ans et la pilule depuis 30 ans).– « *Passer de la pilule au THS est une évidence*[14]. *Au début il y a eu des problèmes mais*

---

13. Un produit chimique a un rôle **initiateur** de cancer lorsqu'il stimule des mécanismes au niveau du noyau de la cellule normale en la rendant cancéreuse. Un produit est considéré comme **promoteur** lorsqu'il stimule la multiplication des cellules cancéreuses et donc favorise l'émergence de la tumeur cancéreuse.

14. Il y a une logique de « médicalisation » des femmes qui part du principe qu'elles ont été soumises aux hormones dès leur plus jeune âge : pilule, mini-pilule, pilule du lendemain, RU 486... Ce conditionnement déjà en place doit se poursuivre facilement autour de l'âge de la ménopause et au-delà, le plus longtemps possible. Pas question de leur permettre le doute.

aujourd'hui tout est parfaitement adapté... » « *Les modes de vie des Américaines et leur alimentation sont très différents de ce qui est vécu en France, donc les résultats des études américaines n'ont pas de valeur.* »

« *L'augmentation du risque de cancer du sein est infime, passant de 45 cas pour mille femmes à 47 cas (soit 2 cas seulement de plus) après 5 ans de THS et à 51 cas (soit 6 cas de plus) après 10 ans de prise hormonale et 12 cas de plus toujours pour mille femmes après 15 ans de prise. (*Méta-analyse du *Lancet* de 1997) ».

L'augmentation du risque de cancer du sein est donc admise, mais elle est considérée si minime, (sauf pour les femmes atteintes) que « *le rapport bénéfice/risque est largement positif* ».

Pour éviter de mettre le doute à propos des hormones, certains attaquent l'alimentation. « *Mieux vaut se méfier de son alimentation que des hormones. Les femmes sous THS consomment plus d'alcool que les femmes non traitées, ce qui pourrait majorer leur risque de cancer du sein.* » A ces arguments, s'ajoute un résultat qui va être publié (nous l'attendons) : « *Un cancer du sein détecté correspond à 6 femmes qui ne décèdent pas d'infarctus... On éviterait donc 6 décès* ». Au total : « *Les femmes doivent être rassurées, qu'elles continuent, qu'elles se fassent suivre, car le nombre de cancers du sein en France s'est stabilisé en 1995.* » Alors qu'il augmente de 3 % par an selon les dernières statistiques !

Un collègue à la retraite m'écrivait le 13 mars 2000 : *« En France on se bat pour obtenir une observance prolongée et vous venez par des informations erronées, battre en brèche cet effort. Comment peut-on, comme le fait la majorité des gynécologues, regretter cette insuffisance d'observance (18 % des femmes pense-t-on) et mettre sur le compte du THS, globalement mal suivi, l'augmentation de nombreux cancers sous ce traitement, dans les proportions que vous indiquez. ... je pense que semer le doute et l'inquiétude chez des femmes qui tirent un bénéfice global évident de ce traitement est une mauvaise action.* » Vous voyez bien à travers ces propos, la nécessité quasiment religieuse de « l'observance » du THS. Nous en sommes là ! La réaction de notre collègue est logique quand on lit les documents photocopiés qu'il nous a joints, et que tous les gynécologues reçoivent : le *« Journal faxé du Gynécologue de la Société française de Gynécologie »*. La conclusion de ce journal du 24 février 2000 commence ainsi : « On peut dire tout d'abord que paradoxalement ces chiffres (d'augmentation du risque de cancer du sein, de 1 à 8 % pour chaque année d'utilisation du TSH) sont rassurants. ... les bénéfices prouvés du THS l'emportent largement sur les risques hypothétiques. »

Ce dernier argument est très à la mode. Il y a des modes aussi en médecine !

Suite au congrès de mars 2000 à Montpellier sur le thème « Traitements des cancers et Ménopause » on peut lire dans la grande presse la réponse à une journaliste d'un collègue organisateur du congrès (qui doit ménager les laboratoires sponsors) : « Une femme traitée pour la ménopause a un peu plus de risque de mourir d'un cancer du sein, mais beaucoup moins de chances (! ?) de mourir des complications de l'ostéoporose ou de maladies cardio-vasculaires. Il s'agit de comparer deux risques et de choisir le moindre. Dans ce cas, la balance est largement favorable aux THS. » La journaliste ou le collègue confondent risques et chances, ce qui en langue française est bien différent, sauf si l'on fait du franglais, considérant que le mot « chance » en anglais signifie « probabilité de... »

Nous pensons exactement le contraire, comme notre collègue de Lyon, le spécialiste de l'Unité d'Inserm 403 de Lyon : *« Malgré ses bénéfices potentiels à long terme, l'observance thérapeutique de la substitution hormonale est médiocre, beaucoup de femmes l'arrêtent dans la 1e année. Et l'abandon est parfois lié à la motivation initiale (traiter les bouffées de chaleur qui disparaissent rapidement) mais aussi aux effets indésirables (tension mammaire, hémorragies utérines dans les traitements cycliques), ainsi qu'à la peur du cancer du sein. »*

Les femmes sont de moins en moins dupes, elles commencent à se méfier.

26. Quels sont vos arguments essentiels ? Que pensent vos collègues ?

Une anecdote vaut la peine d'être racontée sur ce sujet, car elle illustre très bien la situation. En 1989, je suis invité par un laboratoire pharmaceutique à participer à un face à face avec un de mes collègues professeur d'endocrinologie d'une autre faculté. Le sujet du débat était donc « hormones et cancer ». Arrivant en retard à ce face à face, car il était situé dans une ville à égale distance de nos deux facultés, j'ai proposé, par courtoisie, que l'on ne tire pas au sort l'ordre de passage. Je me suis donc proposé pour donner tout de suite mes arguments. Mon collègue a accepté volontiers. J'ai donc présenté mes 60 diapositives devant une quarantaine de gynécologues et face à mon collègue. Celui-ci a écouté très sérieusement ma présentation et n'a cessé de prendre des notes.

Venait son tour de présenter ses arguments scientifiques. Alors que ses 60 diapositives étaient prêtes dans le projecteur, il n'en a présenté aucune. Il se contenta de semer le doute sur tous les arguments que j'avais présentés. Après sa présentation, je dus me défendre en lui proposant de lui adresser dès mon retour toutes les publications que j'avais citées dans mon argumentaire. Ce que je fis. Et voici la réponse qu'il me fit : « Je vous remercie de votre lettre et de votre envoi. Je crains de ne pas avoir beaucoup plus d'informations que celles que vous avez déjà, compte tenu du dossier très documenté que vous m'avez adressé. Peut-être, est-ce davantage dans la façon d'interpréter les résultats que nos avis diffèrent quelque peu tout en restant proches cependant. »

Je n'ai pas osé envoyer copie de sa lettre aux 40 gynécologues présents à notre face à face ! Mais eux sont restés sur les doutes que mon collègue insinua tout au long de sa présentation.

Je ne suis pas isolé, ce serait évidemment inquiétant. Toutes les publications affirment que « les cancers du sein sont dans 95 % des cas hormono-dépendants. » D'ailleurs tous les cancérologues le disent indirectement quand ils prescrivent les anti-hormones, anti-œstrogènes, pour traiter le cancer du sein. Mais ils ont des difficultés à reconnaître les causes hormonales du cancer du sein, nous l'avons dit. Leur raisonnement est simple : *« Ce sont les femmes qui demandent la pilule et les traitements substitutifs à la ménopause, elles en sont responsables quand il y a une maladie cardio-vasculaire ou un cancer...* » Et aujourd'hui, en Angleterre et de plus en plus souvent en France on fait signer l'équivalent d'une décharge à la patiente à laquelle on prescrit un nouveau THS, sous couvert d'essai thérapeutique.

Voici l'avis de mon collègue le Professeur Daniel Dargent de Lyon, professeur de gynécologie-obstétrique qui répondait à une interview concernant le THS dans *Le Progrès* le 5 mars 2000 : « *Est-il raisonnable de courir un risque supplémentaire sachant que le cancer du sein, on peut en mourir, alors que l'ostéoporose ne tue pas : les cas de mortalité par fracture sont rares et ne surviennent que chez des femmes très âgées.* » Grande sagesse. Curieusement aucun journal médical n'a repris ce point de vue d'un collègue fort connu dans sa spécialité.

27. Mais quelles sont les causes des cancers du sein qui touchent aussi les femmes jeunes ? On ne peut plus invoquer le THS, puisqu'elles ne l'ont pas encore pris, car elles sont loin de la ménopause. Croyez-vous que la contraception ...

Attention, ne prononcez pas ce mot. Il ne s'agit pas d'un mot médical. Nous parlons, nous médecins, d'œstro-progestatifs, de contraception hormonale. **Quelle femme sait que la « pilule » (n'importe laquelle, normo, comme mini) est un médicament puissant ?** Vous posez une très bonne question à laquelle il est très difficile de répondre de façon sereine. Et pourtant, 50 ans après sa découverte, il serait logique d'en faire le bilan sereinement, avec tous ses avantages et tous ses inconvénients.

Entre 1965 et 1986, au moins 200 millions de femmes ont utilisé la pilule, et BV. Stadel du grand centre de Bethesda précise : « Il n'y a pas de précédent dans l'histoire de l'humanité d'une consommation aussi large et longue d'hormones chez les femmes en période d'activité génitale. » C'est en 1975 que naissent les minipilules contenant moins de 50 microgrammes d'estrogènes et qui ont pour premiers avantages une meilleure tolérance digestive et pondérale (moins de prise de poids).

D'après Henri Leridon, spécialiste de la contraception (INED), dans la revue *Echanges Santé Social* de 1999 n° 93 : *« En France 50 % des femmes ont utilisé la pilule dès le premier rapport. C'est la méthode de 60 % des 20-24 ans et 90 % l'ont utilisée à un moment ou à un autre à l'âge de 30 ans. En moyenne chaque utilisatrice va y recourir pendant une douzaine d'années. Pour environ la moitié d'entre elles, le stérilet prend ensuite la relève : son taux d'utilisation dépasse la pilule un peu avant 40 ans. La durée d'usage moyenne approche 15 ans. »*

Aujourd'hui il y a en France 40 marques différentes de pilule. (Voir question n° 33). La contraception est devenue courante, banale, elle est considérée comme la grande conquête du féminisme de la seconde moitié du XXIe siècle, la première après le vote des femmes. Elle n'a que cinquante ans, mais comme l'avion ou la voiture, la pilule est devenue incontournable, comme un bien de consommation courante que personne ne peut contester. Pourtant un bilan est nécessaire, un débat de fond serait utile. Et il n'est pas prêt d'être accepté sereinement, ni par ceux qui en font la promotion, (centre de planning et la plupart des gynécologues), ni par les utilisatrices. Ces dernières pensent que remettre en cause la pilule c'est revenir en arrière, c'est risquer le retour aux grossesses non désirées et l'esclavage de la reproduction.

Je connais des femmes médecins qui furent des « apôtres de la pilule » et qui aujourd'hui reconnaissent avec beaucoup d'honnêteté et de courage, que la pilule n'a pas que des avantages. Mais je vous mets au défi de trouver un article dans un magazine féminin national ou international qui dise la vérité sur ce sujet. Si certains montrent quelques inconvénients avec telle ou telle pilule, ils vous disent immédiatement que la nouvelle formule est mieux supportée que la précédente, ce qui permet d'éviter de parler des dangers. Il s'agit alors d'une pub supplémentaire pour la dernière pilule qui surclasserait toutes les autres.

C'est ce qui va se passer avec la prochaine pilule qui sera considérée comme la dernière petite merveille pour les femmes ultra-modernes, la **« Seasonale », la pilule du troisième millénaire.** Celle-ci sera prise de façon ininterrompue pendant un trimestre, ce qui fait que les femmes ne seront réglées que 4 fois par an. Elle ne tardera pas à arriver sur le marché (voir question n° 30). Les spécialistes parlent déjà d'un « choix élargi de prescription ». Elle représenterait au moins 20 % du marché américain.

Il ne faut donc pas avoir peur aujourd'hui d'aller plus loin. Car vous le vérifiez vous-mêmes le THS ne peut être responsable aussi des cancers du sein observés de plus en plus souvent à 25, 35 ou 45 ans. Et affirmer que la pilule puisse être responsable d'un certain nombre de cancers du sein chez des femmes jeunes est aujourd'hui « strictement interdit ». Le sujet est tabou. Aucun cancérologue n'ose aborder directement le sujet : « Après tout, si les filles prennent la pilule de plus en plus tôt, c'est l'évolution de la société, on n'y changera rien... Il est normal qu'il y ait des risques, elles n'ont qu'à assumer. Notre rôle de cancérologue est de dépister ces cancers le plus tôt possible et de les guérir avec le moins de mutilations. »

Ces concepts m'amènent à poser plusieurs questions. Ce discours ne vous paraît-il pas éloigné des préoccupations de santé publique ? La prévention des cancers ne devrait-elle pas être une des missions principales des cancérologues ? Pourquoi les cancérologues qui s'intéressent à la prévention attendent-ils leur retraite pour en parler ?

Vous le savez, la femme est aujourd'hui consommatrice d'hormones dès son plus jeune âge. Analysons tout cela en détail en vérifiant ses motivations.

– A l'adolescence, dès le collège

La contraception hormonale est aujourd'hui proposée aux collégiennes (classe de 3e, c'est-à-dire 14-15 ans[15]), puisqu'elles sont stimulées par des adultes (qui se disent responsables) vers une activité sexuelle précoce. « *Si tu as envie d'avoir des relations sexuelles, c'est normal, il faut que tu saches ce que c'est, alors tu n'hésites pas, il faut que tu te protèges doublement : de la grossesse par la contraception hormonale, du sida et des autres MST avec le préservatif, masculin ou féminin. Et si tu as oublié ta pilule ou si ton copain n'a pas mis de préservatif, alors tu as encore la sécurité avec la pilule du lendemain et si ça ne marche pas il reste, mais c'est pas bon, l'avortement légal qui est désormais autorisé jusqu'à la 12e semaine...* »

Le livre de 3e des Sciences de la Vie et de la Vie et de la Terre, édité par Nathan en 1999 précise : « *La pilule est un contraceptif oral (pris par la bouche). Il existe plusieurs sortes de pilules. Les plus courantes bloquent l'ovulation. L'utilisation de la pilule est simple (généralement une prise quotidienne mais attention aux oublis). Son action est plutôt bénéfique sur les troubles génitaux et/ou dermatologiques de l'adolescente.* » En sous-titre on peut lire : *Efficacité 100 %* et « *La pilule est prescrite par le médecin après examen médical général pour éviter l'apparition de complications. Des contre-indications, notamment cardio-vasculaires, existent en effet.* »

Remarquons qu'il n'y a pas un mot sur les risques que nous verrons bientôt et qui sont pourtant officiels en médecine.

---

15. Depuis le 4 août 1982, la loi française considère que l'âge de **« la majorité sexuelle »** pour les relations hétéro, comme homosexuelles, est **15 ans**. En janvier 2000 le gouvernement français a lancé une campagne sur la contraception, justifiée par le taux d'interruption de grossesse « toujours très élevé ». Pour le docteur J. Waynberg, directeur de l'Institut de sexologie attaché au centre des MST de l'hôpital Saint-Louis à Paris, cette campagne était un « vrai-faux événement : « Dans une société imprégnée de pornographie, il y a une telle gêne et pudeur des parents que la sexualité mise sous tutelle de l'Éducation nationale risque de ne pas marcher. Il faut y associer les parents. »

Pour ces raisons nous avons réalisé et publié en collaboration avec des jeunes et des parents **une méthode destinée au dialogue parents-enfants sur le thème « Santé-Amour-Sexualité »** comprenant différents livres, cassettes, CD Rom, cassette vidéo selon les tranches d'âge des enfants. (Diffusion-Information Logos, 29 Bd du Jeu de Paume 34000 Montpellier – tel : 04 67 60 55 71).

Voilà le discours ambiant scientifiquement, médicalement et sexuellement correct. S'il était la source d'un grand bonheur[16] pour les jeunes, garçons et filles, nul doute qu'il faudrait le proposer partout. Ceux qui pensent ainsi ont considéré que les distributeurs de préservatifs devaient être mis à la disposition des élèves dans les lycées, collèges s'il le faut, et plus récemment que les infirmières scolaires seraient transformées en distributrices pour les petites qui auraient fait quelques imprudences avec leur copain. On n'a pas osé mettre le planning familial dans les établissements scolaires, – c'eût été politiquement mal perçu – mais les mesures prises par une jolie ministre femme qui veut tellement « le bien des enfants » vont dans le même sens. Quant à « l'autorisation parentale » qui aurait dû être présentée sous forme de « soutien parental », elle est légalement supprimée.

Toutes ces mesures, au nom de la « souveraine liberté », destinées à être plus cool avec les jeunes, ne font qu'agrandir le fossé d'incompréhension entre les jeunes et les adultes... On parle de « l'âge ingrat des adolescents », alors qu'il faudrait parler de « l'âge ingrat des adultes » qui ne savent pas comment s'y prendre pour dialoguer avec leurs jeunes (voir note 15, page 106).

Ces décisions des adultes, souvent « adulescents », qui dirigent notre société traduisent le même mode de penser. Une pensée en cohérence avec des concepts scientifiques faux que je résumerai ainsi : « Les médicaments les plus modernes règleront, chez des personnes en bonne santé, les comportements affectifs et leurs dérives, et leur éviteront ainsi à la fois réflexions et responsabilités. » Et l'on n'a jamais eu autant de grossesses d'adolescentes[17] et en même temps d'avortements

---

16. On n'a jamais eu autant de suicides chez les jeunes (chaque année en France on compte 1 500 jeunes suicidés de 15 à 25 ans parmi les 13 000 suicides et 80 000 tentatives dont une sur deux aboutira à une récidive) et jamais autant d'avortements (6 000 par an) chez des adolescentes, et les deux courbes ne font que croître. Le taux des IVG chez les 15-19 ans va de 4,2 pour 1 000 aux Pays-Bas à 45,7 pour 1 000 aux USA. En France, les adolescentes représentent 6,1 % de l'ensemble des IVG pratiquées.

17. Les autorités politiques françaises ont allongé de 10 à 12 semaines le délai légal pour recourir à l'avortement. Pourtant la France a le taux d'avortements (220 000 déclarés par an) le plus élevé d'Europe. Pour le rapporteur, mon collègue le Pr Nisand, « ce nouveau délai augmentera le nombre des avortements décidés pour des raisons d'eugénisme ». Un journaliste rapportait récemment : « Aux USA, on tolère un délai de 24 semaines, soit

en France. A ces concepts, que de plus en plus de femmes considèrent comme suspects pour leur santé physique et mentale, s'opposent les nouveaux concepts écologiques, « sans « *medicine* » au sens anglo-saxon du terme, c'est-à-dire sans médicament ». Ces concepts ont aujourd'hui des bases scientifiques sérieuses.

Il m'est arrivé de consulter pour le Centre régional de Lutte contre le cancer, dans une ville voisine. Le bureau où je consultais était tout proche de celui du planning. J'ai donc pu constater, avec mes collègues, que les jeunes filles, lycéennes comme collégiennes, venaient y chercher « la pilule ». Aucune question ne leur était posée, même leur âge ne leur était pas demandé. On leur donnait une boîte, échantillon des laboratoires pharmaceutiques sur lequel est inscrite la mention : « vente interdite ». Et l'armoire à pharmacie du planning était réapprovisionnée régulièrement pour les jeunes filles, futures pratiquantes consommatrices.

---

6 mois de grossesse. Un fœtus avorté vivant à la 23e semaine de grossesse a du être réanimé pour appliquer la loi. » Quand aurons-nous un consensus mondial sur un sujet aussi sérieux ?

En Angleterre et aux USA les données les plus récentes affirment que « l'avortement provoqué doit être inclus dans la liste des facteurs de risque du cancer du sein. » Une grande méta-analyse américaine reprend tous les travaux (23) menés depuis 1957. Joel Brind et ses collègues de l'Université new-yorkaise de Buruch ont calculé après avoir pris la précaution d'éliminer les facteurs de biais, **qu'un avortement provoqué augmentait de 30 % le risque d'avoir un cancer du sein.** Cette observation est évaluée indépendamment du nombre d'enfants, de la durée de la gestation, de l'intervalle entre l'interruption volontaire de grossesse et la première grossesse. Si l'on applique ces données aux USA où le cancer du sein touche une femme sur 8, contre 1 sur 12 au Royaume-Uni, cela signifie que par année aux 800 000 femmes qui font une IVG pour la première fois, correspondent **24 500 cas excédentaires de cancer du sein.** Pour les auteurs, « l'effet de promotion du cancer du sein associé à l'avortement provoqué résulte de l'augmentation rapide des taux d'estrogène et de progestérone durant le premier trimestre de la grossesse. Un avortement provoqué ne permet pas à ces effets négatifs d'être contrebalancés comme cela se produit au cours d'une grossesse menée à terme. En revanche, les femmes qui ont eu une fausse couche ne sont pas exposées à une élévation du risque de cancer du sein, car cet événement est généralement dû à des taux insuffisants d'hormones. »

Les auteurs concluent « que les praticiens doivent informer les femmes qui entreprennent une démarche d'IVG, du risque potentiel qu'elles encourent au regard du risque de cancer du sein. »

Nous sommes donc en plein problème de société. Dans ce domaine il est impossible de dire quoi que ce soit sans paraître ringard, trop curieux ou même sans être considéré comme dangereux. Qui essaye de remettre en cause les idées reçues est accusé de multiplier le nombre de grossesses adolescentes, donc d'avortements. Et directement responsable de ces crimes chez des jeunes filles qui n'ont jamais souhaité être enceintes et dont les copains ont voulu tout simplement, soyons clairs, « baiser, tirer leur coup... » sans la moindre responsabilité. Quoi de plus banal.

Oui, mais le dire n'est plus banal, c'est interdit. Vous touchez là à un sujet quasiment religieux, sur lequel plane une sorte de censure, de tabou.

Passant dans un lycée, un jeune garçon me posait exactement la question anonyme suivante : « Pourquoi une fille ne se fait pas avorter. Son garçon ou sa fille sera malheureux, elle aussi et son ami aussi ? » C'est ce qui s'appelle le bon sens à l'envers et l'influence nihiliste de la société. On préfère supprimer un gêneur social sous prétexte que son malheur est écrit d'avance, plutôt qu'espérer ou aider à dépasser les difficultés, même si elles sont certaines, d'une jeune fille abusée et abandonnée.

Et une fille de 16 ans me posait anonymement la question suivante : « Pourquoi lorsqu'une fille et un garçon sont amis, ils ont plein de choses à se dire et pourquoi s'ils sortent ensemble, ils n'ont plus rien à se dire ? » J'ai répondu au groupe de jeunes que leur camarade exprimait une réalité de l'amour à cet âge, une différence de maturité... au fond une des réalités de « l'écologie de l'amour ». Ce que la science de l'affectivité et des relations amoureuses entre jeunes nous apprend.

– Chez la femme adulte

Pourtant, la vérité scientifique oblige à dire qu'il y a des contre-indications absolues et relatives à la prescription des œstro-progestatifs, parmi lesquelles : les femmes atteintes de tumeurs malignes du sein et de l'utérus, de tumeurs bénignes du sein, d'obésité, de varices, d'hypertension artérielle, les fumeuses... (voir la très sérieuse *Revue du Praticien* 2000, 50, p. 451-460). Dans cet article destiné aux futurs internes des hôpitaux français, il est écrit : ***« La prise d'œstro-progestatifs augmente de 25 % environ l'incidence du cancer du sein. Ce risque est augmenté lorsque la prise a débuté avant l'âge de 20 ans. »***

Et pourtant le dossier du journal *Impact médecin*, (qui ne pourrait pas vivre sans le soutien des laboratoires pharmaceutiques) sur la contraception orale n° 468 du 5 novembre 1999 affirmait : *« Il n'existe à ce jour aucune preuve définitive d'une augmentation de l'incidence du cancer du sein chez la femme indemne de toute lésion mammaire avant la prise de contraception orale. »* On comprend que les femmes soient désorientées. Où est la vérité ? Remarquons que la célèbre *Revue du Patricien* en vit pas de publicité.

28. Mais tout cela, les femmes ne le savent pas, c'est écrit nulle part ! Comment fonctionne la pilule ?

Il y a sur ce sujet des enjeux économiques et idéologiques, religieux même. Le malheur, si l'on réfléchit aux conséquences actuelles, c'est que l'Église catholique s'est mêlée de ce problème en donnant un avis moral négatif. Ce qui explique que vous ne pouvez pas donner un avis scientifique sur ce sujet sans qu'il soit assimilé à des idées plus ou moins morales, religieuses ou l'inverse. Si vous êtes pour la pilule, vous êtes contre l'avis de l'Église et si vous êtes contre la pilule vous serez taxé bêtement de « papiste » y compris par des gens intelligents. Or il est très important de faire la distinction entre les aspects moraux qui ne sont en pratique pas suivis, et dont tout le monde parle, et les aspects scientifiques qui sont occultés partout. Ces derniers seuls nous intéressent.

Qui sait par exemple parmi les femmes utilisatrices qu'une échographie hépatique devrait être réalisée chez toutes les femmes qui ont consommé la pilule plus de 7 années, à la recherche de tumeur bénigne du foie. Ces tumeurs bénignes (adénome du foie) peuvent se transformer, (heureusement rarement) en cancer (du fait du radical éthynil -CH2 sur le 17e carbone de la molécule que le foie n'aime pas). On comprend les termes de notre collègue le Professeur Lucien Israël dans sa préface du livre du Dr Helen Grant « The bitter Pill, Amère pilule » publié en 1988 et qu'aucun média audiovisuel n'a évidemment présenté puisqu'il n'y avait pas de « sponsor » : « *La manipulation hormonale prolongée des cycles ovariens est nocive et toxique ... S'agissant d'autres domaines de la médecine il est vraisemblable que des produits entraînant de telles conséquences n'auraient jamais reçu l'autorisation de mise sur le marché.* »

Qui sait par exemple, parmi les utilisatrices, comment fonctionne la pilule contraceptive ?

– les menstruations régulières observées avec ce comprimé sont totalement artificielles,

– au niveau des ovaires, il n'y a plus de maturation des follicules,

18. Édition française : OEIL, François-Xavier de Guibert, Paris, 1988.

– l'intérieur de l'utérus s'atrophie pour être impropre à toute nidation,

– le mucus fabriqué par le col de l'utérus se modifie, il devient visqueux et épais, pour rendre la glaire cervicale inapte à l'ascension des spermatozoïdes,

– les trompes perdent leur mobilité,

– la période sans pilule dans le mois est de 7 jours,

– pour les pilules de dernière génération (Mélodia, Minesse) il y a 4 jours sans prises d'hormones, mais on prend quand même un comprimé dit « placebo » c'est-à-dire qui ne contient rien, c'est un faux comprimé. » (Contraception – Méthodes, contre-indications, surveillance – *Revue du Praticien* 2000, 50. p. 451-460).

Qui connaît les effets secondaires dus à la pilule, même si les risques sont rares :

– les thromboses aiguës artérielles ou veineuses qui peuvent s'observer dès le premier mois d'utilisation, complication la plus redoutable des œstro-progestatifs...

– parmi les thromboses artérielles, l'infarctus du myocarde, l'accident vasculaire cérébral, la thrombose de l'artère centrale de la rétine...

– parmi les thromboses veineuses les phlébites des membres inférieurs...

– l'installation progressive d'une hypertension artérielle (hypertension franche chez 3 % des femmes prenant la pilule), de migraines, d'une prise de poids évoluant vers l'obésité, un état de prédiabète...

– l'augmentation des taux sanguins des triglycérides et du cholestérol...

– une stase biliaire latente chez les femmes prédisposées et une augmentation du risque de complications inflammatoires de la vésicule biliaire accélèrant la formation de calculs...

– une augmentation de la formation de tumeur bénigne du foie (adénome ou hyperplasie nodulaire focale du foie) au-delà de 7 ans de prise de la pilule...

Et concernant les risques de cancer du sein, je cite à nouveau ce que disent les spécialistes dans la *Revue du Praticien* d'avril 2000 qui présente ce sujet pour la préparation aux concours de l'Internat : « la prise d'œstro-progestatifs augmente de 25 % environ l'incidence du cancer du sein. Ce risque est augmenté lorsque la prise a débuté avant l'âge de 20 ans. Le risque disparaît 10 ans après l'arrêt de la pilule. *(Cette toute dernière affirmation est gratuite, elle n'a jamais été sérieusement démontrée).* Les œstro-progestatifs séquentiels risquent d'entraîner une hyperplasie endométriale (dans l'utérus) s'ils sont donnés durant une longue période. » Il faut savoir que l'hyperplasie endométriale est capable d'évoluer et de se transformer en cancer du corps de l'utérus[19]. Pour cette raison, on parle pour le cancer du corps de l'utérus, de cancer hormono-dépendant.

Il faut ajouter des découvertes récentes qui en étonneront plus d'un : la contraception estro-progestative *« sur une longue période ferait perdre l'effet bénéfique d'une pratique longue d'un exercice physique »* donc favoriserait un contenu minéral osseux plus faible et la contraception progestative, celle de la « pilule du lendemain » *« montre un effet néfaste sur l'os, d'autant plus important que la durée d'utilisation a été plus longue, mais aussi que le traitement a été débuté chez des jeunes filles plus jeunes, altérant probablement l'acquisition du pic de masse osseuse. »* « Contraception orale et os » : Références en Gynécologie Obstétrique 1999, 6 : 213-217). Nous suggérons à nos collègues une large étude scientifique qui apprécierait le pic de masse osseuse après plusieurs années de consommation hormonale dès l'adolescence.

En Angleterre, le docteur Helen Grant fut une « apôtre » de la pilule. Elle contribua avec enthousiasme aux premiers essais anglais, fascinée comme toutes les femmes de l'époque (années 60-75) par la fantastique libération pour les femmes qu'apportait la mise au point par Pincus dans les années 50 de la pilule et les premiers résultats de ses essais sur des femmes... portoricaines. Les Américains font souvent tester leurs nouveaux médicaments par des hommes ou des femmes de pays ou zones d'influence ou les populations sont en voie de développement.

La large prescription de la pilule, considérée comme sans danger pour la femme, permettait d'envisager enfin pour les femmes la vraie libération ; celle de l'esclavage des grossesses non désirées. L'avortement serait ainsi évité. Ce furent les deux arguments essentiels qui furent diffusés partout. Mais je vous pose la question : l'avortement en France ou autre part sur la planète a-t-il diminué en nombre ? En France on compte toujours au moins 220 000 avortements légaux chaque année depuis 25 ans.

---

19. L'utérus est constitué de deux parties : **le col** qui peut être atteint par le cancer transmis par l'homme, par MST (Maladie Sexuellement Transmissible) et **le corps de l'utérus** qui peut être atteint par un cancer induit par les hormones, en particulier les œstrogènes.

Voyons enfin un sujet essentiel pour la femme moderne : **l'allaitement.** Les différents dossiers scientifiques sur la contraception orale précisent : ***« En cas d'allaitement, la contraception orale est déconseillée en raison du passage, même faible, des stéroïdes dans le lait et de son effet néfaste sur la sécrétion lactée. »***

Les laboratoires qui distribuent la pilule vont dans le même sens que ceux qui font la promotion des laits artificiels, dits maternisés. Curieusement ils n'évoquent même pas les dangers pour le nouveau né d'allergies incompréhensibles, d'infections chroniques en particulier ORL (rhinites, otites, pharyngites à répétition). Le lait maternel reste le meilleur aliment du nouveau né.

29. Professeur Joyeux, vous ne niez donc pas l'apport scientifique et social de la pilule contraceptive ?

Bien sûr que non, je ne le nie pas. Personne ne peut nier, avec la pilule « cette fantastique révolution au service de l'émancipation des femmes ». Mais cette émancipation est loin d'être terminée. Légalisée en France le 23 décembre 1967 par la loi Neuwirth, elle est utilisée par 59 % des jeunes femmes françaises en âge de procréer. Des sociologues considèrent même qu'il s'agit là du progrès social numéro un pour le XXe siècle.

Si l'on veut bien faire lucidement le bilan de ce progrès, il faut reconnaître qu'il ne s'agit que d'un pas en avant vers la totale libération de la femme. Ce n'est pas le dernier, il ne faut pas en rester là. Avec la pilule, les femmes (et peut-être les hommes) ont enfin compris qu'une grossesse peut et doit être désirée et non imposée, voilà l'immense apport de la pilule contraceptive. C'est d'ailleurs le seul argument que répètent les médias à longueur de colonnes et d'interview. Un avantage incontournable et définitif, une conquête sociale rêvée depuis toujours.

Et aucun inconvénient, c'est ce que l'on fait croire : *« La pilule ne fait pas grossir, la pilule évite le cancer, la pilule vous libère, la pilule augmente la libido de la femme en supprimant la peur d'une grossesse non désirée... »* Et elle est tellement « rentrée dans les mœurs », dans les mentalités, que tous ses inconvénients éventuels ne sont rien par rapport à ses bénéfices. On parle du rapport bénéfices/risques qui reste toujours fortement positif.

Cependant, il faut aller plus loin, vous le sentez bien et nous, scientifiques, devons vous aider à avancer vers une totale libération.

Curieusement aujourd'hui dans le monde médical on parle facilement de « risques de grossesse » et de « chances[20] de cancer du sein », comme si la grossesse était une MST, et le cancer du sein un risque à courir qui ne serait pas bien grave, puisque la médecine serait sur le point de le guérir. Or tout cela n'est vrai ni pour le présent, ni pour un proche avenir. Car pour guérir

20. Il s'agit en réalité d'une mauvaise traduction du mot anglais « chance » qui veut dire « probabilité ».

une femme atteinte de cancer du sein, les traitements sont d'autant plus lourds que la femme est jeune.

Cela commence à se savoir, malgré un black-out d'information très ingénieusement organisé, la contraception hormonale n'est pas sans danger. Les laboratoires et les spécialistes reconnaissent : *« Les pilules de première génération étaient un peu fortes, en tout cas mal dosées. Les nouvelles pilules aujourd'hui seraient sans aucun danger. »* Ce discours est vrai pour les premières pilules, elles ont été responsables de nombreuses complications plus ou moins tardives, pas seulement cancéreuses. Il y a eu les complications vasculaires graves, les embolies chez des femmes jeunes responsables de paralysies, de troubles cérébraux mortels qui ont été soigneusement cachés. **Le succès de la pilule aurait été total si la courbe des avortements avait fortement régressé.** Or la pilule a été consommée par 3 millions de femmes en 1980 et 4 millions en 1997, et le chiffre des avortements stagne à au moins 210 000 pour 750 000 naissances. L'enjeu aujourd'hui est de faire chuter le nombre des IVG, avec notamment la pilule du lendemain (une forte dose de progestatifs) qui est distribuée dans les infirmeries des lycées.

Vous commencez à vous poser des questions, à vous inquiéter même et vous avez raison. Vous souhaiteriez vous passer de tous ces comprimés à prendre chaque jour sans réfléchir. De plus les résultats des traitements du cancer du sein apportent la preuve que nous ne progressons pratiquement pas en termes de guérison définitive.

Aussi, est-il devenu licite et même « scientifiquement correct » de se poser des questions au sujet des méfaits des hormones artificielles que l'on cherche à vous faire consommer sous différentes formes à tous les âges de la vie, de la puberté jusqu'à un âge avancé, bien au-delà de la ménopause.

Parmi nos collègues cancérologues, nous avons fait des tests. Plus particulièrement, parmi les médecins prescripteurs, peu nombreux sont ceux qui savent que l'on trouve parmi les « agents cancérogènes pour l'espèce humaine »[21], « les contraceptifs oraux et l'estrogénothérapie de la femme ménopausée ». (Groupe 1 des monographies du Centre international de Recherche sur le Cancer de Lyon).

---

21. « Le rôle du mode de vie et de l'environnement » Dossier Cancer par le Dr Annie J. Sasco dans Asdsp (Actualité et dossier en santé publique) décembre 1998 p. 27-30

Les hormones de la pilule comme celles de la ménopause sont des hormones artificielles. Elles ressemblent chimiquement aux hormones naturelles, mais elles en diffèrent. Elles exercent leur action hormonale d'une façon plus importante que les hormones naturelles, parce qu'elles les remplacent. La pilule met les ovaires au repos et ainsi empêche l'ovulation, c'est son rôle principal.

On comprend le Dr Pierre Simon, apôtre de la contraception, qui connaissait très bien ses avantages sociaux et qui dit textuellement au journaliste Jean Toulat il y a plus de 10 ans : « *Si j'étais femme, sachant ce que je sais de la physiologie, vous me paieriez cher pour me faire avaler la pilule.* »

Mais le marché de la pilule représentait en 1998 en France 8,5 milliards de francs et il croît de 1 % par an. Le premier laboratoire Schering (qui a sponsorisé la BD à distribuer dans les écoles pour augmenter la consommation) vend 11,4 millions de plaquettes sur un total de 60 millions. Viennent ensuite les laboratoires américains Wyeth-Lederlé (qui a sponsorisé la mallette pédagogique du ministère de l'Éducation nationale en octobre 2000) ou Janssen-Cilag. Les pilules les plus récentes ne sont pas remboursées, leur prix sont donc libres, entre 50 et 60 FF la plaquette, contre 21 FF pour celles qui sont remboursées.

30. Qu'appelez-vous « totale libération de la femme » ?

Deux concepts, on pourrait presque dire deux idéologies, s'affrontent aujourd'hui. Elles opposent ceux qui vous disent lutter pour l'émancipation de la femme et croient dur comme fer que la science et les médicaments en particulier, la délivreront des contraintes de sa physiologie ; règles, grossesse, ménopause... Selon ce concept c'est la science seule qui émanciperait la femme.

En face, les écolos de plus en plus craints par ceux, méfiants et obtus, qui disent « la pensée écologique est en train de virer à la pensée unique et d'être contre la science » et « Cela sert les visées de ceux qui luttent contre l'émancipation de la femme ».

Le « concept écologique » a compris les effets délétères des excès de la science, en particulier de la médicalisation des femmes non malades, et fait une démarche scientifique originale qui vise à comprendre la nature humaine et à l'aider à s'émanciper le plus naturellement possible en stimulant ses propres potentiels.

Je pense que ces deux concepts ne sont peut-être pas si opposés. Ils se nourrissent l'un l'autre et ainsi peuvent éclairer l'avenir.

La « totale libération de la femme », c'est le jour où la femme va pouvoir se passer de la pilule contraceptive, parce qu'elle aura compris que dans son corps sont inscrits et lisibles tous les signes de sa fécondité ou de sa non-fécondité. Ce n'est pas pour tout de suite, ni pour demain. L'état actuel des mentalités me fait penser que la perspective est à un bon siècle devant nous, bien que des accélérations soient possibles. Les médias peuvent jouer le rôle de frein, mais des événements inattendus peuvent par la médiatisation apparaître comme grossis à la loupe. Il suffit de voir ce qui s'est passé avec l'affaire des farines animales dans toute l'Europe.

Il faudra d'abord que la femme veuille savoir comment son corps fonctionne et qu'elle se mette à travailler sérieusement ce sujet. Ce désir va venir forcément à partir du moment où elle va prendre conscience de deux phénomènes essentiels.

Première prise de conscience, la pilule est devenue un fantastique moyen qui a libéré toutes les pulsions des hommes qui n'ont plus la moindre retenue vis-à-vis du désir d'union sexuelle avec la femme. Et en plus, il semble aujourd'hui que cela ne leur suffit pas. Les femmes voient les hommes de plus en plus se tourner vers les plaisirs entre hommes ou devenir bisexuels, au gré des circonstances et de leurs besoins sexuels, qu'ils ne sont plus capables de gérer, maîtriser... au nom de la liberté de l'amour. La promotion de la bisexualité enchante aujourd'hui plus les hommes que les femmes. Et de plus en plus de femmes sont poussées à essayer.

Deuxième prise de conscience, la pilule n'est pas sans danger, elle a été un fantastique moyen de libération de la femme, mais elle finit par troubler les comportements féminins : prise de poids de plus en plus insupportable, pilosité du visage souvent gênante parce qu'inesthétique, baisse de la libido, apparition de plus en plus fréquente de tumeurs bénignes et malignes du sein, de kystes des ovaires qui médicalisent les femmes... Au plan psycho-affectif, leur corps féminin n'est-il pas devenu simple objet pour le plaisir des hommes ? Les femmes ayant un peu de recul commencent à se demander si la pilule n'est pas en train de devenir une forme nouvelle d'esclavage.

N'êtes-vous pas quelque peu esclaves d'un comprimé tous les jours qu'il ne faut jamais oublier, esclaves indirectement des hommes qui sont très heureux que vous preniez toutes les responsabilités dans le domaine de la fécondité du couple ? Pas question de partager, puisque vous pouvez tout assumer en ce domaine !

Mais attention de ne pas simplifier aussi en opposant l'esclavage de la médecine à l'esclavage des grossesses non désirées. Au fond, la pilule a libéré la femme de la grossesse mais pas de l'homme. Ainsi la totale libération de la femme est à venir. Elle aura lieu le jour où les hommes parviendront à la fois à comprendre et puis à respecter tous les fonctionnements psycho-affectifs et sexuels féminins. Utopie ou légitime combat ? Un siècle n'y suffira peut-être pas. Heureusement les femmes sont douées d'une grande patience.

Les hommes ne se rendent pas compte que les femmes ne leur font pas confiance en ce domaine si important de la fécondité des couples.

La caricature suivante expliciterait bien l'état actuel des relations homme/femme dans l'inconscient de chacun.

Lui, il pense : « Elle prend sa pilule, c'est formidable, je peux, avec elle « prendre mon pied » tous les jours même plusieurs fois par jour, et pourquoi pas avec une autre si l'occasion se présente ! Dans tous les cas aucun danger d'être père, puisque je ne le veux pas et qu'elle assume. Contraception et si dérapage, avortement, *no problem.* »

Elle, elle se dit de plus en plus : « Ras le bol d'être l'objet de jouissance de monsieur (ou des mecs), il ne prend pas la moindre responsabilité ; du sexe, il en veut tout le temps, l'amour, il ne sait pas en donner, il cherche à faire l'amour, c'est sûr... Et en plus il est souvent éjaculateur précoce ! Je n'ai plus envie, je n'ai plus de plaisir, je fais semblant, suis-je devenue frigide ? Au fond, il est nul... »

Nous sommes à l'orée d'une nouvelle et légitime révolte des femmes. Elles ne supportent plus (à juste raison) le machisme, la sexualité des hommes compulsive, animale, sans affectif, « biologique » me disait l'une d'entre elles. Les femmes comparent aujourd'hui des partenaires successifs. Et elles savent comment calmer les mecs. Dans plus d'un cas sur deux ce sont elles qui demandent le divorce ou la séparation Elles veulent de la douceur, du respect, être aimées par des hommes responsables et conscients, capables d'assumer leur place dans le couple et la famille qu'ensemble ils souhaitent construire, capables de s'adapter, d'être véritablement époux et père pour les enfants, peu nombreux, qu'elles souhaitent. Elles se sont justement émancipées, épanouies dans leur travail, elles ne sont plus dépendantes du salaire du mari, c'est de plus en plus souvent l'inverse. Ce qui ne va pas sans poser de nouveaux problèmes aux hommes. Le « sens du devoir » de leur mère ou surtout grand-mère a été remplacé par « le sens de l'amour ».

Des femmes connaissant bien leur corps et donc leur fonctionnement physique, psychique et affectif, seront plus à même de se faire comprendre des hommes, de leur faire apprendre de nouveaux moyens de séduction du féminin. Se rendant compte qu'elles réclament du cœur avant et bien plus que du sexe pour du sexe, les hommes seront plus aptes à faire attention et s'adapteront aux désirs féminins. Au fond nous vivrons une véritable inversion de tendance. La femme ne sera plus sans cesse à se conformer aux désirs du masculin, c'est l'homme qui cherchera et finira par trouver les moyens de comprendre, aider et charmer celle dont il ne peut se passer...

Je ne crois pas que les hommes prendront des responsabilités contraceptives, même si plusieurs pilules leur ont été proposées sans succès[22] et si timidement certains médias poussent à la

22. Les laboratoires ont compris dès les années 70 que les hommes ne se soumettraient pas facilement à une contraception médicale sous quelque

« vasectomie » qui n'est autre que la stérilisation des hommes par ligature des canaux déférents (ceux qui transportent le sperme des testicules vers la sortie). Il n'est pas impossible que de plus en plus d'hommes acceptent ce type de stérilité définitive (après qu'ils aient assuré leur progéniture), mais les conséquences psychologiques risquent (d'après certains spécialistes) d'être plus grandes chez les hommes, que la ligature des trompes devenue courante aujourd'hui pour les femmes.

Au fond, vous les femmes, avez été très bien conditionnées depuis une cinquantaine d'années et les labos travaillent pour vous. Mais la prochaine étape est en marche. Vous avez envie que les hommes deviennent adultes. Et le plus fort, c'est que vous allez y parvenir.. à nous rendre adultes !

Pour l'instant vous nous mettez à la porte quand nous ne voulons rien comprendre, ou vous partez avec bagages et enfants. Parfois vous commencez à nous faire peur. Quand vous avez été blessées, trompées, vous devenez comme des lionnes. J'ai une grande confiance dans vos capacités à nous faire changer et c'est toute la société qui s'améliorera. Alors n'hésitez pas !

Des perspectives nouvelles considérées comme « top de la Science » apparaissent à l'horizon des prochaines années. Les femmes doivent d'ores et déjà y réfléchir pour que les propositions qui leur seront faites, parfois avec la meilleure foi du

---

forme que ce soit. Ils ont donc peu investis en ce domaine. Il y a eu cependant en particulier en France et au Canada des essais qui ont été réalisés avec des pommades que les hommes (rémunérés) devaient s'appliquer sur le thorax, mais il fallait attendre plusieurs mois pour obtenir un effet contraceptif. De plus ces pommades insuffisamment absorbées par la peau masculine étaient absorbées par la peau de la ou des partenaires féminines, ce qui avait des conséquences fâcheuses sur leur pilosité. A l'époque l'hebdomadaire *Paris Match* avait réalisé un reportage sur ce sujet, présentant la photographie de 4 ou 6 hommes, nus jusqu'au-dessus du pubis et largement poilus et velus. L'objectif était de démontrer que leur virilité n'était pas atteinte...

Il faut remarquer que l'homme est beaucoup plus fragile psychologiquement dans le domaine de la sexualité, car la moindre difficulté psychologique stimule (éjaculation précoce) ou affaiblit (risque d'impuissance) sa sexualité. De plus son désir et sa puissance sexuelle sont faciles à évaluer, immédiatement constatables ; alors que chez la femme la présence du désir peut rester cachée. Combien de femmes ne désillusionnent leur(s) compagnon(s) sur le désir et le plaisir qu'ils leur ont donné... plutôt que d'affronter leur virilité offensée. Et pourtant c'est à la femme qu'il revient d'aider, avec amour, l'homme à passer d'une sexualité physique à une sexualité affective et attentive. Cela fait partie du mystère féminin.

monde, au nom de la science et pour leur confort, soient bien comprises et à partir de là acceptées ou refusées. Elles sont au nombre de deux : la suppression artificielle des règles et la vente des ovules féminins prélevés sur l'ovaire, à des fins de recherche.

Voyons la première perspective, la suppression des règles. Elle est très proche : supprimer les règles ou les réduire au strict minimum. Le 21 juin 2000, le fameux journal allemand, *Die Zeit* n° 26 p. 35, présentait, en une grande page, sous la signature d'Odette Frey « Le nouveau système menstruel pour les femmes » avec pour sous-titre : « 450 hémorragies menstruelles, c'est trop. » Ce chiffre de 450 représente le nombre de menstruations pendant une vie de femme de la puberté à la ménopause. Voici l'argumentaire principal : « La menstruation (les jours sanglants) ne fait plaisir à personne... Aujourd'hui, en prenant des médicaments, certains experts prétendent faire de la menstruation une chose inutile, non naturelle et mauvaise pour la santé. »

Dans les labos américains, plusieurs projets fonctionnent dans ce sens, avec de nouvelles pilules, précurseurs plus ou moins secrets, tels Mirena, le stérilet aux hormones (voir question n° 37) et le petit patch hormonal « Implanon[23] ». Ces médicaments font disparaître les règles chez 1/5e des utilisatrices, ce qui n'est pas suffisant pour Elsimar M. Coutinho, gynécologue de Bahia au Brésil, qui a publié un livre : « Is Menstruation obsolete ? » Pour Coutinho, l'argument principal est évolutionniste : les 450 menstruations que la femme doit subir seraient un phénomène récent. Chez les tribus primitives vivant actuellement au rythme des femmes du passé, les règles sont beaucoup plus rares.

Ainsi les femmes de la tribu Dogon au Mali n'ont à supporter que 100 menstruations dans une vie. Les causes en sont qu'elles sont réglées 4 ans plus tard qu'en Europe et en Amérique, et

---

23. L'Implanon est constitué d'un seul implant au « kétodésogestrel », il est efficace durant 2 ans. Il existe aussi le « Norplant » qui fait l'objet d'un essai clinique en France, efficace pendant 3 ans, commercialisé aux USA, en Grande-Bretagne et en Suède. Il consiste en 6 bâtonnets de silastic libérant du Levonorgestrel qui sont placés sous la peau de la face interne du bras. Sa mise en place est une petite intervention chirurgicale sous anesthésie locale au niveau du coude. C'est la pilule implantée pour plusieurs années, elle sera proposée bientôt dès le collège.

Est en cours d'expérimentation le Capronorest qui sera un implant en bâtonnet unique biodégradable.

qu'elles ont des grossesses plus fréquentes et plus précoces, et un retour de couches plus long. D'un point de vue évolutif, le corps féminin ne serait pas organisé pour la poussée hormonale mensuelle, ainsi conclut l'anthropologue Beverly Strassmann de l'université du Michigan. « *L'hémorragie ne serait pas seulement contraignante, elle constitue en plus un danger à l'origine possible d'anémie, endométriose (greffe de tissu provenant de l'intérieur de l'utérus – l'endomètre – en un site non physiologique), et augmentation des risques de cancer du sein, des ovaires et du corps utérin...*

« *Le risque de cancer est le plus grand. La ponte ovulaire impose une cicatrice ovarienne mensuelle qui induit des multiplications cellulaires de cicatrisation ; l'utérus se refait tous les mois au niveau de la muqueuse utérine... De même les seins sont stimulés par les hormones sexuelles mensuelles.* »

Tous ces arguments sont livrés par des personnes qui sont certainement d'éminents anthropologues ou sociologues mais qui ne possèdent pas les lois de la physiologie cellulaire, du fonctionnement des glandes et hormones sexuelles et de leurs tissus cibles.

Aujourd'hui donc voilà leurs arguments résumés : « *Les utilisatrices de la pilule sont libérées des enfants, mais pas des règles. La pilule empêche la libération de l'ovule féminin, si elle est prise en continu, les organes de reproduction seront ainsi en permanence au repos, ce qui se répercutera sur le risque de cancer, qui diminuerait de 70 % pour le cancer de l'ovaire et de 60 % pour le cancer de l'utérus.* » D'où sortent ces chiffres complètement farfelus et gratuits sinon des on-dit entretenus par des laboratoires et des spécialistes liés à eux !

Dans l'article du *Zeit*, la journaliste cite Sheldon J. Segal : « *L'hémorragie des femmes sous pilule serait moins abondante et correspond à une pseudo-menstruation déclenchée par l'arrêt de la prise d'hormones une semaine par mois.* » Cela est vrai. Et elle ajoute : « *Les promoteurs de la pilule au début supposaient que les femmes trouveraient non naturel un médicament qui supprimerait complètement les règles, c'est pour cette raison qu'ils ont choisi de les maintenir, car l'absence de règles pour une femme était et est encore synonyme de grossesse.* » Le phénomène des règles (en dehors du temps des grossesses et des 40 jours du retour de couches) fait aussi partie de la féminité : pendant 35 années consécutives l'élimination ou flux périodique est synonyme de renouvellement et de préparation d'un nouveau cycle.

Dès 1958, l'une des promotrices de la pilule dans le magazine *New Yorker* disait fort justement « On peut choisir la durée de son cycle ». Et aujourd'hui voilà qu'on désoriente les femmes, évidemment en exagèrant, avec les troubles de la ménopause et la « maladie » des règles : « Chez 260 utilisatrices de la pilule, pendant les règles, 50 % ont des douleurs abdominales, 20 % ont des céphalées et 20 à 40 % ont d'autres douleurs. » D'après deux auteurs femmes du *Lancet*, « les femmes souffrent pour rien. » Pour les femmes scientifiques du Population Council de Mexico : *« Ce qui est un des tabous les plus protégés de la médecine doit enfin être une option pour les femmes qui en ont assez des hémorragies : supprimer les menstruations avec la pilule contraceptive est désormais possible. »* Remarquons que cela était possible dès la découverte de la fabrication industrielle des hormones...

« Le secret est simple, il suffit de remplacer les pilules qui ne contiennent pas d'hormones, celles dites placebo, prises 4 à 6 jours par mois, par une pilule contenant les hormones. Il suffit de prendre la vraie pilule en continu. Cette « tactique » est déjà conseillée par de nombreux médecins depuis longtemps aux sportives, sans que ces prises soient considérées comme dopage[24]. Certains spécialistes cependant émettent des doutes, craignant les risques à long terme : perte de fertilité, dysfonctionnement de la petite glande, l'hypophyse « chef d'orchestre hormonal » à la base du cerveau, risque de thrombose ou de cancer du sein... Peur de la grossesse aussi, puisque la femme pense à une éventuelle grossesse quand « elle ne voit pas ses règles arriver ».

---

23. Certains médecins n'hésitent pas à prescrire une prise hormonale forte (la moitié d'une plaquette de pilules) lorsqu'une sportive doit faire une compétition au moment de la période de règles et ainsi les lui éviter. Ce comportement médical est insensé. Il rappelle ce que faisaient les spécialistes du sport en Allemagne pendant la guerre, puis les pays de l'Est : « Ils voulaient créer « l'homme nouveau », version communiste du « surhomme » hitlérien. ... les « surfemmes » souffrent aujourd'hui de kystes aux ovaires. En outre le traitement aux stéroïdes synthétiques leur vaut une forte pilosité et une voix masculine. ... Manfred Höppner un des responsables du dopage est-allemand avait mis en œuvre dès 1973 le programme dit "d'engraissement aux anabolisants". Les drogues administrées aux athlètes n'avaient pas été testées sur des animaux de laboratoire.... Les sportifs étaient à leur insu des cobayes... Christiane Sommer fut la première nageuse à réussir à l'âge de 15 ans, le 100 m papillon en moins d'une minute. ... On m'avait dit que c'était des vitamines... » *Le Figaro* du 3 mai 2000.

Aux USA, des tests ont déjà été réalisés sur des femmes, plus ou moins volontaires (payées). Les spécialistes sont arrivés à réduire le nombre de menstruations annuelles de 13 à 4 par an, en testant de nouvelles pilules à différentes concentrations : la « Seasonale » (traduisez Saisonnière) est prise 84 jours consécutifs, puis arrêtée une semaine pour obtenir la menstruation du trimestre. Tous les tests seraient positifs.

Un essai phase III (grande échelle) va commencer à l'Eastern Virginia Medical School, chez Gary Hodgen. Trois bio-statisticiens américains dont Malcolm Pike de l'USCLA (à Los Angeles) ont fondé la Firme « Balance Pharmaceutical Santa Monica ». Avec un traitement anti-hormonal, ils interviennent au niveau supérieur au-dessus de l'hypophyse en prescrivant les analogues de la GnRH. Ces analogues stoppent la stimulation des hormones stimulines hypophysaires (FSH et LH), lesquelles sont normalement chargées de stimuler la formation par les ovaires des œstrogènes et de la progestérone. Ils obtiennent ainsi des effets préménopausiques puisque les analogues de la GnRH empêchent l'action de la GnRH (voir le mode d'action détaillé question n° 18). Ils bloquent ainsi le fonctionnement ovarien et avertissent déjà que pour éviter un vieillissement prématuré, les femmes devront prendre des compléments hormonaux dérivés des hormones sexuelles, sous forme de THS adapté à leur âge. La crainte de ces scientifiques est que ces prises d'hormones soient difficilement acceptées par les femmes qui les considéreront comme « non naturelles ».

Les promoteurs américains percoivent déjà à juste raison la **« conscience écologique des femmes »**. En effet, elles auront de grandes difficultés à accepter de telles manipulations hormonales, quand elles ne les acceptent ni pour les animaux ni pour les sportifs.

La deuxième perspective que vous devez connaître concerne les conceptions artificielles et leurs dérives. Il faut en effet en parler au pluriel, tant sont nombreuses les possibilités actuelles de la science en ce domaine. Les travaux en cours concernant le clonage thérapeutique n'hésitent pas à faire espérer le stockage de fragments de tissus ou d'organes de remplacement en cas de maladie. L'exploitation scientifique de la femme, ou du moins de ses capacités, est liée à ses ovules, cellules dites « ovocytes ». L'ovocyte est la seule cellule contenant les réserves et l'architecture indispensables au début du développement de tout tissu humain. En enlevant son noyau (contenant n chromosomes) à un ovocyte de femme et en le remplaçant par le noyau de toute cellule humaine à 2n chromosomes on pourrait obtenir un nouvel être humain génétiquement et cellulairement identique au donneur de ce noyau. Et les chercheurs nous disent qu'ils n'amèneront pas cet être humain (« en pied ») à maturité, mais qu'ils le garderont en réserve (à moins X degrés de congélation) pour l'utiliser en cas de nécessité pour le traitement de telle ou telle maladie du donneur. Une semblable industrie risque de voir se développer la vente d'ovocytes par des femmes en besoin financier, et elles y seront d'autant plus « invitées » qu'elles ont dans chaque ovaire un excédent de 500 ovocytes en réserve.

Nous n'avons pas encore entendu de scientifiques proclamer que cet excès ovocytaire serait destiné à la Science. Mais en sommes-nous loin ? Contrairement aux spermatozoïdes, les ovocytes résistent très mal à la congélation, d'où les difficultés de les garder « *in vitro* » en stock et donc la nécessité de les utiliser presque immédiatement après leur prélèvement chez la femme qui acceptera d'en faire le don...

Nous sommes en plein délire, pensent les uns, ou à l'orée de fantastiques possibilités d'augmenter notre espérance de vie au-delà du petit siècle que chacun est en droit d'attendre dès sa conception, affirment les autres. Des spécialistes de l'éthique en Australie (Peter Singer), en Grande-Bretagne (Engelhart) et aux USA proposent que chaque individu humain puisse disposer de soi comme bon lui semble et vendre telle ou telle partie de lui(elle)-même selon ses besoins ou sa façon de penser. Et selon les lois de l'offre et de la demande. Heureusement les lois françaises l'interdisent ; les dons de sang, d'organes restent anonymes et gratuits. Les lois et les pratiques internationales risquent d'ébranler le bel édifice éthique mis en place chez nous. Les femmes doivent rester vigilantes face à des scientifiques qui oublient trop souvent les différences entre l'individu humain et les individus animaux ou végétaux.

Ce qui demandera un siècle, après la double prise de conscience des femmes (et des hommes) que nous avons évoquée, c'est l'enseignement des hommes par les femmes. Elles leur apprendront à être génitalement et sexuellement responsables de leurs actes, de leurs pulsions et à ne pas considérer les femmes comme des objets ou à la limite des esclaves sexuelles. Bien des femmes blessées d'aujourd'hui ont acquis des réflexes très agressifs contre les hommes.

L'éloge permanent de la toute-puissance du désir n'a pas les mêmes conséquences chez les hommes et chez les femmes.

Voyons les excès de la fin du XXe siècle

Pour les hommes, à l'extrême ceux qui adopteraient les concepts du marquis de Sade[25] au XVIIIe siècle, feraient l'éloge du crime au nom du plaisir. L'histoire du Marquis explique ses écrits et comportements qu'il cherche à généraliser dans une dynamique – probablement inconsciente – de déculpabilisation personnelle (si tout le monde fait comme moi, ce que je fais entre dans la norme). Et bien des crimes sexuels aujourd'hui s'expliquent parfaitement avec la pédophilie, l'inceste et le viol, qui restent les 3 délits ou monstruosités que la société réprouve à 100 %. Bien que certains se posent curieusement des questions sur l'inceste !

Pour les femmes, Virginie Despentes en l'an 2000, dans son film au titre racoleur « Baise-moi » « dominé par une esthétique du porno » selon Pascal Bruckner, montre que « le viol est le déclencheur objectif à partir duquel la machine s'emballe, et la violence fonctionne en circuit fermé, elle se nourrit d'elle-même. » Mais il n'est pas sûr que le spectateur puisse faire la finesse d'analyse des spécialistes (« l'odyssée du corps » selon le directeur littéraire des éditions Grasset) et n'en reste pas aux premiers impacts du voyeurisme. Sans vouloir défendre à tout prix la décision du Conseil d'État, qui a interdit la diffusion grand public de ce film, remarquons la base de la décision de censure : « film composé pour l'essentiel d'une succession de scènes de grande violence et de scènes de sexe non simulées, sans que les autres séquences traduisent l'intention, affichée par les réalisatrices, de dénoncer la violence faite aux femmes par la société... »

De même dans son roman Le Boucher, Alina Reyes (Éd. Seuil, 1988) livre ses fantasmes les plus obscurs et traduit son obsession sexuelle en une tyrannie de plaisir, conséquences de blessures d'enfance et d'adolescence à peine voilées. « Au monde, restait mon sexe... le seul endroit où mon âme s'était réfugiée, concentrée, le seul où j'existais... ».

---

25. La fureur dialectique du marquis de Sade a aussi son influence, comme l'explique D. de Rougemont : « Le meurtre seul peut rétablir la liberté, mais le meurtre de ce qu'on aime, puisque c'est cela qui nous enchaîne. On ne tue bien que son amour, parce que lui seul est souverain. Le crime d'amour impur sauvera la pureté ».

« La nature n'a créé les hommes que pour qu'ils s'amusent de tout sur la terre... Tant pis pour les victimes, il en faut. » Marquis de Sade, 1740-1814.

La masculinité est assimilée à de la chair fraîche à consommer au gré des pulsions. Libération ou esclavage ?

Récemment un grand magazine féminin grand public titrait : « Sexualité féminine – Demain la pilule du plaisir ? » avec en arrière-fond du titre le mot « SCIENCE ». Les laboratoires pharmaceutiques vont-ils résoudre les problèmes de libido, d'orgasmes ratés, de dyspareunie, de frigidité... ? Le Viagra des hommes les a comblés, voici venir les « viagra pour femmes » : Vasomax et Vasofem. On parle déjà de « rapports sexuels médicalement assistés (RSMA) ». Ce papier reconnaît *« Les pilules contraceptives fortement dosées en hormones progestatives privent parfois le vagin de ses sécrétions et provoquent une insuffisance de lubrification. »* et *« Certaines MST (mycoses, infections bactériennes, virus de l'herpès génital) rendent les rapports douloureux donc désagréables. »* Mais personne n'ose dire que les stéroïdes des contraceptifs oraux sont des immunosuppresseurs qui favorisent ainsi les infections de toute sorte.

Alors la véritable libération, émancipation de la femme, est à venir, les femmes commencent à y réfléchir. J'ai une grande confiance dans leur intelligence, leur intuition, leurs capacités à se battre pour leurs droits et leur santé. La libération acquise par la force aura été utile, malgré des excès qui étaient la contrepartie des outrances du passé. Attention aussi aux excès inverses. Selon le Britannique John Archer (cité par Guy Baret dans *Le Figaro* du 26 décembre 2000) au terme d'une étude portant sur 34 000 personnes des 2 sexes, les femmes frapperaient plus souvent leur mari que le contraire. Et l'on apprend que John Wayne, symbole de la virilité triomphante, était frappé par sa femme comme Humphrey Bogart et Abraham Lincoln. Dans 50 % des cas ce sont les femmes qui agressent les premières.

Vous voyez, la fantastique perspective et tout le chemin à parcourir. Les femmes surtout y contribueront, en particulier les femmes médecins, lorsqu'elles auront enfin compris que l'on peut rester libre, jeune, belle et épanouie longtemps, très longtemps sans passer par des médicaments puissants et potentiellement dangereux... Sans être l'esclave de laboratoires pharmaceutiques, fussent-ils les mieux intentionnés.

La dé-médicalisation de la femme n'est pas pour demain, mais elle s'inscrit déjà dans son à-venir. Certaines femmes médecins l'ont déjà compris, le vivent et le transmettent.

31. Le cancer du sein n'est donc pas inéluctable, il a ses propres causes. Pouvez-vous les résumer et en tirer les conséquences.

Évidemment le cancer du sein comme beaucoup d'autres cancers est évitable. Mais il faut en connaître toutes les causes. Personne n'est destiné à avoir le cancer. Nous ne sommes pas faits pour être malade, mais pour être en bonne santé au sens de l'OMS. Santé globale de tout l'être.

Le bonheur est inscrit dans l'être féminin et dans le masculin depuis ses origines, c'est de l'archi-humanisme, inscrit dans les « archétypes invisibles » de l'humanité, dirait Jung. Aujourd'hui, en ces domaines si importants des relations amoureuses et sexuelles entre hommes et femmes, l'humanité n'est-elle pas en train de sortir de la petite enfance ?

Ce sont les inépuisables capacités de l'intelligence et du cœur humain, féminin et masculin, qui feront avancer l'humanité vers plus de santé, plus de bonheur, plus de joie de vivre, plus d'originalité pour chacun et pour les sociétés, où qu'elles soient situées dans l'univers. Je reste très optimiste. Le cancer n'est pas inéluctable, pas plus que tel ou tel comportement pervers de pédophile, violeur ou incestueux. Faisons confiance aux formidables complémentarités d'intelligence et de cœur de la femme et de l'homme. Elles sont inscrites dans le temps.

Les causes du cancer sont souvent inscrites, en nous rarement, plus souvent dans notre environnement : ce que nous consommons, ce que nous respirons... Bref, dans certains comportements.

Résumons les causes du cancer du sein

1/ Les causes génétiques d'abord. Pour 100 femmes atteintes de cancer du sein, 5 à 8 sont porteuses d'un des 2 gènes du cancer du sein : le BRCA1 ou le BRCA 2 (BR signifie BREAST = Sein et CA, CANCER). On ne sait pas encore quels sont les facteurs qui favorisent l'expression du gène 1 ou 2.

Il y a certainement tous les autres facteurs en cause dans le cancer du sein : les excès alimentaires, le surpoids, les hormones et certains traitements à activité indirectement hormonale, la sédentarité, c'est-à-dire l'insuffisance d'activité physique, sportive, le stress... On parle d'épigénétique et de gènes de prédisposition qui ne s'exprimeraient que dans certaines circonstances ou sous l'effet de tel ou tel facteur environnant.

Après les causes génétiques, il reste à connaître les causes du cancer du sein chez les 92 à 95 autres femmes qui n'ont pas dans leurs gènes un des 2 gènes du cancer du sein.

Ceux qui ne veulent pas reconnaître les causes directement hormonales se tournent vers le ou les chocs émotionnels qui sont présents dans toute vie de femme.

2/ Les psychologues des centres anticancéreux parviennent toujours à trouver le choc affectif fondateur ou soi-disant « initiateur », le conflit psycho-affectif avec la mère (qui n'en a pas !) ou la rupture affective, la perte du père, du mari ou compagnon, de l'enfant unique... Tout cela pour l'instant n'est pas très sérieux et constitue un merveilleux dérivatif pour ne pas accuser les hormones, et considérer que les causes du cancer se situent alors dans des conflits familiaux ou de son moi avec son soi...

On parle donc de plus en plus de causes psycho-affectives. Mais il n'y a aujourd'hui aucune preuve formelle de l'influence cancérogène directe des stress aigus ou chroniques subis par une femme.

Mais aux causes psycho-affectives il faut ajouter le stress et tous les produits anti-stress à activité indirectement hormonale dits « hyperprolactinémiants » que nous consommons sans le savoir.

3/ Les causes hormonales sont les plus certaines. Ce sont surtout les plus connues et paradoxalement les plus dissimulées, parce qu'elles touchent à des intérêts économiques et idéologiques qu'il faut expliquer.

– les intérêts économiques en France sont représentés en ce début de 3e millénaire par 40 marques différentes de pilules plus ou moins dosées en hormones et par 2 stérilets aux hormones et 7 au cuivre. Tous ces produits sont utilisés par « près de 2/3 des femmes en France ». Le marché est considérable. Quant au THS, il est chez nous ciblé vers 15 millions de femmes. Et de nombreux médecins, gynécologues et maintenant généralistes se battent pour que les femmes consomment régulièrement et longuement, au moins 7 ans, leur comprimé « jeunesse » chaque jour. Selon des publications datant de 1993, qui sont reprises sous diverses formes auprès des femmes et des médecins, le

THS devrait être poursuivi au moins 10 ans pour éviter l'ostéoporose, « car la perte osseuse reprend dès l'arrêt du traitement ». Où sont les preuves ?

Se surajoute la possibilité de faire consommer aux femmes de plus en plus nombreuses qui ont peur du cancer du sein, ou qui ont des risques de cancer du sein, un comprimé anti-hormonal, anti-estrogénique, comme cela a été tenté (car les anti-estrogènes diminueraient l'action des facteurs de croissance), puis stoppé[26].

Notre collègue T. Maudelonde a proposé une définition pour l'anti-estrogène « pur » qui bloquerait tous les effets estrogéniques quel que soit le tissu. Mais il fait justement remarquer que les récepteurs d'estrogènes sont présents dans la quasi-totalité des tissus bien que la proportion des formes alpha et bêta varie. De nombreuses nouvelles molécules sont en cours d'expérimentation dans les laboratoires et certaines sont déjà testées chez les femmes avec des précautions dites légalement « éthiques », où les intérêts scientifiques se mêlent plus aux intérêts économiques qu'aux intérêts réels des femmes. L'EM-652 serait un anti-estrogène pur sur le sein, avec une très grande affinité pour le récepteur d'estrogène, supérieure à celle de l'estradiol.

De nouvelles voies d'administration sont en cours de développement. L'estradiol par voie nasale, dont une dose par voie nasale (300 à 400 microgrammes par jour) aurait le même effet pour réduire les bouffées de chaleur que deux doses d'estradiol prises en comprimés. De même un dérivé de l'anti-estrogène le plus classique, délivré en pommade, aurait une action prioritaire sur le sein et des effets moindres sur l'utérus et le système veineux, évitant ainsi les risques de cancer du corps utérin, de thrombose veineuse et d'embolie secondaire.

– les intérêts idéologiques sont plus subtils à expliquer et à saisir. La philosophie moderne consiste à faire une confiance

---

26. Ce traitement qui était prescrit à titre préventif, était responsable, après 2 à 3 ans de prises, d'anomalies utérines, risquant de se transformer en cancer de l'utérus. Le médicament potentiellement préventif du cancer du sein, risquait en voulant l'éviter, d'en créer un autre dans un autre organe : l'utérus. Même chez les femmes atteintes de cancer du sein, les anti-estrogènes ne doivent pas être prescrits plus de 5 ans, si l'utérus est en place. On sait que 25 % des femmes prenant ce traitement à titre préventif ont dû l'arrêter pour des raisons très variables : risques d'embolie pulmonaire multipliés par 3, apparition d'anomalies utérines risquant de se transformer en cancer...

aveugle dans la science, à considérer que tous les maux ou tout ce qui peut être un tant soi peu pénible peut être résolu par un médicament spécifique ou quelques gouttes d'un élixir adapté. Et si en plus, on peut faire prendre en charge le traitement par la Sécurité sociale ou par une bonne mutuelle, bref par l'organisation sociale, alors pourquoi se priver ! La santé et le confort »gratis« ! Remarquons qu'il n'y a pas en ce domaine de clivage politique droite-gauche, bien que la gauche ne cherche pas à aider « le grand capital ». C'est en réalité ce qu'elle fait en acceptant que des laboratoires pharmaceutiques sponsorisent des campagnes d'information dans les lycées et collèges.

Le clivage se situe surtout entre les « écolos babacool » encore trop peu scientifiques qui ne veulent pas toucher à la nature et les autres, qui considèrent qu'il faut dompter la nature. Et pour cela tous les moyens sont bons. En réalité le courant écologique[27] est aujourd'hui présent sur la planète entière et ne fera que croître. L'environnement reste la première préoccupation, des trous de la couche d'ozone à la pollution des rivières des mers, des excès des OGM et des AGM (Aliments génétiquement modifiés)...

On parle heureusement de plus en plus de santé de l'humain. Le dernier servi sera l'humain, non pas un HGM (Humain Génétiquement Modifié), mais un HEI : Humain Écologiquement Intégré. Il nous faudra du temps, car il est plus facile de se battre contre les pollutions de l'atmosphère que de changer ses propres habitudes, même quand on les sait plus ou moins nocives.

En amont ou en aval de ces intérêts, il y a les risques santé pour les femmes. Et ce sont ceux-là qui vous importent. Vous avez besoin de savoir, si oui ou non, les hormones qu'on vous propose sans cesse risquent d'être à l'origine de cancer. Ma réponse est malheureusement positive pour le cancer du sein, puisqu'il est démontré aujourd'hui que la pilule augmente le risque d'environ 25 % et ce d'autant plus qu'elle est consommée avant 20 ans. L'addition d'hormones à la ménopause ne peut qu'aggraver le risque. Je rappelle les pourcentages d'augmentation : *20 % chez des femmes suivant depuis moins de 4 ans un traitement par œstrogène comparé à celles qui ne sont*

27. Ce courant se retrouve même au niveau économique avec les ISR (Investissements Socialement Responsables) qui sélectionnent les « actions éthiques » où prédominent deux critères, le social « people and health » et l'environnement « planet ».

pas traitées. Et ce chiffre passe à 40 % chez celles qui suivent un traitement œstrogène-progestérone (le plus utilisé en France). D'autre part chez les patientes nouvelles soumises à un traitement, le risque de cancer du sein s'accroît de 1 % pour chaque année d'utilisation avec l'estrogène seul et de 8 % avec le traitement combiné.

C'est ce que montrent la plupart des statistiques américaines. Remarquons qu'aucune étude n'a rapporté à ce jour l'addition des effets de la pilule à ceux du THS sur les risques de cancer du sein. Cela pourrait devenir urgent. Mais ne vous imaginez pas qu'une telle étude risque de venir. Trop dangereux de savoir.

Parmi les causes des cancers du sein il y a aussi le tabagisme, les mauvaises habitudes alimentaires... Nous les verrons plus loin (p. 161, question 39).

32. Et les cancers de l'utérus, (col et corps utérin) ?

Trop de femmes ne savent pas le minimum nécessaire pour comprendre leur anatomie et leur physiologie. Une telle connaissance, si elle était bien diffusée, permettrait à chaque femme de mieux gérer elle-même sa fécondité sans le recours à des médicaments puissants et potentiellement dangereux à la longue pour sa santé. Cette connaissance serait aussi utile à la prévention autant des infections génitales aiguës ou chroniques que du cancer du col utérin.

L'anatomie de l'utérus distingue trois parties, l'une le col qui est au fond du vagin, c'est l'exocol ; l'autre le corps de l'utérus ; entre les deux il y a l'endocol. Le corps de l'utérus est appelé matrice ou myomètre, il contient l'enfant en cours de gestation. Lors d'un rapport sexuel, l'exocol est au contact de l'extrémité du sexe masculin, le gland. Lorsque, 4 à 6 jours par mois, l'orifice de l'exocol est ouvert, (donc non obstrué par « le bouchon muqueux ») la femme est féconde. Lors de la relation amoureuse, l'éjaculation du sperme inonde l'exocol et l'ouverture du col permet aux spermatozoïdes les plus rapides de monter dans le corps utérin jusque dans l'une ou l'autre trompe à la rencontre de l'ovule. En période de fécondité l'endocol, sous l'influence des hormones, fabrique une sorte de glaire (filante et transparente) qui nourrit ou entretient en vie les spermatozoïdes (s'ils viennent) et joue le rôle d'échelle (ou d'escalier roulant) pour les aider à monter vers la rencontre avec l'ovule.

Le cancer du col de l'utérus est une MST (Maladie Sexuellement Transmissible). Il est transmis par un virus, le papilloma virus présent sur le sexe masculin, attrapé lors d'une relation sexuelle, et risque d'être transmis ainsi de femme en femme. Les données épidémiologiques sont parfaitement connues : voir la note 3 page 30 de notre livre « Prévenir les cancers du sein ».

Le cancer du col transmis par ce virus est un cancer de l'exocol (partie du col présente dans le vagin). Il n'est pas hormonodépendant, bien que les études épidémiologiques aient observé une augmentation du risque de ce cancer chez les femmes prenant la pilule et intoxiquées par le tabac[28]. Pour cette raison,

28. Le tabagisme, au moins par son action antivitamine C, diminue l'immunité, les hormones stéroïdes (présentes dans la pilule) la diminuent aussi.

on ne doit pas prescrire la pilule à une fille ou une femme qui fume.

Le col a donc une deuxième partie, l'endocol, jonction entre l'exocol et le corps de l'utérus. C'est l'endocol qui est sous la dépendance des hormones. Et le cancer qui peut se développer au niveau de l'endocol est, lui, hormono-dépendant, en particulier des estrogènes.

Il faut donc ajouter au cancer hormono-dépendant qu'est le cancer du sein, l'augmentation du risque de cancer du col utérin de type « adénocarcinome » et ceux du corps utérin, de même type, que nous savons aussi hormono-dépendant. Ces types de cancer sont en augmentation, représentant 9 à 17 % des cancers du col utérin. Avec des cellules spéciales, dites cellules claires, qui doivent faire rechercher un traitement maternel par le distilbène[29] (DES) ou ses dérivés pendant le premier trimestre d'une

---

Il est possible que tabac+pilule soient à l'origine d'une immuno-déficience locale qui favorise les actions délétères du papilloma virus.

29. Le di-ethyl-stilbestrol (distilbène ou DES), hormone stéroïde à action estrogénique est prescrite dès les années 1949-1950 dans un grand nombre d'indications médicales aux USA puis en Europe. Il s'agit d'aider les femmes à maintenir leur grossesse. Lorsque le produit est administré à des doses plus importantes pendant la grossesse, on peut obtenir un effet abortif et à faible dose chez la femme autour de la ménopause, on voit régresser les troubles classiques de cette phase de la vie féminine, en particulier les bouffées de chaleur.

Le ***distilbène*** était donc un médicament puissant à activité estrogénique utilisé progressivement dès les années 1946 aux États-Unis dans tous les cas d'insuffisance en estrogènes. À l'époque, seuls des signes cliniques permettaient de suspecter l'insuffisance hormonale. Les dosages hormonaux dans le sang n'étaient pas encore mis au point. Ainsi toutes les femmes qui avaient des troubles au début de leur grossesse recevaient ce médicament. Aux USA, on estime que près de 6 millions de femmes ont été traitées, jusqu'en 1971, date à laquelle on découvrit que ce médicament était très dangereux, car responsable de cancer des voies génitales chez les enfants (entre 11 et 22 ans) des mères ayant reçu le distilbène pendant le premier trimestre de la grossesse. Le Professeur Herbst révélait 7 cas de cancer du vagin – variété de cancer extrêmement rare – chez des jeunes filles dont les mères avaient reçu du distilbène pendant les 3 premiers mois de la grossesse. Les mères avaient participé en 1951-1952 à Chicago à un essai thérapeutique contrôlé dont le but était d'évaluer l'efficacité du DES au cours de la grossesse. Herbst a donc pu comparer le devenir des grossesses des filles dont les mères avaient absorbé du *Distilbène* et les filles dont les mères (randomisées, c'est-à-dire tirées au sort) avaient reçu du placebo (faux médicament qui ne contient aucune substance médicamenteuse). La Food and Drug Administration a déclaré, dès la publication de

grossesse précédente. D'autres produits hormonaux doivent être en cause, mais ne sont pas pour l'instant signalés.

Soulignons ce qui est scientifiquement reconnu aujourd'hui : « le DES entraîne des effets semblables dans les modèles animaux, en particulier murins : souris mâles ou femelles exposées avant leur naissance. » On peut donc se poser des questions sur les feux verts qui ont été donnés par les autorités sanitaires pour l'utilisation de ce médicament aujourd'hui considéré comme un poison aux USA depuis 1971 et en France seulement en 1977...

Le scandale du distilbène n'a pas fini de faire couler de l'encre. Il interroge encore femmes et hommes atteints par les conséquences négatives pour leur santé de l'utilisation du distilbène (DES) par leur propre mère, lorsqu'ils étaient dans le premier trimestre de leur vie intra-utérine. Il met mal à l'aise aussi les laboratoires spécialisés dans la fabrication, la mise sur le marché des hormones semblables au distilbène, et les prescripteurs qui risquent d'être mis en cause.

En France, 200 000 à 300 000 femmes ont été traitées surtout entre 1960 et 1977 (7 ans de plus qu'aux USA). La dose moyenne reçue pendant la grossesse était proche de 10 grammes. Il y eut plus de 200 000 grossesses et en tenant compte de 20 % de fausses couches, 80 000 filles, aujourd'hui en âge de procréer, et 80 000 garçons aujourd'hui adultes.

Chez les filles, on a détecté des anomalies bénignes : adénose vaginale, endométriose, malformations utérines (utérus bicorne

---

Herbst, le produit contre-indiqué pendant la grossesse, tandis que les experts français attendront encore 6 ans.

Pour le docteur Anne Cabau, gynécologue, auteur de la première étude en France sur le sujet en 1983, « l'affaire du distilbène est à plusieurs facettes... Tout le dossier continue à baigner dans la culpabilité et le silence... culpabilité d'abord des médecins... et puis plus compliqué, il y a la culpabilité des mères. Certaines d'entre elles ont l'impression d'être responsables des problèmes de leurs enfants. Personne n'en parle. Dans les facultés de médecine, il n'y a aucune mention faite sur ce médicament. J'ai même rencontré des médecins en voie de spécialisation en gynécologie qui ignoraient jusqu'au nom du distilbène. Cette absence de sensibilisation à une époque où les grossesses de ces femmes vont se multiplier, peut devenir dramatique. » Pour le docteur J.C. Pons spécialiste du sujet (il a publié l'enquête du Collège national des gynécologues et obstétriciens français dans le *J. Gynecol. Obstet. Biol.* Reprod. 1988, 17, 307-316), « c'est un problème de santé publique qui se posera jusqu'en 2010, époque limite de procréation de cette génération de femmes. » *Libération* du 29/02/1988.

ou hypoplasique ou en forme de T), et cancer du vagin... Chez ces filles devenues adultes, on note en cas de grossesse, 15 % de grossesses extra-utérines, 42 % d'avortements spontanés, et 13,3 % de prématurité chez les enfants au lieu de 6 % dans la population non traitée. Ainsi la naissance d'un enfant vivant survenait seulement dans 41 % des cas de grossesses chez les femmes ayant reçu par voie transplacentaire le distilbène consommé par leur mère.

Ajoutons pour tout dire que dans le *Lancet* du 3 août 1996 (p. 331) il est nettement précisé que chez les mères, utilisatrices du DES on a observé en plus un risque accru de cancer du sein (risque relatif de 1,35). Les observations des Canadiens Caitlin Huckel et collaborateurs montrent que « les femmes exposées pendant leur vie intra-utérine au DES ont été vues pour cancer du sein, alors qu'elles n'avaient aucune histoire familiale ou d'autres facteurs de risque pouvant expliquer l'apparition de la tumeur à un si jeune âge : 28 et 34 ans ». « Il n'est pas impossible que le DES agisse chez les filles qui ont reçu le DES pendant leur vie intra-utérine, comme un starter sur une mutation génétique prédisposante, surtout si les mères ont elles aussi un cancer du sein. » On parle de gènes de prédisposition.

Chez les garçons, ce sont surtout une baisse de la fertilité[30], des hypospadias (l'orifice de sortie urinaire du pénis est situé sous le gland et non à l'extrémité du gland), des cryptorchidies (un des testicules ne descend pas normalement dans la bourse et

30. Une étude finlandaise du 4 janvier 1997 publiée dans le *British Medical Journal* fait état d'une baisse importante de la fertilité masculine entre 1981 et 1991. En 1981, 56 % des hommes avaient une spermatogenèse normale attestée au microscope ; en 1991 le chiffre tombe à seulement 26 %. De plus le taux d'hommes frappés d'un arrêt partiel de la lignée des spermatozoïdes est passé dans cette période de 31 % à 48 % ; de même l'arrêt total de la spermatogenèse est passé de 8 % des cas à 20 %... Ce déclin ne s'expliquerait pas par l'usage accru du tabac, de l'alcool ou de médicaments pris par le patient.

La pollution industrielle des rivières provoque une mutation sexuelle chez les poissons qui de mâles deviennent femelles. Dans l'estuaire de la Tyne les poissons mâles présentent à 94 % des signes de féminisation tels que malformations des testicules et niveaux significatifs d'une protéine exclusivement féminine indiquant au mieux que les poissons fabriquent moins de sperme, au pire qu'ils sont entrain de produire des œufs... Des études précédentes avaient montré un processus similaire chez les truites en captivité.

peut devenir cancéreux vers l'âge de 20 à 25 ans) mais aussi des cancers génito-urinaires à l'âge jeune[31].

Évidemment le distilbène est interdit[32] désormais dans toutes les indications où il a été essayé, y compris dans le traitement du cancer de la prostate. En 1967 aux USA, une large étude des Veterans Hospitals rapportait une augmentation significative des morts par embolie ou infarctus du myocarde chez les patients atteints de ce cancer, recevant 3 à 5 mg de DES, comparés aux patients ayant subi la castration chirurgicale.

Dans cette indication, il s'agissait de combattre l'effet cancérigène promoteur du cancer prostatique par la testostérone en le freinant ou l'inhibant par l'apport d'une substance à action inverse, estrogénique. Le distilbène était responsable chez ces hommes de l'apparition de gynécomastie bilatérale, c'est-à-dire du développement des glandes mammaires chez l'homme. Cette gynécomastie bilatérale était non seulement inesthétique, mais en outre dangereuse car capable de se transformer d'un côté ou de l'autre en cancer du sein chez l'homme recevant le médicament.

---

31. Chez les jeunes gens on a suspecté l'augmentation du nombre de cancers du testicule qui seraient dus à l'utilisation industrielle (peinture des véhicules neufs, d'avions, des charpentes métalliques, de bâtiments, teinture, vernissage, ménage, entretien...) des dérivés de l'éthylène glycol (série E, la plus dangereuse). Les risques de malformations fœtales seraient multipliés par 1 000 ou plus... Les éthers de glycol ont été utilisés jusqu'en 1994.

32. Aux États-Unis, en Hollande, les femmes ayant reçu le distilbène se sont regroupées, faisant un énorme travail d'information et de suivi. En France Diane Hervouet, âgée de 44 ans en 1988, a fondé « Actions DES-France, 25 rue Croix de Bois, 45000 Orléans – Minitel, code Marjo. « C'est en 1983 à la suite d'un article dans *Le Monde* qui parlait de gigantesque erreur médicale que j'ai commencé à comprendre et découvrir peu à peu les malformations de chacun de mes enfants : une fille a une adénose vaginale (anomalie de la muqueuse vaginale), une fille a une endométriose (prolifération de la muqueuse utérine en position anormale), une autre est née sans vagin et le seul garçon a une anomalie du canal urinaire. J'avais fait 3 fausses couches et à partir de 1966 on m'a prescrit du distilbène. » *Libération* du lundi 29 février 1988

33. Mais quand on parle des œstro-progestatifs, cela veut bien dire qu'il y a dans la pilule deux hormones. Pourquoi deux et pas une seule ?

Au tout début la pilule ne contenait qu'une seule hormone, la progestérone... Peu de spécialistes le savent. Précisons les 5 dates historiques qui permettent de mieux comprendre.

* 1950 : Gregory Pincus imagine la première pilule, avec une hormone semblable à la progestérone. Son but est de bloquer l'ovulation en créant un état de pseudo-grossesse avec de fortes doses de dérivés d'hormones ovariennes. En réalité, très vite la pilule contiendra des estrogènes pour réduire l'incidence des saignements utérins.

* 1952 : la notion d'hormono-dépendance de certains cancers s'élargit avec les travaux du chirurgien américain G. Huggins qui publie une rémission de cancer de la prostate après ablation des testicules et des surrénales, et des rémissions de cancer du sein après ablation des surrénales et de l'hypophyse chez des femmes ménopausées.

* 1960 : la première pilule largement diffusée aux USA est appelée « Enovid » et c'est seulement 6 ans plus tard que le futur prix Nobel (1966) Huggins écrit : « Toutes les données recueillies ici autorisent à penser que loin de favoriser le cancer, la pilule aurait plutôt une action protectrice à l'égard de cette redoutable affection. » Le concept « la pilule protège du cancer » a pour origine un prix Nobel. Donc difficile à contredire. En l'an 2000, les publications scientifiques disent le contraire ! (voir la *Revue du Praticien* 2000, 50 citée à la question 29).

* 1965 : Charles Dodds écrivait au sujet de son invention :« Il est intéressant de se pencher sur la différence d'attitude à l'égard des médicaments, il y a 30 ans et aujourd'hui. Quelques mois après la première publication sur la synthèse du stilbestrol (DES), cette substance était commercialisée dans le monde entier. Aucun essai sur la toxicité à long terme sur des animaux tels que des chiens n'a jamais été effectué avec le stilbestrol... » Aux USA, entre 1943 et 1959, près de 6 millions de femmes enceintes ont pris du DES... et au moins 3 millions d'enfants ont été exposés à des estrogènes pendant la vie intra-utérine. Et ce DES est considéré comme un poison depuis 1971 aux USA et en France depuis 1977.

* 1987 : Dans le journal international *Cancer* une équipe de l'université de Californie à Berkeley rapporte les effets des hormones contraceptives sur des cultures de cellules mammaires humaines (*Cancer* 59 : 281-287, 1987). Les cultures de cellules épithéliales mammaires recevaient des solutions hormonales avec des concentrations d'estrogènes à 0,1 microgramme/ml et 1,0 microgramme/ml de progestatif ensemble ou séparément.

« Les résultats corroborent ceux des études épidémiologiques qui font apparaître une association entre l'usage des contraceptifs oraux et le cancer du sein. Ils démontrent le pouvoir stimulateur des stéroïdes[33] contraceptifs sur la croissance des cellules mammaires saines. Le plus important est qu'ils révèlent la capacité des progestatifs contraceptifs, testés à part, de stimuler exclusivement la croissance de cellules cancéreuses mammaires comparativement aux cellules saines ou atypiques non cancéreuses. De plus les estrogènes et la progestérone synthétiques peuvent avoir une plus grande affinité pour les récepteurs d'estrogènes et de progestérone que les estrogènes et la progestérone naturelles fabriqués par les ovaires de la femme. »

Et l'article de conclure prudemment : *« Les contraceptifs oraux sont, c'est certain, un moyen efficace de contrôle des naissances et comme tels sont d'une grande utilité pour la société, mais il est indispensable de trouver des produits hormonaux ayant des effets promoteurs de la cancérogenèse moindres.* »

Ces données ont été confirmées par l'équipe d'endocrinologie de l'hôpital Necker à Paris en 1990 : « Dans les cellules mammaires encore normales, comme dans les cellules cancéreuses, l'estradiol paraît agir en stimulant la synthèse des facteurs de croissance et l'expression de proto-oncogènes... les estrogènes, en accélérant la multiplication cellulaire, augmentent le nombre de cellules en division, c'est-à-dire vulnérables aux agents initiateurs de carcinogenèse et aux erreurs de replication. »

On comprend pourquoi la pilule contient les deux hormones de la femme : d'abord simuler le cycle naturel féminin, éviter l'ovulation et réduire au maximum les effets délétères des deux

33. Des conversions métaboliques se produisent dans la glande mammaire : « la pregnenolone se transforme en progestérone, la dihydroepiandrostérone en delta 4 androstène dione et la testostérone en estriol. »

types d'hormones. Si la plupart des médecins ont retenu que les estrogènes peuvent être dangereux pour le sein et l'utérus, ils pensent souvent à tort que le progestatif est associé à l'estrogène pour protéger à la fois sein et utérus. En réalité, autant il a été démontré que les progestatifs pouvaient effectivement protéger l'utérus en particulier du cancer, autant il n'a jamais été démontré la moindre protection des progestatifs contre le cancer du sein. Ce pourrait même être l'inverse, étant donné le nombre de femmes atteintes de cancer du sein que nous voyons après la consommation pendant plusieurs années des progestatifs, en particulier autour de la ménopause.

Seul J.R. Pasqualini de l'Unité de recherche du CNRS sur les Hormones stéroïdes à Paris et auteur principal du livre « Hormone-Dependent Cancer », évoquait au Colloque de Montpellier en mars 2000, le rôle de la progestérone et de certains de ses dérivés comme inhibiteur de l'enzyme, la sulfatase dans des études *in vitro* sur cultures de cellules mammaires cancéreuses. Rappelons pour les scientifiques, que la sulfatase est capable d'activer des estrogènes sulfates inactifs et de les rendre ainsi dangereux.

Aussi est-il indispensable de bien distinguer dans les formules chimiques des pilules, les œstrogènes, des produits hormonaux dérivés de la progestérone.

Pour les œstrogènes, l'ethinyl-estradiol est le seul œstrogène utilisé en France. Il est dérivé du 17 bêta-œstradiol, par l'adjonction d'un radical ethynil sur le 17e carbone de la molécule, dont la quantité est variable selon que les pilules sont normo, minidosées mono, bi ou triphasiques ou séquentielles. Avec la ou les pilules, le cycle féminin d'un mois est artificiellement divisé en 2 ou 3 phases dans le but de copier au plus près la nature. On retrouve dans le cycle féminin artificiel de la pilule les 3 phases sur les 4 du cycle normal puisque la phase de l'ovulation est supprimée : la phase 1, immédiatement après les règles ; la phase 2 est avant les règles et la dernière phase des règles. Toutes ces phases sont entièrement artificielles. Mais les femmes le savent-elles ?

Voici les 40 marques de pilules disponibles en France, contenant des estrogènes et des progestatifs :

- **Les pilules normodosées** contiennent 50 microgrammes d'ethinyl-estradiol : Gynovlane, MilliAnovlar, Stédiril, Planor, les 3 premières étant remboursées par la Sécurité sociale.

- **Les pilules normodosées biphasiques**, Gynophase en contient 50 microgrammes, elle est remboursée par la Sécurité Sociale.
- **Les pilules minidosées monophasiques** contiennent 15 microgrammes d'ethinyl-estradiol (Minesse et Melodia), 20 (Cycléane 20, Harmonet, Méliane, Mercilon), 30 (Minidril, Trentovlane, Cilest, Cycleane 30, Effiprev, Minulet, Moneva, Varnoline et Varnoline continu) ou 35 microgrammes (Diane 35 et Ortho-Novum) dont seulement deux (Minidril et Trentovlane) sont remboursées par la Sécurité sociale.
- **Les pilules minidosées biphasiques** – 30 et 40 microgrammes d'ethinyl-estradiol selon les comprimés (Adepal – deux couleurs : blanc, rose orangé et Miniphase – deux couleurs : blanc et vert), toutes les deux remboursées par la SS.
- **Les pilules triphasiques**, – trois couleurs : beige, marron foncé, blanc – dosées en ethinyl-estradiol à 30/40/30 microgrammes (Phavea et Triminulet) ou 35/35/35 (Triella – trois couleurs : blanc, orange pâle, orange) ou 30/40/30 (Trinordiol – trois couleurs : brique, blanc, jaune), les deux dernières étant remboursées.
- **Les pilules séquentielles**, Ovanon et Physiostat contiennent toutes 50 microgrammes d'ethinyl-estradiol et ne sont pas remboursées.

Pour les progestatifs, ils sont très différents d'une pilule à l'autre. Ce sont des dérivés de la nortestostérone, ce qui explique leurs effets légèrement masculinisants. Les plus récents dérivent de la 17 hydroxy-progestérone, ils ont des effets androgéniques moindres par rapport aux effets délétères des progestatifs de 1ère génération qui étaient donc responsables de la formation d'hirsutisme fort gênant, duvet ou pilosité faciale difficile à camoufler.

En plus des œstro-progestatifs, il faut ajouter les principaux progestatifs seuls, qui sont utilisés aussi comme contraceptifs, bien que ces médicaments n'aient pas l'autorisation de mise sur le marché pour la contraception.

Les progestatifs seuls

Ils sont en France au nombre de 13, dont 7 normodosés en progestatif pour chaque comprimé (Lutenyl : 5 mg, Surgestone : 0,125 à 0,5 mg, Lutéran : 2 à 5 mg, Lutionex : 0,5 mg, Orgamétril : 5 mg, Primolut-Nor : 10 mg), consommés à raison de 1 comprimé par jour du 5e au 25e jour du cycle et tous remboursés par la Sécurité sociale, 4 microdosés en progestatif par comprimé (Exluton : 0,5 mg, Microval : 0,03 mg, Milligynon : 0,6 mg, Ogyline : 0,35 mg), pris en continu chaque jour du cycle et 2 délivrés par voie intramusculaire à raison d'une injection tous les 3 mois (Dépo-Provéra et Noristérat contenant respectivement chacun 150 mg et 200 mg de progestatif par ampoule).

L'action contraceptive de ces deux derniers médicaments dure 3 mois, il s'agit d'un progestatif de synthèse : la medroxy-progestérone pour le premier, la Norethistérone qui modifie la glaire cervicale et inhibe l'ascension des spermatozoïdes pendant 12 semaines.

Avec les progestatifs normodosés, on observe des effets secondaires de type virilisant (fin duvet sur les joues qui peut être inesthétique), troubles vasculaires et du métabolisme des sucres, allant jusqu'au prédiabète.

Avec les micro-progestatifs, les grossesses extra-utérines sont plus fréquentes, on observe aussi plus de kystes de l'ovaire et des règles plus souvent irrégulières. Ces médicaments sont surtout utilisés, quand on ne peut pas utiliser les estrogènes ou le stérilet.

Il faut aussi savoir que la contraception progestative 3 semaines par mois accentue l'état d'hypo-estrogénie de la ménopause et donc ne peut qu'accentuer l'ostéoporose.

Beaucoup de femmes, en sachant tout cela, peuvent ainsi bien mieux comprendre les fonctionnements de ces traitements hormonaux puissants et leurs conséquences sur leur organisme (corps physique), leur psychisme, leurs désirs affectifs et sexuels, et l'aggravation d'une ostéoporose débutante avec douleurs lombaires inexpliquées.

Et pourtant, on fait passer le message aux jeunes filles, seulement en positif : « L'association œstro-progestative comporte quelques contre-indications, rares chez les jeunes femmes. Le progestatif seul n'en a aucune ».

L'innovation la plus récente est la commercialisation d'une pilule contenant le minimum d'estrogène avec 15 gamma soit

15 microgrammes d'ethinyl-estradiol (Minesse et Melodia), à laquelle on associe le progestatif. L'objectif est de trouver l'association avec les progestatifs (de 4e génération) capable d'assurer le blocage de l'ovulation.

De nombreuses recherches sont en cours avec de nouveaux produits : la Drospirénone associée à différents dosages d'ethinyl-estradiol ; le Dienogest, progestatif de la pilule Valette en Allemagne, la Nortosterone non active en comprimé à l'essai dans un implant ou sous forme de crème transdermique, utilisée surtout pendant l'allaitement. (Pour les implants, voir la question 30 et la note 23, page 122).

34. La pilule du lendemain dont on a beaucoup parlé récemment pour les filles des écoles, que contient-elle et comment fonctionne-t-elle ? C'est le nouveau moyen de prévention des grossesses et avortements chez les adolescentes (en France on compte 16 000 avortements chez les moins de 20 ans dont 6 000 chez les moins de 18 ans).

Notons d'abord qu'un jeune de plus de 15 ans est légalement « majeur sexuellement », c'est-à-dire « peut avoir, s'il ou elle est consentante, des relations hétéro comme homo-sexuelles avec un adulte » depuis la loi du 4 août 1982. Si je comprends bien cette loi (passée inaperçue, car elle a simplement consisté à annuler un alinéa qui paraissait anodin d'une loi précédente) et l'affolement actuel face aux grossesses des adolescentes, ces jeunes filles sont considérées comme « mineures » pour avoir des enfants, mais « majeures consentantes » pour avoir des relations sexuelles avec des adultes.

Le communiqué de fin juin 2000 signé des 4 ministres (Éducation nationale, Emploi et Solidarité, Famille et Enfance, Santé et Handicapés) concernés par les « 10 000 grossesses de mineures enregistrées tous les ans dans notre pays, dont 7 000 aboutissent à une interruption volontaire de grossesse » précisait : « Elles sont la source d'une immense souffrance qui ne peut laisser aucun responsable indifférent. Le devoir du gouvernement est de protéger la santé et l'intégrité des jeunes. Ce devoir devient absolu quand une jeune fille doit affronter dans la solitude et sans autre recours possible la détresse d'une éventuelle grossesse non désirée. » N'oublions pas que dans la vie psychique les symptômes n'apparaissent pas toujours au moment des souffrances.

Nous ferions volontiers remarquer à nos responsables politiques, toutes tendances confondues, que leur point de vue part du principe qu'une grossesse à plus de 15 ans est une catastrophe. Ce qui n'est pas certain d'abord pour au moins 3 000 d'entre elles qui gardent l'enfant... Et ce, dans une ambiance qui n'est en aucun cas favorable à la poursuite de la grossesse.

D'autre part, que signifie « protéger la santé et l'intégrité des jeunes », quand il s'agit du début de la vie affective et sexuelle de jeunes filles que l'on croit aider seulement en faisant disparaître légalement en elle le fruit de leur amour, fut-il furtif ? Un renversement d'opinion en ce domaine est-il aussi utopique que le pensent les adultes ? Et si l'État devenait capable d'aider ces jeunes filles ou femmes à garder leur enfant, n'inverserait-on pas la tendance ? En réalité il n'est pas sûr que les jeunes filles et leur famille aient vraiment le choix dans l'ambiance actuelle.

Le problème de l'avortement ne se pose pas en terme de « pour » ou « contre », car il existait largement même quand il n'était pas légalisé. Aujourd'hui toutes les tendances confondues sont favorables à la prévention de l'avortement. Une grande tâche en perspective à laquelle il faut associer les jeunes eux-mêmes. Ils sont souvent plus matures qu'on ne pense.

La pilule du lendemain, c'est le « Norlevo », en vente sans ordonnance dans les pharmacies, à la différence du Tetragynon[34] la première à avoir été en pharmacie, délivrée seulement sur ordonnance. Il s'agit, selon le Dictionnaire Vidal 2000, « d'un contraceptif hormonal de type progestatif » contenant 0,75 mg soit 750 microgrammes par comprimé d'un dérivé de la progestérone, le levonorgestrel.

D'après un des responsables du laboratoire qui a développé le produit, « Norlevo ne contient pas d'œstrogènes, il est donc sans danger et c'est pour cela que les autorités de santé autorisent sa prescription sans examen médical préalable, même chez les jeunes femmes tabagiques ou ayant des facteurs de risque cardio-vasculaire. » Mais le spécialiste se couvre aussitôt en écrivant : « Il n'est en aucun cas prévu de laisser croire qu'avec la pilule du lendemain, il n'y a aucun problème. » Bien au contraire : la communication du laboratoire insiste sur la nécessité de revoir son médecin une fois qu'on a utilisé la contraception d'urgence, afin de mettre en route une contraception régulière bien adaptée.

Selon la spécialiste des laboratoires Besins-Iscovesco, responsable du médicament, celui-ci a 3 actions possibles, prévenir l'ovulation, ou la fécondation de l'ovule par un spermatozoïde et s'il y a eu fécondation, empêcher l'implantation de l'œuf fécondé dans l'utérus. Il n'est pas efficace si l'implantation, c'est-à-dire la nidation, a eu lieu, ce qui est logique puisque à ce stade l'embryon a besoin de progestérone pour se déve-lopper.

« Le traitement avec la pilule du lendemain comporte la prise de 2 comprimés.

---

34. Tetragynon (coût = 26 F, remboursés à 65 % par la Sécurité sociale) est une pilule du lendemain prise à raison de 2 fois 2 comprimés à 12 heures d'intervalle. Le comprimé contient 50 microgrammes d'ethinyl-

« Le 1er comprimé doit être pris le plus tôt possible après le rapport sexuel non protégé et[35] dans les 72 heures (3 jours au plus tard) après le rapport.

« Le 2e comprimé devra être pris 12 heures au plus tôt et 24 heures au plus tard après la prise du 1er comprimé.

« Norlevo peut être pris à n'importe quelle période du cycle. »

Parmi les mises en garde et précautions d'emploi, les laboratoires précisent :

« Après utilisation de cette contraception d'urgence, il est recommandé d'utiliser un moyen contraceptif local (préservatif, spermicide, cape cervicale) jusqu'au retour des règles suivantes.

« La contraception d'urgence est une méthode occasionnelle ; elle ne doit en aucun cas se substituer à une contraception régulière.

« On ignore si cette méthode de contraception peut interrompre une grossesse ectopique (c'est-à-dire qui se développerait hors de l'utérus), on ne peut exclure qu'elle puisse continuer à se développer... »

Cela signifie que l'action du Norlevo est seulement locale, au niveau de l'utérus. En effet si la grossesse a commencé ailleurs que dans l'utérus elle se poursuit.

Cette pilule du lendemain a donc 2 modes d'actions possibles selon l'heure de prise du 1er comprimé par rapport à la relation sexuelle éventuelle fécondante :

1/ **Prise dans les 7 heures qui suivent un rapport sexuel** en période féconde, le Norlevo empêche l'ovulation ou bien empêche le spermatozoïde de rejoindre l'ovule, donc la fécondation, en modifiant la structure de l'intérieur de l'utérus.

Norlevo est alors contraceptif

2/ **Prise au-delà des 7 heures qui suivent le rapport sexuel** en période féconde, les spermatozoïdes ont pu déjà rencontrer l'ovule et une nouvelle vie humaine a commencé. Le Norlevo agit alors en empêchant la nidation de l'ovule fécondé qui est déjà un œuf humain.

---

estradiol et du levonorgestrel (0,25 milligramme) qui est un progestatif de 2e génération.

35. Le « *et* » signifie que le Norlevo peut être pris dans les 3 jours suivant le rapport sexuel, s'il n'a pas été pris « le plus tôt possible ».

Norlevo est alors contragestif, c'est-à-dire abortif

Il est étonnant que les laboratoires diffusant cette pilule ne précisent pas clairement l'action contragestive donc abortive du Norlevo.

Ils le disent de façon trop discrète en écrivant à la rubrique « Pharmacodynamie » seulement lue et comprise par les spécialistes : « Il pourrait également empêcher l'implantation. En revanche, il est inefficace dès lors que le processus d'implantation a commencé. »

Il est étonnant aussi que les laboratoires précisent à la rubrique « Grossesse et allaitement » : « Ce médicament n'est pas indiqué en cas de grossesse évolutive ». Par définition une grossesse est « évolutive » ! Cette présentation traduit un curieux état d'esprit. On parle en effet de la grossesse comme d'une maladie, puisque le langage médical courant utilise l'expression « cancer évolutif ».

Le rapport d'expertise du Professeur Daniel Marzin du Laboratoire de Toxicologie de l'Institut Pasteur de Lille note parmi les effets secondaires : 23 % de nausées, 6 % de vomissements, 11 % de vertiges, 17 % de fatigue, 17 % de maux de tête, 18 % de douleurs abdominales, 11 % de tension mammaire et 13 % d'hémorragies minimes ou traces de sang. Un produit similaire, Postinor-2 existe sur le marché hongrois depuis plusieurs années.

Avec Norlevo, le jour du traitement, la patiente reçoit une dose d'hormone qui n'excède pas 6 fois les plus hauts dosages des autres pilules.

La délivrance de cette pilule par les infirmières scolaires pose le problème de leur habilitation réelle à délivrer sans ordonnance un médicament aussi puissant qui n'est pas sans effets secondaires.

On peut aussi se poser la question du paiement du Norlevo qui n'est pas remboursé par la Sécurité sociale (il coûte 55 F) : est-ce l'école, l'infirmière, l'élève, ses parents ? Qui paye quand la jeune fille ne le peut et quand elle ne veut pas en parler à ses parents ? Pour les mineures, seul le planning familial est habilité à délivrer gratuitement la ou les pilules ! Selon la loi Neuwirth de 1967 : « Tout contraceptif hormonal ne peut être prescrit que par un médecin et délivré qu'en pharmacie ». Voilà pourquoi selon le communiqué signé par les 4 ministres fin juin 2000 : « Un texte législatif permettant une réelle prise en compte de la spécificité thérapeutique de ce contraceptif inconnu en 1967 (le Norlevo), et son administration à des mineures dans les établissements scolaires a été adopté par le Parlement français. »

Dans le petit guide présenté sous forme de dépliant attractif destiné aux jeunes des collèges et lycées, il n'est pas dit que ce mode de « contraception » ne doit pas être utilisé plus d'une fois, du fait des dangers méconnus, mais craints, pour la santé ultérieure de la femme.

Il faut savoir que les travaux actuels cherchent à mettre au point une autre contraception d'urgence dite la « CU », chaque comprimé contiendrait une dose unique de 1,5 mg de levonorgestrel.

L'OMS étudie aussi l'utilisation de la Mifegyne (RU 486), comme contragestif donc abortif. Il aurait montré son efficacité dans 80 % des cas avec 1 comprimé à 10 mg, pris dans les 5 jours qui suivent un rapport non ou mal protégé.

35. Et le stérilet ? Pourquoi des hormones dans le stérilet ? Peut-il être en cause dans les cancers ?

Il en existe deux, Mirena et Progestasert. Le premier est constitué d'un réservoir de 52 mg de levonogestrel, ce qui représente une dose de 20 microgrammes par jour pendant 5 années. Il est le seul remboursé par la SS (à 65 %). Le deuxième contient un réservoir de 38 mg de progestérone et ne peut être utilisé que sur 18 mois.

Les stérilets à la progestérone sont surtout indiqués chez des femmes ayant des hémorragies prolongées et abondantes pendant la phase des règles. Ces hémorragies sont souvent en rapport avec un utérus fibromateux.

Tous les autres stérilets sont constitués d'un cadre de polypropylène ou polyéthylène et garantis pour une durée d'efficacité de 2 à 3, 5 ou 10 ans. L'un d'entre eux contient 330 mm^2 de cuivre qui aurait pour effet une double action destructrice des spermatozoïdes et éventuellement, si la grossesse a commencé, du « blastocyste[36] », c'est-à-dire de l'œuf humain (ovule fécondé) au tout début de la grossesse, avant la fin de la première semaine.

Au total tous les stérilets peuvent avoir un effet anticonceptionnel direct, mais aussi un effet antinidatoire complémentaire, au cas où la grossesse aurait commencé. N'oublions pas que la grossesse commence dans la trompe de la mère, par l'union-fusion d'un seul spermatozoïde et de l'ovule, et qu'ensuite l'œuf humain libre va se diriger vers le fond de l'utérus où il va s'implanter pour 9 mois...

Parmi les risques du stérilet, les spécialistes décrivent ceux observés au cours de la pose (en fin de règles ou en période pré-ovulatoire) : 1/ le malaise vagal qui impose au gynécologue de disposer d'un appareillage pour perfusion de solutés et produits remontant la pression artérielle ; 2/la perforation de l'utérus (1,2 pour 1 000 mises en place) qui peut être évidente lors de la mise en place (douleurs importantes et saignement important) mais aussi silencieuse et de découverte plus tardive. Une vérification échographique s'impose donc en cas de doute après la mise en place du stérilet.

36. Le blastocyte, c'est l'œuf humain au cinquième jour de vie après la fécondation de l'ovule par le spermatozoïde.

D'après Henri Leridon, spécialiste de la contraception (INED) dans la revue *Echanges Santé Social* de 1999 n° 93 : « Si l'on additionne les proportions d'utilisatrices de la pilule et du stérilet, on constate que la France détient le record mondial ». Pour le Dr Martine Perez du *Figaro*, « ***Le parcours de la femme française*** *est parfaitement stéréotypé. D'abord, la pilule : 50 % l'ont utilisée dès le premier rapport. C'est la méthode de 60 % des 20-24 ans et 90 % l'ont utilisée à un moment ou à un autre à l'âge de 30 ans. En moyenne chaque utilisatrice va y recourir pendant une douzaine d'années. Pour environ la moitié d'entre elles, le stérilet prend ensuite la relève : son taux d'utilisation dépasse la pilule un peu avant 40 ans. La durée d'usage moyenne approche 15 ans.* »

Il n'y a aucune publication permettant de penser que le stérilet puisse être en cause dans le déclenchement ou le développement du cancer du sein ou de l'utérus. En général la femme qui débute un cancer du sein a déjà reçu d'autres médicaments[37] à action directement ou indirectement hormonale dans les 20 à 25 années précédentes. Donc je ne pense pas que le stérilet aux hormones puisse être mis en cause, il s'ajoute simplement aux autres prises hormonales quand il contient des hormones.

---

37. Selon un sondage Epsy-Mutuelles Mieux Être, la moyenne annuelle des dépenses de santé en France par personne s'élève à 2 100 FF.

36. Des spécialistes (voir question n° 6) ont promis pour éviter les troubles de la ménopause des traitements ultra-modernes, appelés SERM. De quoi s'agit-il ? A quoi devons-nous nous attendre ?

Les **SERM** ***(Selective Estrogens Receptors Modulators)*** sont des hormones ou anti-hormones synthétiques fabriquées en laboratoire. Les chercheurs répondent à ceux qui opposent « l'hormonothérapie à la française » à l'américaine : *« Ce n'est pas sûr que ce soit mieux chez nous en France ; de toute façon le THS n'aura qu'un temps puisque l'avenir est aux SERM, nouveaux anti-estrogènes bricolés à géométrie variable selon les organes et tissus qu'ils rencontrent. L'un d'entre eux le Raloxifène (Evista) stimulerait simplement l'os et diminuerait de près de 70 % le risque de cancer du sein, mais il serait sans effet sur les bouffées de chaleur et les troubles de l'humeur... »* Mais ce médicament augmente le risque de thrombose veineuse et d'embolie pulmonaire avec une incidence multipliée par 3 (même si ce chiffre est faible, il représente environ 28 cas pour 100 000 patientes-années).

Et des médecins très actifs dans les médias souvent liés indirectement aux laboratoires nous promettent d'ici 20 ans *« un SERM qui fera tout sans aucun effet négatif »,* et citent un *« célèbre épidémiologiste américain »* qui demande aux femmes sous THS de continuer " *pour quatre bonnes raisons : le confort de vie, l'ostéoporose, les maladies cardio-vasculaires, la maladie d'Alzheimer.* » Et l'on parle *« des vertus du remède hormonal ».*

Pas question de déconditionner celles qui ont été conditionnées ! On leur propose d'attendre 2004 pour avoir une réponse valable, mais on prévient déjà *« ces études sont malheureusement effectuées avec des traitements peu utilisés en Europe »* (*Le Quotidien du Médecin* du 22.02.00, p.13). Et pourtant d'ici 2004 on aura vu au moins 140 000 nouveaux cas de cancer du sein **en plus.**

Voyons les SERM. Ce sont tous des anti-estrogènes. Le plus utilisé est le tamoxifène. C'est le traitement anti-hormonal du cancer du sein par excellence. Il a fait ses preuves. Une méta-analyse ayant porté sur 55 essais randomisés et 37 000 patientes atteintes de cancer du sein a montré sous tamoxifène une réduction du risque de récidive de 47 % pour 5 ans de traitement et une réduction de la mortalité de 26 %.

Mais, ce médicament n'a pas fait la preuve de son efficacité avant l'âge de 50 ans, et ce d'autant plus que la tumeur ne contient pas de récepteur de l'estradiol. Chez les femmes à récepteur d'estradiol négatif (RE –), l'efficacité pour éviter la rechute est de 6 %, mais n'est pas statistiquement significative par rapport à celles qui ne prennent pas le traitement. Un effet supplémentaire du tamoxifène serait de réduire de 47 % le risque de 2e cancer du sein à la dixième année après le diagnostic. C'est cet effet qui a fait proposer ce médicament antihormonal dans des essais de prévention du cancer du sein chez des femmes à risque. Il a été partiellement abandonné.

Les Américains, les Anglais et les Italiens ont testé ce médicament en prévention du cancer du sein, mais les équipes françaises ont refusé « en raison des effets secondaires potentiels du tamoxifène : stimulation ovarienne chez les femmes non ménopausées, risque de cancer du corps de l'utérus, risque vasculaire veineux de thrombo-embolie ». Les résultats des Américains, des Anglais et des Italiens sont contradictoires après 14 mois de traitement. Il faut attendre la poursuite de ces essais pour conclure réellement et essayer de comprendre les résistances au médicament après une durée médiane de 18 mois de traitement chez certaines malades, y compris (RE +).

Avec les SERM, les spécialistes promettent moins de risques de cancer du sein et de l'utérus, mais peu d'action sur les bouffées de chaleur et l'ostéoporose.

Il y a aussi les **SAS, « Stéroïdes à Actions Spécifiques ».** Ils protégeraient des cancers du sein et de l'utérus, supprimeraient les symptômes désagréables de la ménopause, ce qui rend les spécialistes « particulièrement optimistes ».

Les laboratoires et certains médecins cherchent donc à en prescrire (SERM et SAS) aux femmes, de plus en plus nombreuses, atteintes de cancer du sein. Ces prescriptions font l'objet d'études expérimentales dites randomisées (par tirage au sort). Les femmes doivent alors signer un protocole d'accord pour le traitement qui décharge juridiquement le médecin spécialiste et le laboratoire de toute responsabilité en cas de complication (risque de récidive de cancer du sein en particulier).

Un nouveau médicament va être proposé tout prochainement aux femmes. Son nom commercial est le « Livial » ou Tibolone en Espagne le « Boltin ». C'est un progestatif norstéroïde, dont les dérivés ont des actions progestatives, androgéniques et même estrogéniques. Il fait partie des substances et procédés dopants interdits par le ministère de la Jeunesse et des Sports. La Tibolone est signalée dans la rubrique « Testostérone et autres anabolisants[38] ». Pour le laboratoire hollandais qui va le mettre sur le marché européen, il semble correspondre à l'idéal pour la ménopause. Son mode d'action serait SAS.

38. En mai 2000, la Commission européenne a proposé d'interdire toutes les hormones de croissance pour maintenir un haut niveau de protection sanitaire : « Elle veut interdire définitivement le 17 bêta-estradiol et ses dérivés stéroïdiens. » La proposition prévoit que la législation révisée entrera en vigueur au plus tard le 1er juillet 2001. Remarquons que le même bêta-estradiol se retrouve dans un grand nombre de pilules contraceptives. En avril 1999, le CSVSP (Comité Scientifique des mesures Vétérinaires en rapport avec la Santé publique) avait déjà conclu que l'utilisation des six substances hormonales en vue de stimuler la croissance du bétail représentait un risque pour le consommateur.

37. Au fond, depuis notre puberté et jusqu'au-delà de la ménopause, nous sommes l'objet de recherches attentives visant toujours plus à médicaliser notre confort. Les traitements hormonaux peuvent jalonner notre vie, nous pouvons être très dépendantes de la médecine... Une nécessité, ou une imprudence ?

Nous retrouvons là une conception philosophique qui n'est pas aussi moderne qu'on peut le penser ou le dire aujourd'hui. Elle correspond au triomphe du matérialisme de la science. Les gourous et les médecins du temps de Molière sont remplacés par des savants qui se disent héritiers ou disciples de prix Nobel. Ils nous feraient croire que tout est possible scientifiquement et « moins vous comprenez, plus c'est scientifique ». Les meilleurs agents d'information sont les présentateurs de télévision du 13h et du 20h. Ils répètent comme des perroquets ce que les spécialistes du lobbying leur ont soigneusement mâché pour le rendre plus digestible. Auparavant l'impact sur les téléspectateurs a été testé pour favoriser les aspects économiques directs ou indirects. Business, premier servi évidemment.

Je voyais récemment à la TV une présentatrice très heureuse d'informer sur les dernières découvertes de la génétique. Le gène antivieillissement serait presque isolé et le clonage qui paraissait, il y a peu, une utopie et même un grave problème éthique, serait la solution pour faire tourner la pendule du temps à l'envers... Mais avec des risques plus importants de cancer chez l'individu rajeuni génétiquement. Jusqu'au jour, qui ne saurait tarder, où le problème sera définitivement résolu. Car il est important de maintenir la pression du rêve, prolonger la vie en la rajeunissant et reculer l'échéance inéluctable.

Vous me demandez si je crois à la nécessité des traitements hormonaux tout au long d'une vie de femme ?

Je suis certain qu'un petit nombre de femmes en ont certainement besoin, dans des cas bien particuliers et déjà parfaitement répertoriés. Elles ont alors des signes patents, en particulier biologiques, de maladie ou de pré-maladie authentique. La généralisation de traitements médicamenteux quels qu'ils soient à des femmes en pleine santé est absurde. Ce sont les meilleurs moyens de les rendre malade. C'est ce que l'on observe aujourd'hui avec le cancer du sein et probablement avec bien d'autres encore non expliqués. On observe en effet de plus en plus de maladies cancéreuses au stade métastatique, y compris chez des sujets jeunes, chez lesquels le cancer primitif n'est pas retrouvé. On parle de « cancer primitif inconnu » et les spécialistes essayent par tous les moyens de percer ces mystères. Ces mystères seront un jour percés, mais combien aurons-nous perdu de malades ?

Les spécialistes eux-mêmes savent que les hormones stéroïdes, c'est-à-dire toutes celles qui sont données aux femmes, de la puberté au-delà de la ménopause, ont toutes et à des degrés divers des activités immuno-dépressives.

M.P. Vessey d'Oxford rapporte en 1989, dans le livre « Oral Contraceptives and Breast Cancer » en page 126, une nette augmentation du taux de séropositivité au virus de l'immuno-déficience humaine (sida) chez 595 prostituées de Nairobi prenant la pilule. Il s'interroge sur le risque d'augmentation de l'infection par l'HIV chez les femmes consommant des contraceptifs oraux, c'est-à-dire des hormones stéroïdes. Les références internationales ne répondent toujours pas à cette importante question.

38. Que pensez-vous des traitements hormonaux donnés pour de l'acné à nos filles dès l'âge de 14 ans ?

À l'adolescence, c'est vrai, l'acné est un phénomène banal et souvent esthétiquement gênant, en particulier chez les jeunes filles. Au lieu de donner des conseils nutritionnels souvent efficaces, les médecins souvent peu compétents en nutrition (car peu ou pas formés pendant leurs études sur ce sujet) et les spécialistes dermato, fortement (et souvent inconsciemment) soumis aux laboratoires pharmaceutiques et à leur publicité directe ou indirecte, choisissent de prescrire le médicament majeur qu'est le Roaccutane.

Ce médicament est un dérivé de la vitamine A qui est responsable en cas de grossesse associée, d'anomalies graves du fœtus. Aussi une contraception très stricte est obligatoire et doit être poursuivie jusqu'à un mois après la fin du traitement par le Roaccutane.

L'acné traduit une déficience de la peau en particulier en vitamine A. Cette vitamine fait partie directement de notre alimentation. Si ces notions étaient correctement expliquées aux jeunes et à leur parents, il ne serait pas nécessaire de prescrire un traitement lourd et potentiellement dangereux, le Roaccutane. Ce médicament a pour principe actif, l'isotrétinoïne qui est un dérivé de la vitamine A. On ne sait pas bien comment il agit sur la peau et en particulier sur les glandes sébacées qui diminuent de volume et d'inflammation. Ce qui est sûr, c'est que ce produit est très gravement tératogène. Cela devrait suffire à ne les prescrire que très exceptionnellement !

– En France depuis 1990, 65 000 jeunes filles et 60 000 jeunes gens suivent un tel traitement, « parfois pour des acnés rebelles et de plus en plus pour quelques petits boutons disgracieux », selon un des membres de l'agence du médicament. Plus inquiétant encore, les jeunes filles s'échangent les petites capsules sans forcément en connaître les inconvénients ou les risques, s'il leur arrivait de « tomber enceinte ».

En août 1996, la presse révélait que 300 grossesses avaient dû être interrompues car les jeunes filles étaient « tombées enceintes ». Elles n'avaient pas pris en même temps que le Roaccutane, la pilule (le plus souvent Diane). Beaucoup de médecins prescrivaient alors ces deux médicaments (Roaccutane et Diane) sans oser expliquer les risques en cas de grossesse. Il est probable que beaucoup de patientes auraient choisi une autre thérapeutique, ou auraient consommé moins longtemps ce type de médicament.

Ces risques sont évidemment plus sérieux et plus graves que d'éventuelles tumeurs bénignes des seins induites par une consommation précoce de la pilule chez des jeunes filles non averties. D'autant que ces tumeurs (fibro-adénomes) peuvent être facilement enlevées chirurgicalement.

Avec le Roaccutane, enfin, des précautions draconiennes ont été prises. Pour le dictionnaire Vidal, la prescription de cet anti-acnéique exige de vérifier l'absence de grossesse, test à l'appui et de prescrire une contraception efficace. Dans tous les cas de lésions bénignes du sein que nous avons vues, ni les jeunes filles, ni leur mère n'étaient averties des risques d'anomalies fœtales pas plus que des risques mammaires. Dans les trois quart des cas, l'arrêt de la contraception (et du médicament) a suffi à faire disparaître l'anomalie au niveau du sein (en général un petit fibro-adénome) et les conseils alimentaires ont évité de reprendre le Roaccutane.

Ainsi précise le dictionnaire Vidal : « Roaccutane est hautement tératogène » et « Roaccutane est donc contre-indiqué non seulement chez la femme enceinte mais aussi chez toute femme en âge de procréer... Les risques malformatifs existent chez tout fœtus exposé, quelle que soit la posologie et la durée du traitement. »

Parmi les RMO (Références Médicales Opposables) de 1996 en dermatologie, toutes concernaient l'acné et six sur sept, la prescription, très limitée, de Roaccutane.

– Aux USA, début 1997, les autorités de la « Food and Drug Administration » ont autorisé la prescription d'une pilule contraceptive (le Tri-Cyclen) comme traitement de l'acné pour des femmes et les jeunes filles de plus de 15 ans. Les autorités rappellent qu'entre la lutte contre l'acné et le désir d'avoir un enfant, il y aura désormais un choix à faire...

Nous le verrons, avant de donner de tels traitements hormonaux dont nous avons vu les conséquences, il faut commencer par donner des conseils alimentaires précis et vérifier par plusieurs consultations successives leurs effets. (Voir question-réponse n° 44).

CHAPITRE III

LES RELATIONS ALIMENTATION ENVIRONNEMENT – HORMONES

39. Vous insistez beaucoup sur les habitudes alimentaires, celles que vous décrivez dans vos livres, (le premier « Changez d'Alimentation – Prévention des cancers – Manger Mieux et meilleur » et le deuxième « Prévenir les cancers du sein – Ensemble relever le défi »). Pourquoi tant d'intérêt, et une telle mine de renseignements ?

40. Ainsi lorsque les femmes sont un peu obsédées par leur surpoids, elles n'ont pas tort ?

41. Et que pensez-vous des pollutions de l'environnement ? On a parlé de produits à activité hormonale... de quoi s'agit-il exactement ? Ces produits peuvent-ils être responsables de cancer ?

42. Que faut-il penser des hormones présentes dans les viandes, le veau ou le bœuf « aux hormones » ? Faut-il être végétarien ?

43. Nous femmes, sommes dans l'inquiétude : quelle est la différence entre les hormones présentes dans les viandes et celles qui sont dans la pilule ?

44. On parle de plus en plus de risques pour la santé liés à la consommation des œstro-progestatifs. Est-ce prouvé scientifiquement ?

45. Une jeune fille qui se plaint d'avoir beaucoup d'acné fait-elle des erreurs alimentaires ? Quels changements lui proposez-vous dans ses habitudes ?

46. Mais alors, que proposez-vous concrètement pour éviter tous ces cancers du sein et pour éviter tous les troubles pénibles de la ménopause ?

Que conseillez-vous à celles auxquelles on a fait commencer un traitement, par exemple le THS depuis une année ?

47. Et par quoi remplacez-vous les traitements antérieurs ? C'est alors que vous prescrivez les phytohormones ?

39. Vous insistez beaucoup sur les habitudes alimentaires, celles que vous décrivez dans vos livres, (le premier « Changez d'Alimentation – Prévention des cancers – Manger Mieux et meilleur » et le deuxième « Prévenir les cancers du sein – Ensemble relever le défi ») Pourquoi tant d'intérêt, et une telle mine de renseignements ?

Vous avez raison, parmi les causes du cancer du sein, les habitudes alimentaires sont le quatrième facteur après la génétique (5 à 8 % des cas), les chocs émotionnels (très discutés, non démontrés mais très développés et médiatisés aujourd'hui), et les hormones exogènes (démontrées, mais si peu dites).

Les causes alimentaires ne sont pas négligeables. Pour tous les types de cancers, elles seraient en cause dans 30 à 40 % des cas et prennent une plus grande importance aujourd'hui du fait des nombreux travaux en ce domaine.

Disons tout de suite que ces causes alimentaires peuvent être reliées directement aux hormones, car ce sont les aliments qui sont à la source de la formation des hormones par les glandes. Les glandes fabriquent donc les hormones endogènes. Par contre la plupart des glandes se mettent au repos si on apporte à l'organisme des hormones en excès. Par exemple, les ovaires se mettent au repos avec les œstro-progestatifs, les surrénales avec les corticoïdes ou l'hydrocortisone...

Les hormones « exogènes » seules peuvent avoir des effets négatifs sur l'organisme quand elles sont apportées en surplus. Il n'y a pas de réel besoin car il n'y a pas de déficit en hormone. L'apport hormonal est destiné à bloquer une fonction, telle la fécondité : l'ovulation pour la femme, la formation des spermatozoïdes pour l'homme.

Les hormones « endogènes » peuvent être fabriquées en excès, si l'organisme reçoit en trop le matériau de base nécessaire à la fabrication hormonale. En effet, les taux d'hormones endogènes fabriquées par l'organisme dépendent directement des quantités de substrats présents dans l'alimentation. Ces substances ou substrats sont nécessaires à la fabrication des hormones stéroïdes, tels les œstrogènes et la progestérone (et la testostérone chez l'homme). Il est sûr qu'une trop grande quantité de substrats sera à l'origine de la fabrication par l'organisme d'hormones stéroïdes endogènes en excès.

Voyons d'abord le rôle de l'alimentation en général.

Les sucres, les protéines animales et végétales, le cholestérol et les acides gras présents dans les aliments sont directement responsables de la formation par les glandes (ovaires et surrénales) des hormones qu'elles fabriquent. Ainsi les excès alimentaires de la « surnutrition ou de la malnutrition » sont responsables de taux hormonaux qui peuvent être supérieurs à la normale et ainsi avoir des actions nocives sur les tissus cibles hormono-dépendants, tels que seins, ovaires et utérus.

Le schéma suivant montre la formation des hormones sexuelles à partir du cholestérol et d'autres ingrédients alimentaires. C'est la formation des œstrogènes en excès qui est certainement la plus dangereuse et il n'est pas impossible qu'il en soit de même pour la progestérone.

« Du Cholestérol aux hormones stéroïdes »
A partir du Cholestérol, noyau central
de toutes les hormones stéroïdes

– les glandes sexuelles :

les ovaires fabriquent les deux types d'hormones sexuelles féminines : *œstrogènes et progestérone*

les testicules fabriquent la seule hormone sexuelle masculine : *la testostérone*

– les glandes surrénales fabriquent

l'aldostérone
retient le sel et l'eau, mobilise le potassium.

le cortisol
hormone antistress et anti-inflammatoire.

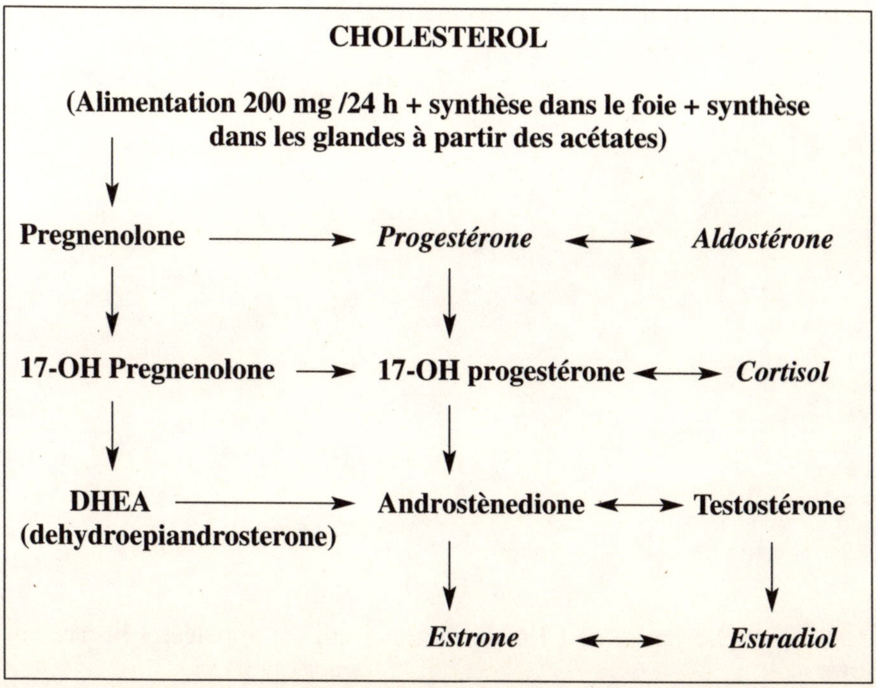

Voyons les effets des mauvaises habitudes alimentaires. Ils passent par l'action d'enzymes qui transforment dans les tissus les hormones en excès en molécules hormonales nouvelles à actions délétères.

La conséquence la plus simple de la malnutrition dans nos pays est le surpoids qui correspond à 10 % de plus que le poids normal. L'obésité représente 20 % de plus que le poids normal.

Surpoids et obésité sont à l'origine d'un tissu gras de réserve autour et dans le sein qui joue le rôle d'une glande endocrine « négative », donc à effets négatifs pour la santé. Le tissu graisseux mammaire en excès stocke et transforme, par actions enzymatiques spécifiques, des hormones inactives ou peu actives en leurs dérivés dangereusement actifs.

On sait qu'il n'existe aucun parallélisme entre les taux dans le sang d'estrogènes et leur concentration dans les tissus, qui est souvent bien supérieure.

Au moins deux sortes d'enzymes sont actives dans le fonctionnement de la cellule pour transformer des hormones inactives en hormones actives[1] : l'aromatase et la sulfatase.

– L'aromatase est responsable de la synthèse périphérique d'estrogènes à potentiel cancérigène, estrone, puis estriol à partir de l'androstènedione qui est un dérivé des androgènes, eux-mêmes dérivés des progestatifs. Les chercheurs ont pu démontrer un taux élevé d'activité aromatasique dans le tissu adipeux mammaire humain avoisinant le tissu tumoral.

1. Nouvelle partie de l'Endocrinologie qui est appelée, « Intracrinologie ».

La formation des œstrogènes après la ménopause

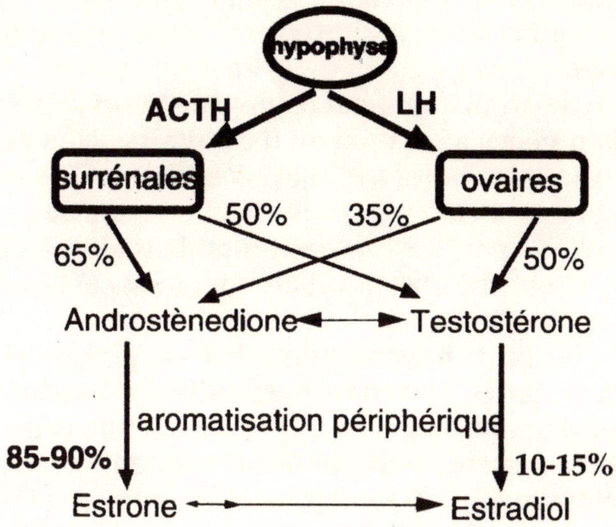

Les anti-aromates bloquent la formation des œstrogènes.

Les hormones résiduelles gardent leurs actions androgéniques d'où les risques de virilisation qui peuvent apparaître avec ces traitements (voix rauque, pilosité faciale, prise de poids).

Les chercheurs en sont à la troisième génération « d'anti-aromatases » (anastrozole, vorazole, tétrazole). Elles sont très spécifiques et 100 à 200 fois plus puissantes que la première génération (il s'agissait de l'Orimétène très utilisé dans le traitement du cancer du sein au stade métastatique osseux en particulier). Des essais thérapeutiques comparent en ce moment les effets d'un traitement adjuvant du cancer du sein par l'anastrozole avec le tamoxifène, anti-estrogène classique, pour éviter les métastases.

Cette activité aromatase rend compte de la synthèse périphérique des estrogènes au niveau du tissu graisseux et permet de comprendre la relation entre obésité et facteur de risque de cancer du sein après la ménopause. Cette tendance est accentuée si l'excès de poids est présent lors de l'adolescence. Les perspectives d'obésité chez les jeunes n'annoncent rien de bon en cancérologie à l'âge adulte.

En effet c'est principalement dans le tissu graisseux du sein, principalement après la ménopause, qu'il y a formation d'estrone à partir d'androstène dione. D'où la relation entre alimentation riche en graisse, l'obésité et le risque de formation de cancer mammaire, qui ne peut qu'être accentué par la prise en plus du THS qui amène des estrogènes en excès à l'âge de la ménopause.

D'ailleurs un poids ou un indice de masse corporelle élevé augmente aussi le risque de cancer du sein avant la ménopause. La taille élevée de la femme semble être aussi un facteur de risque. Une étude de l'*American Journal of Epidemiology* (1996, 143 : 698-706) réalisée chez 1 588 femmes ayant développé un cancer du sein *in situ* ou invasif et 1 394 femmes contrôles toutes âgées de moins de 45 ans a montré que le risque de cancer du sein est multiplié par 2 chez les femmes les plus grandes ayant de « fortes » glandes mammaires.

Les nouveaux traitements de l'obésité[2] n'ont pas encore fait leur preuve dans la prévention du cancer du sein. Des études ultérieures permettront de répondre.

---

2. Les nouveaux médicaments n'agissent pas en freinant l'appetit, mais en bloquant partiellement l'absorption par le tube digestif des graisses ingérées dans l'alimentation. L'Orlistat bloque d'environ 30 % de l'action d'une enzyme, la lipase libérée par le pancréas pour digérer les graisses, c'est-à-dire les couper en petits morceaux afin de faciliter leur passage dans le sang. Pour l'instant la perte de poids ne dépasse pas 10 % dans les 6 premiers mois, elle s'accompagne d'une baisse très nette du mauvais

– La sulfatase transforme l'estrogène sulfate inactif en estrogène sulfate actif, l'estradiol à potentiel cancérigène.

La recherche actuelle est très orientée vers la mise au point de molécules puissantes capables d'inhiber une telle enzyme. D'où le nom de SEEM (Selective Estrogen Enzyme Modulator) à ces produits capables de diminuer la concentration tissulaire d'estradiol.

D'autres enzymes devraient être inhibées : telle les protéines kinases C, les tyrosine kinases, la 17 bêta-hydroxystéroïde deshydrogénase, la 5 alpha réductase... La plupart d'entre elles sont bloquées dans les cellules cibles par les phytohormones. On peut déjà imaginer l'importance de leur consommation dans un cadre préventif et peut-être thérapeutique.

L'objectif permanent des chercheurs est bien de neutraliser les dangers cancérologiques des œstrogènes.

---

cholestérol. A ce traitement qui peut être au long cours, il faut associer une diminution importante des sucres et des graisses dans l'alimentation.

40. Ainsi lorsque les femmes sont un peu obsédées par leur surpoids, elles n'ont pas tort ?

Ce sont de saines craintes. En effet il existe une association entre les taux d'estradiol dans le sang et les apports lipidiques alimentaires. Les femmes ménopausées qui réduisent la teneur en lipides de leur régime alimentaire, pourront réduire leur taux d'estradiol dans le sang.

On sait aussi que la teneur en lipides de l'alimentation influencerait la sécrétion de prolactine, hormone de la lactation. La prolactine en période de lactation stimule la multiplication des cellules des canaux galactophores (lactés) du sein, ce qui est bon pour la sécrétion lactée. Par contre, en période de non-lactation, la prolactine sécrétée en étant associée aux œstrogènes joue un rôle promoteur du cancer du sein, et ce d'autant plus qu'il y a eu initiation préalable quelques années auparavant.

Malheureusement beaucoup de médicaments[3] (antidépresseurs, anxiolytiques, antivomitifs, antiulcéreux, antihypertenseurs, diurétiques, pilules pour dormir, mais aussi la nicotine du tabac) ont des effets hyperprolactinémiants qui s'ajoutant aux effets délétères des œstrogènes peuvent stimuler les effets promoteurs de cancer du sein. Ils sont surtout observés dans notre expérience chez les personnes âgées, au-delà de 70 ans, atteintes de cancer du sein. En effet, ces personnes sont de gros consommateurs de ces types de médicaments et souvent en continu, sur plusieurs années.

Chez ces personnes parfois très âgées, comme nous avons pu le vérifier, le seul traitement anti-estrogène, avec un comprimé par jour, permet à lui seul des réductions tumorales considérables et même des guérisons.

On imagine mieux le grand nombre de facteurs qui peuvent être en cause dans la genèse du cancer du sein : en plus de la génétique et des hormones directement actives il y a le surpoids, toutes ses causes et conséquences et en particulier des médicaments à action indirectement hormonale.

Alors, si de saines habitudes alimentaires peuvent jouer un rôle préventif par des effets anti-estrogéniques au niveau des

---

3. Voir dans notre livre « Prévenir les cancers du sein – ensemble relever le défi » pages 218 à 222, la liste des médicaments hyperprolactinémiants contrôlée dans le Dictionnaire Vidal.

cellules cibles capables de cancériser, il ne faut pas s'en priver. Ce sont les actions que l'on peut attendre des phytohormones, nous les analyserons en détail.

On sait par exemple que les **fibres alimentaires,** présentes dans les fruits et les légumes frais ou les moins cuits, altèrent le métabolisme des estrogènes dans un sens positif pour la santé : 15 grammes de fibres par jour réduisent les taux dans le sang d'estradiol et d'estrone. Ainsi le régime végétarien augmente l'excrétion fécale d'estradiol et diminue son excrétion urinaire. Cette orientation alimentaire diminue ainsi la présence d'estradiol libre dans le sang.

L'objectif « perte de poids », chez les femmes en surpoids ou obèse est donc juste. Il ne doit pas être atteint trop rapidement. Les pertes de 15 à 20 kilos en 1 mois n'ont pas de sens et peuvent être dangereuses.

Il est important de souligner que le traitement de l'obésité ou du surpoids exige de ne pas faire n'importe quoi. Soyez très méfiantes vis-à-vis des médicaments miracles pour « perdre du poids », « retrouver la ligne »...

Je rappelle, parmi les découvertes récentes les complications cardio-respiratoires catastrophiques observées après la prise de médicaments très connus ; l'Isoméride (médicament désormais interdit), les complications thyroïdiennes après la prise d'autres médicaments à action hyperthyroïdienne.

En plus de ces médicaments officiels ayant une autorisation de mise sur le marché (AMM), il y a aussi des pseudo-médicaments qui peuvent être très dangereux. Récemment de 1993 à 1999 des insuffisances rénales et cancers des voies urinaires ont été observées chez les femmes ayant fait des « cures d'herbes chinoises amaigrissantes ». Les gélules contenaient une herbe Aristolochia fangchi connue pour contenir de l'acide aristolochique, un toxique cancérigène. Sur 43 patientes qui avaient le stade de l'insuffisance rénale ultime, 39 ont subi l'ablation des reins et des uretères, parmi lesquelles les chirurgiens ont retrouvé 17 cancers de l'uretère et un cas de tumeur de la vessie. Sur les 21 autres patientes, 19 avaient des anomalies précancéreuses sur les voies urinaires. (*New England Journal of Medicine* du 8 juin 2000).Ces expériences malheureuses avec des médicaments officiels comme avec des produits issus de plantes exotiques, aux vertus autant magnifiées que rêvées, doivent être connues et l'on ne doit pas craindre de les diffuser pour augmenter la méfiance des femmes qui veulent à tout prix perdre du poids.

41. Et que pensez-vous des pollutions de l'environnement ? On a parlé de produits à activité hormonale... de quoi s'agit-il exactement ? Ces produits peuvent-ils être responsables de cancer ?

Ces produits font partie des xénobiotiques et sont appelés du fait de leurs effets hormonaux les xénohormones, (du grec « cenos » = étranger). Les effets des agents polluants de l'environnement, comme les pesticides et les herbicides, sur la santé humaine et animale ont fait l'objet de nombreux travaux et ont suscité des craintes évoquées dans la grande presse. Le mode d'action le plus souvent proposé de ces xénobiotiques est leur capacité à interagir avec les récepteurs des hormones stéroïdes, notamment ceux des œstrogènes et à déclencher ainsi une réponse inappropriée dans le temps et dans l'espace.

Cette inquiétude a été renforcée par l'exemple « historique » du DES, ce mimétique de l'estradiol des années 50 à 77 (voir question n° 32 et notes 29, pages 135-136 et note 32, page 138), qui pouvait provoquer l'apparition de cancers génitaux chez les filles autour ou après la puberté. Celles-ci avaient été exposées au Di-Ethyl-Stilbestrol par leur mère *in utero*.

La nocivité réelle des xénobiotiques de l'environnement est toujours un sujet de controverse, certains auteurs estimant qu'ils n'atteignent pas dans l'organisme des concentrations nécessaires à la manifestation de leurs effets xénohormonaux.

Pour les spécialistes cependant, les pesticides organochlorés (endosulfan, toxaphène, DDT, dieldrine...) interagissent directement avec le récepteur de l'œstradiol et déplacent le 17 bêta œstradiol de son récepteur. « C'est le complexe pesticide-récepteur de l'estradiol qui peut transactiver des promoteurs contenant des ERE (estrogen response element) et activer ainsi de façon illégitime des gènes sensibles à l'estradiol » (médecine/sciences 1999 ; 15 : 1 362-9). De même « des lignées de tumeurs mammaires humaines cultivées *in vitro* dénommées MCF-7 et T47D, sensibles à l'œstradiol, se multiplient en présence de ces pesticides ». Bien qu'un auteur n'ait pas montré de corrélation entre une exposition prolongée au DDT et une augmentation de l'incidence du cancer du sein, on se doit de rester prudent. Principe de précaution oblige.

Heureusement, l'ingestion d'aliments contenant des isoflavones (graines de soja) ou de la curcumine (épices) a un effet inhibiteur sur l'activité estrogénique des pesticides. D'où l'importance grandissante que l'on doit accorder aux effets positifs d'une alimentation choisie. Nous la verrons en détail.

On sait en plus aujourd'hui que l'exposition aux xénohormones, lors des périodes de développement de l'organisme (croissance *in utero* à la période embryonnaire ou fœtale), pendant lesquelles les hormones ne sont pas sécrétées, peut être délétère et provoquer des malformations. De même, l'inhibition de l'effet hormonal pendant le développement peut retarder l'apparition des caractères sexuels masculins ou féminins, en particulier de la puberté.

Beaucoup de composés exogènes ont une demi-vie beaucoup plus longue que les hormones naturelles et ceci est facile à expliquer : l'organisme ne les reconnaissant pas comme des produits physiologiques, possède peu d'enzymes pour les dégrader en vue de les éliminer. Ainsi une exposition de longue durée même à de faibles doses de xénohormones peut avoir un effet cumulatif excessif et donc négatif.

Comme le soulignent les spécialistes, « Le seul moyen dont nous disposons pour pallier les effets nocifs des xéno-œstrogènes, est d'empêcher leur utilisation. D'ici 2005, l'"Environment Protection Agency" évaluera l'activité œstrogénomimétique de 35 000 produits industriels grâce à des tests très spécifiques. » Ces tests seront réalisés *in vivo* chez la truite et chez des œufs de tortues.

Et ce n'est pas de la science-fiction : « Le sexe des tortues est déterminé par la température ; les œufs couvés à une température de 26° C donneront des mâles alors que les œufs couvés à 31° C engendreront des femelles. Cependant le déterminisme du sexe des tortues peut être inversé à la suite de l'ajout d'œstradiol. Ainsi, si les œufs de tortues placés à 26° C sont badigeonnés du produit à tester, le sexe à la naissance permettra de déterminer si cette molécule à un effet xénohormonal. *(Temperature-dependent sex determination in reptiles : proximate mechanisms, ultimate outcomes, and practical applications. Dev Genet 1994 ; 15 : 297-312).*

A ces tests *in vivo* coûteux, sont ajoutés de nombreux tests *in vitro*, en particulier sur des cultures de cellules mammaires saines ou cancéreuses. Mais un discernement s'impose aux chercheurs, car certains produits ne présentant pas un effet œstrogénomimétique *in vitro* peuvent l'avoir *in vivo* à la suite de leur métabolisation dans l'organisme.

L'augmentation du nombre de cancers, la diminution de la fertilité masculine par effets anti-androgènes de certains produits (DDT et dérivés) pourrait expliquer un certain nombre de malformations congénitales observées plus fréquemment chez les nouveau nés.

Une enquête européenne est en cours menée en collaboration avec notre collègue de Montpellier le Professeur Charles Sultan visant à repérer les polluants auxquels la mère a été exposée pendant sa grossesse et qui pourraient expliquer les anomalies constatées à la naissance. Un questionnaire de 30 pages[4] servira à déterminer à quel type de polluants alimentaires, atmosphériques... ont été soumis les fœtus qui n'ont pas pu devenir normalement fille ou garçon. Cette enquête a commencé en septembre 1998 et recherche la fréquence des malformations urogénitales chez les nouveau nés soumis à des expositions prénatales reçues par la mère. Nul doute que nous apprendrons beaucoup ainsi sur certaines anomalies dites « de naissance ».

C'est en Floride, rappelle au journaliste de *Libération* le 18 juin 2000, Eric Thybaud de l'Ineris (Institut National d'évaluation des risques industriels), que les premiers effets biologiques perceptibles ont été constatés sur des alligators et des tortues : pénis atrophié, testicules mal formés. Il s'agissait de la pollution classique due aux déversements de pesticides organochlorés dans certains lacs.

De même, en avril 1999, des flets mâles sont péchés dans l'estuaire de la Seine ; leurs testicules contiennent des cellules sexuelles féminines. Quelle est l'origine de ces transformations ? Les fortes concentrations d'œstrogènes mimétiques (plastifiants, détergents, pesticides, dont les molécules agissent comme des œstrogènes) dans les eaux du fleuve ? Ou les hormones naturelles et synthétiques évacuées par les urines des humains via les égouts urbains ? Les concentrations mesurées d'estradiol sont certes infimes mais, confirme Eric Thybaud, « cette hormone naturelle ou synthétique éliminée par les femmes est 100 000 fois plus active que les molécules de plastique ou de détergent ».

Pour en savoir plus je conseille l'excellent article d'Yves Levi : « Les micropolluants à effets modulateurs endocriniens » et le site sur le Web : «www.u-psud.fr/labospe.nsf»

---

4. Pr Charles Sultan – Service d'Endocrinologie Pédiatrique de l'Hôpital Arnaud-de-Villeneuve – Fax : 04 67 33 86 96.
E mail : c-sultan@chu-montpellier.fr – titre de l'enquête : « Urogenital Malformations in Boys : study of Incidences and Prenatal Exposures ».

42. Que faut-il penser des hormones présentes dans les viandes, le veau ou le bœuf « aux hormones » ? Faut-il être végétarien ?

J'en ai longuement parlé dans mon livre sur la prévention des cancers du sein. Les 5 hormones autorisées aux USA sont : d'une part les hormones stéroïdes sexuelles synthétisées en laboratoire comme l'estradiol, la progestérone et la testostérone, d'autre part la trenbolone et le zéranol dont la structure chimique est proche des précédentes.

Pour la FDA (Food and Drug Administration) « l'augmentation du taux des hormones naturelles dans la viande des animaux traités est extrêmement faible comparée à la production quotidienne de ces mêmes hormones par l'homme ou la femme. Par exemple un morceau de viande de 500 grammes provenant d'un bœuf traité contient 15 000 fois moins d'estradiol que la moyenne quotidienne produite par un homme et plusieurs millions de fois moins d'estradiol que la quantité produite par une femme enceinte ».

Les « activateurs de croissance » autorisés aux USA sont très bon marché, environ 1 dollar par animal, qui permet un gain de 30 à 70 dollars suivant l'animal, veau, bœuf ou génisse. Ces activateurs sont interdits en Europe par une directive de la CEE adoptée en décembre 1985 et devenue effective le 1er juin 1989. De plus, l'éventualité de l'autorisation en 1991 de l'hormone dite « somatotropine bovine » (BST), hormone de croissance produite par manipulation génétique et qui devait permettre une augmentation de la production laitière, a renforcé les inquiétudes des consommateurs européens mieux informés (pour une fois) que les Américains. L'affaire de « la vache folle » aura aidé à prendre enfin[5] conscience des dangers d'une science « non écologique ».

---

5. Le 13 janvier 1923 à Dornach, Rudolf Steiner écrivait « Que se produirait-il donc si au lieu de végétaux le bœuf se mettait à manger de la viande ? Toutes les forces qui pourraient produire de la chair en lui se trouveraient donc désœuvrées... Au lieu de chair ce sont des substances nuisibles qui sont fabriquées. ... Si le bœuf mangeait directement de la viande, il en résulterait une sécrétion d'urate en énorme quantité, l'urate irait au cerveau et le bœuf deviendrait fou. » Même si Steiner était anthroposophe et s'il fut considéré comme farfelu, il faut reconnaître la justesse de son avis. *In* Science de l'Esprit-Santé et Maladie. Quatorzième conférence, p. 331-332.

En mai 2000 la Commission Européenne a proposé d'interdire totalement l'utilisation d'hormone de croissance pour le bétail au sein de l'Union Européenne, tout particulièrement l'hormone estradiol 17 bêta et ses dérivés stéroïdiens. En avril 1999, le Comité avait déjà rendu un avis qui indiquait que l'administration d'hormones de croissance au bétail créait des risques pour la santé des consommateurs. Remarquons que le 17 bêta-estradiol est une des hormones la plus fréquemment présente dans la pilule contraceptive et à des taux équivalents à 15, 20, 30, 50 microgrammes par pilule (voir questions n° 28 et 33).

Dans le dictionnaire des cancers de A à Z de notre collègue Bernard Hoerni, la spécialiste des hormones Simone Saez précise en avril 2001 : *« Les estrogènes naturels n'ont pas en soi la capacité de transformer une cellule normale en cellule cancéreuse, mais s'ils contribuent à la stimulation de la prolifération de certaines cellules (dont l'utérus et le sein), ils peuvent augmenter la sensibilité aux produits cancérogènes et entraîner une multiplication plus rapide de cellules déjà tumorales. »*

Autant dire que l'accumulation de produits hormonaux exogènes, (xénobiotiques à actions faiblement hormonales + hormones synthétiques) peut contribuer à l'augmentation considérable de l'incidence des cancers du sein observée en nos pays.

43. Nous femmes, sommes dans l'inquiétude : quelle est la différence entre les hormones présentes dans les viandes et celles qui sont dans la pilule ?

Votre question est logique. Aujourd'hui, beaucoup de femmes ont peur à juste raison des hormones de l'alimentation. Les autorités sanitaires nationales et internationales y font de plus en plus attention, car des données scientifiques sur leurs effets délétères existent, sont répertoriées et connues des consommateurs. Mais on oublie souvent, plus inconsciemment que consciemment, les quantités d'hormones qui sont apportées à l'organisme humain féminin dans le cadre seulement contraceptif. Ces quantités qui circulent dans l'organisme sont loin d'être négligeables.

Essayons de donner une comparaison : dans un comprimé de pilule pris chaque jour, il y a au minimum 10 microgrammes d'œstradiol, quantité qui serait présente dans 100 kilos de viande... et comme l'ethynil-estradiol donné par la bouche a une activité estrogénique 100 fois supérieure à celle de l'œstradiol, cela correspondrait à 10 000 kilos de viande.

L'équivalence pilule/veau aux hormones

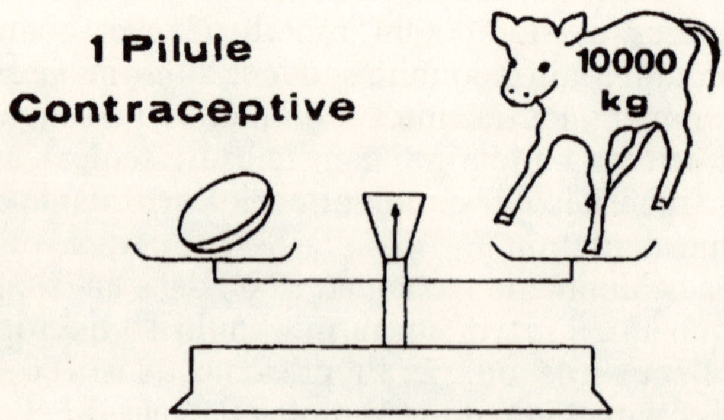

L'ingestion d'une pilule contraceptive faiblement dosée apporte chaque jour la même quantité d'hormone que celle contenue dans *100 kg de viande ou de foie de veau contenant 0,3 ppb d'*œ*stradiol.* En prenant en considération que ces pilules sont habituellement à base d'éthinylœstradiol dont l'activité œstrogénique par voie orale est 100 fois supérieure à celle de l'œstradiol, l'équivalent hormonal d'une telle pilule est apporté par la consommation de 10 000 kg de viande, c'est-à-dire *la viande de 100 veaux* réunis. Dans un cas, le risque est librement consenti et socialement accepté, dans l'autre il apparaît imposé et est refusé par le consommateur...

« Les anabolisants en élevage »
in *Médecine et Nutrition*. 1985, t. XXL n° 5, 315-327.

Avec les œstro-progestatifs des contraceptifs oraux, il nous paraît utile de calculer les quantités précises d'œstrogène et de progestérone qui sont apportées à l'organisme en plus des taux normaux qui existent dans le sang.

Voyons d'abord les œstrogènes

Les taux normaux des œstrogènes dans le sang au cours du cycle féminin, varient entre 40 et 360 picogrammes ou 0,04 à 0,36 nanogrammes ou 0,00004 à 0,00036 microgrammes par millilitre de sang (voir les courbes des taux hormonaux dans le sang au cours du cycle féminin.).

La dilution dans le sang de l'ethinyl-estradiol d'un seul comprimé de pilule correspond à 10 microgrammes ou 10 000 nanogrammes au minimum[6] pour 5 litres[7] de sang soit 2 nanogrammes par millilitre de sang.

La comparaison entre l'apport par millilitre de sang d'un seul comprimé de pilule très minidosée à 10 microgrammes et les taux d'estrogène dans le sang féminin au cours d'un cycle est donc de 10 à 50 fois plus d'œstrogènes introduits artificiellement dans le sang que les taux normaux[8]. Or la femme en consomme en moyenne 20 jours par mois. Et l'on cherche à lui en faire consommer 84 jours consécutifs avec la prochaine pilule la Seasonale.

Au niveau des courbes des taux œstrogéniques on observe un aplatissement, finis les pics hormonaux successifs, mais au total la hauteur moyenne de la courbe ou la surface de celles-ci sont en permanence plus haute et plus grande (voir les courbes des différents taux hormonaux à la question 6).

---

6. Tous les comprimés de pilule qui contiennent des œstrogènes ont un taux supérieur à 10 microgrammes d'ethinyl-estradiol : 15 pour les plus faiblement dosées.

7. Ces 5 litres correspondent à la quantité totale du sang circulant dans tous ses vaisseaux chez une femme.

8. Pour ceux ou celles qui voudraient vérifier ces comparaisons, je rappelle pour faciliter les calculs les équivalences : 1 mg = 10-3 gr ; 1 microgramme = 10-6 gr ; 1 nanogramme = 10-9 gr ; 1 picogramme = 10-12 gr ; 1 fentogramme = 10-15gr ; 1 attogramme = 10-18 gr.

Pour les progestatifs, le calcul est similaire

Les taux sanguins normaux de progestérone varient entre 1 et 10 nanogrammes par millilitre de sang. La dilution dans le sang de la progestérone d'un seul comprimé de pilule correspond à 0,5 mg au minimum[9] pour 5 litres, soit 0,1 mg par litre et 0,1 microgramme par millilitre.

La comparaison entre l'apport par millilitre de sang d'un seul comprimé de pilule très minidosée à 0,50 mg de progestérone et les taux de progestérone dans le sang féminin au cours du cycle est donc 10 à 100 fois plus de progestérone introduits artificiellement dans le sang que les taux normaux. Or la femme en consomme en moyenne 20 jours par mois.

Quant aux courbes de la FSH et de la LH pendant le mois, chez la femme qui consomme des œstro-progestatifs, ces courbes sont évidemment aplaties. L'hypophyse est mise au repos ou bloquée dans son fonctionnement, ce qui peut expliquer les hypersécrétions anormales d'une autre hormone hypophysaire, la prolactine, du fait de l'apparition d'une anomalie classique au niveau de l'hypophyse appelée, « l'adénome hypophysaire ». L'hyperprolactinémie est responsable de tensions mammaires, d'une fausse sécrétion lactée, on parle de « galactorrhée » ou d'écoulement galactophorique, qui peut être clair ou le plus souvent laiteux, émis au niveau du mamelon, d'un seul ou des deux côtés.

Il y a 20 à 25 ans, ces adénomes, tumeurs bénignes, étaient rares et se révélaient par des troubles de compression intracrânienne, jusqu'à des troubles visuels par compression à la base du cerveau, des voies nerveuses de la vision. Aujourd'hui, les adénomes de l'hypophyse sont courants. Ils sont découverts plus tôt, grâce aux progrès de l'imagerie médicale avec le scanner et l'IRM qui montrent une déformation de la cavité osseuse (selle turcique) où est logée normalement l'hypophyse à la base du cerveau.

---

9. Les taux de progestérone des pilules contenant le progestatif seul ou associé aux estrogènes sont au minimum de 0,5 mg et au maximum de 5 mg par comprimé.

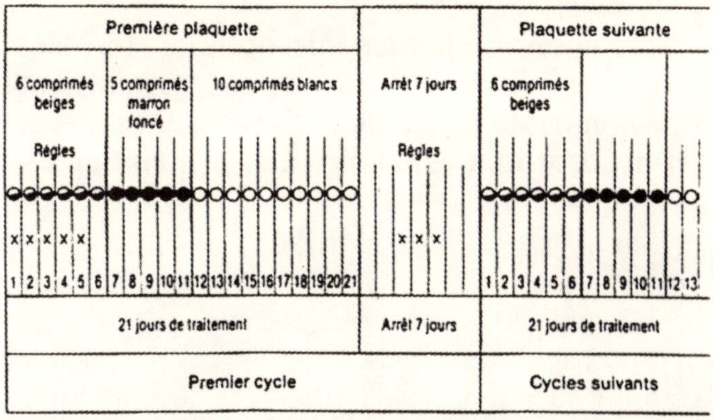

« Dosages hormonaux en œstrogènes et progestérone d'un cycle sous contraceptif oral – pilule monophasique, l'œstrogène et la progestérone étant administrés ensemble 3 semaines par mois. (Parfois les doses des 2 hormones sont modulées – pilules bi ou triphasiques) »

Noter que seules ont été dosées les hormones naturelles. En effet la plupart des hormones exogènes apportées, sont dosables par des méthodes différentes de celles qui dosent les hormones naturelles.

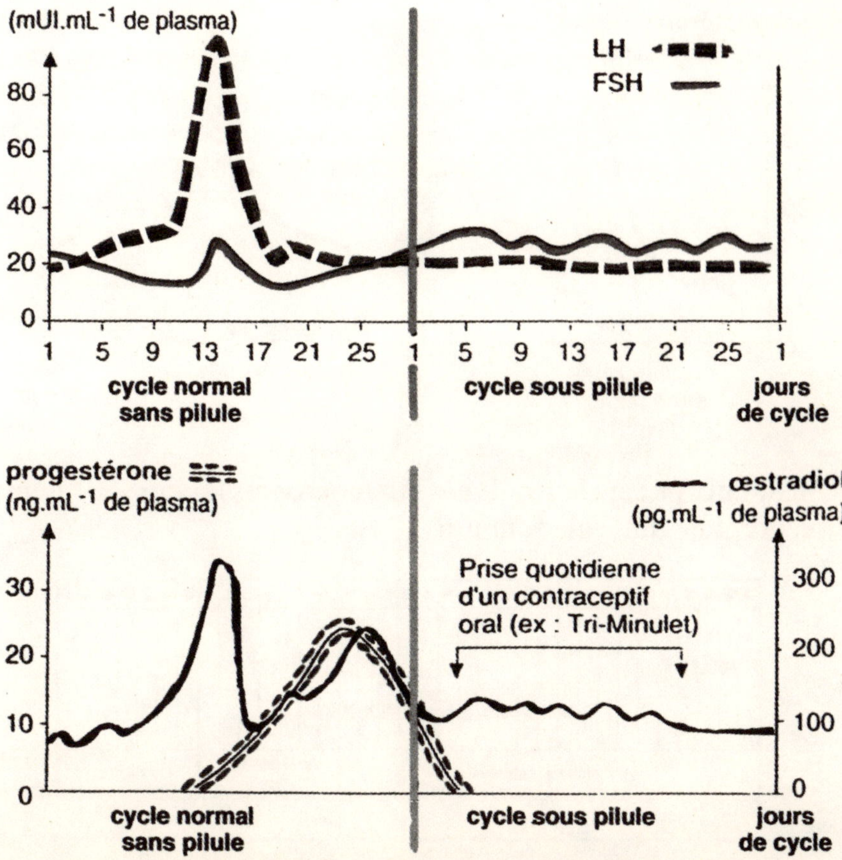

« Cas d'une micropilule : les micropilules, formées de progestérone, doivent être prises tous les jours sans interruption »

Évolution comparative des taux d'œstrogènes, progestérone, FSH et LH pendant un cycle normal et pendant un cycle sous pilule

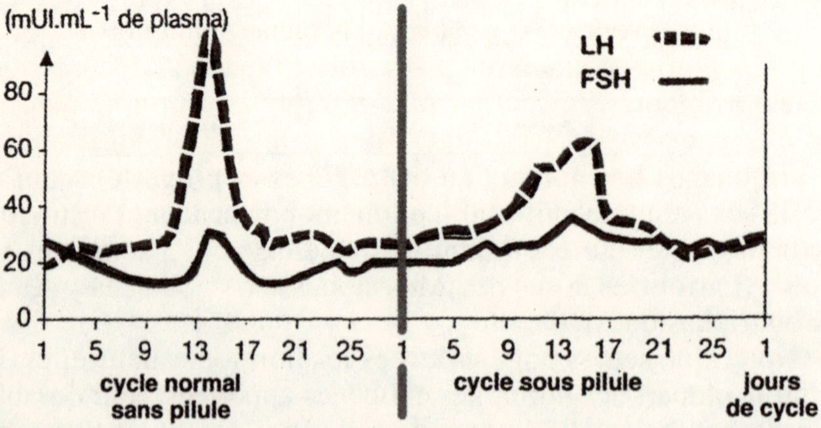

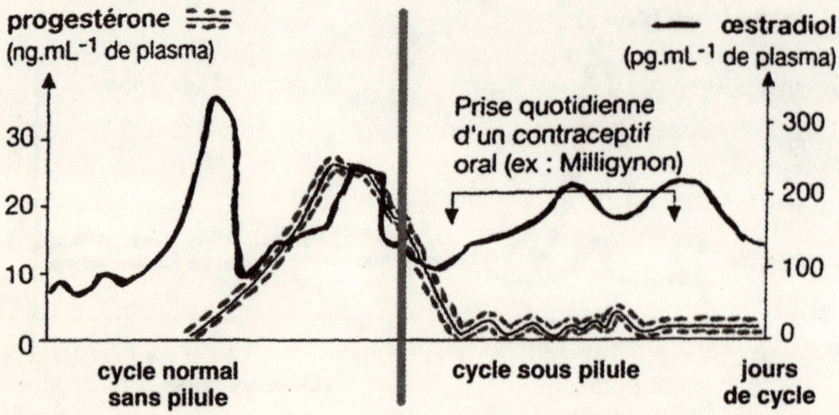

Ces taux et courbes doivent être comparés à ceux de l'évolution normale du cycle féminin.

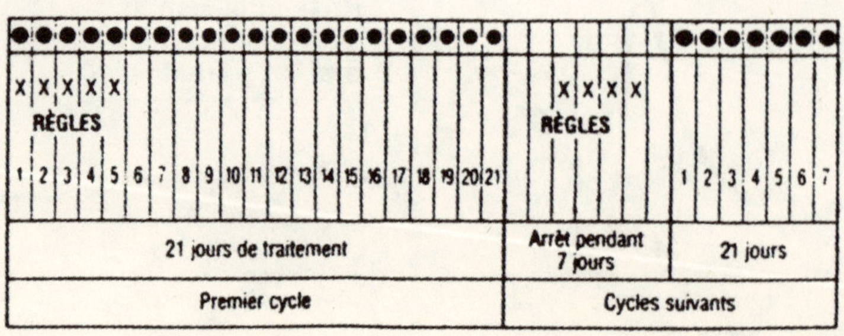

Le nombre de marques et dosages de pilules est d'ailleurs impressionnant, 40 disponibles en France (voir questions n° 28 et 33). Et il est important que les femmes le sachent, à la fois pour comprendre pourquoi leur médecin peut changer de prescription selon les modes d'action, les effets secondaires, les risques de complications.

Le plus souvent vous ne savez pas bien comment fonctionne la pilule et n'en connaissez pas suffisamment les répercussions et les problèmes de santé – plus nombreux qu'on ne pense – qu'elle peut causer. Cette ignorance vous est préjudiciable et explique le retard de diagnostic face aux complications observées. Car les grandes complications ne surviennent pas du jour au lendemain, elles font signes.

Et si ces signes étaient connus et repérés par les femmes comme des avertissements, elles pourraient les signaler plus précocement à leur médecin.

Mais les prescripteurs se gardent souvent de les informer, afin de ne pas les inquiéter. Ils sont eux-mêmes inconscients souvent des risques encourus par leurs clientes ou pensent, s'ils les connaissent, qu'ils constituent de moindres maux par rapport à des grossesses non désirées. C'est, nous semble-t-il, faire peu de cas de l'intelligence des femmes et de leur capacité à choisir en connaissance de cause d'autres moyens contraceptifs moins dangereux et aussi contraceptivement efficaces.

Parmi ces troubles : la prise de poids est fréquente, les modifications de la libido, les jambes lourdes, et à plus long terme, une hypertension artérielle, une augmentation sensible des taux de cholesterol, une maldigestion, des troubles de la vésicule biliaire, des lésions bénignes de sein (fibro-adémone), ou des kystes bénins des ovaires (ils sont dits fonctionnels...).

N. B. Pour une meilleure lecture des courbes ci-dessus on se reportera aux pages en couleur en fin de volume.

44. On parle de plus en plus de risques pour la santé liés à la consommation des œstro-progestatifs. Est-ce prouvé scientifiquement ?

Ils sont indiscutables. Voici ces risques reconnus par les spécialistes en l'an 2000 et normalement enseignés aux étudiants en médecine. (*Revue du Praticien* 2000, Tome 50, N° 4, p. 451-460)

– **Risques pour le foie** (pour une consommation totale supérieure à 7 années) : augmentation, multipliée par 30, de la fréquence de certaines tumeurs hépatiques : adénome du foie, hyperplasie nodulaire focale et risques, si les traitements sont maintenus, d'apparition de certains cancers du foie ;

– **Risques d'hypertension artérielle** chez 5 % des utilisatrices ;

– **Risques d'accidents thrombo-emboliques veineux**, tels que phlébites, multipliés par 3 à 5. Selon une étude néo-zélandaise de juin 2000, les pilules dites de 3e génération, c'est-à-dire les plus récemment mises sur le marché et contenant certains progestatifs (desogestrel ou gestodène) seraient plus à risque que les précédentes. Ils confirment des publications de 1995 (*Lancet* 1995, 346, p. 1575) qui avaient été contestées par l'industrie pharmaceutique.

L'équipe de Nouvelle-Zélande a répertorié toutes les femmes de 15 à 49 ans, 29 décédées d'une embolie pulmonaire entre 1990 et 1998 et les a comparées à des témoins du même âge, même poids, même niveau socio-culturel... Près de 65 % des femmes victimes d'embolie pulmonaire prenaient la pilule, et seulement 23 % dans le groupe des témoins. Après une analyse statistique, les auteurs estiment que **les femmes sous pilule ont 10 fois plus de risque de présenter une embolie pulmonaire que les autres.**

La seule façon de minimiser ce résultat (trop dangereux à faire connaître), pour que les femmes ne changent pas d'attitude est d'ajouter le commentaire suivant que nous avons trouvé dans la grande presse : « Le risque absolu d'embolie fatale sous contraceptif reste très faible, il est estimé à 10,5 cas par million de femmes par an. Un taux qui reste inférieur à celui observé lors de la grossesse... » (*Le Figaro* du 16 juin 2000 p. 14) Concluez : « La grossesse reste plus dangereuse que la contraception. »

Et une nouvelle étude parue dans le *British Medical Journal* le 26 août 2000 essaye d'innocenter cette « micro-pilule » avec pour seul argument : « La prise de ces micro-pilules chez les Britanniques de 15 à 49 ans est passée de 53 % des femmes pour la période de janvier 1993 à octobre 1995 à 14 % pour la période suivante consécutive à l'annonce alarmiste, de novembre 1995 à décembre 1998, mais cette chute drastique de l'utilisation n'a entraîné aucune réduction des accidents thrombo-emboliques. »

La troisième génération de pilule, type Mercilon, Minulet ou Triadène serait-elle innocentée ? On pourrait aussi bien conclure que les autres pilules sont aussi en cause, ce qui est encore plus grave ! En France, 1,6 million sur 4,3 millions de femmes qui utilisent un contraceptif prennent ces pilules micro-dosées commercialisées depuis une quinzaine d'années, mais toujours non remboursées. Elles sont vendues entre 150 et 180 F pour 3 mois, contre 60 F pour les plus anciennes qui, elles, sont remboursées.

– **Risques d'accidents artériels** avec un risque relatif multiplié par 3 ou 4 pour les accidents coronaires (artères du cœur obstruées), par 4 à 9 pour les accidents vasculaires cérébraux.

– **Risques de cancers** : rappelons que la prise d'œstro-progestatifs augmente de 25 % environ l'incidence (c'est-à-dire le nombre de nouveaux cas) du cancer du sein. Et ce risque est augmenté lorsque la prise a débuté avant l'âge de 20 ans. Ajoutons qu'heureusement le risque disparaîtrait 10 ans après l'arrêt de la pilule, ce dont nous doutons fortement vu le nombre de femmes atteintes de cancers du sein et ayant consommé ces hormones, plus de 10 ou 15 ans avant le dépistage du cancer. D'après les statisticiens de l'Ined, les femmes qui utilisent la pilule la consomment en moyenne 12 années au total.

Il faut ajouter aux risques non négligeables de cancer du sein, ceux de cancer de l'utérus, qui dérivent directement de l'hyper-développement des cellules à l'intérieur de l'utérus, au niveau de sa muqueuse, appelée « hyperplasie endométriale », la même que celle que l'on retrouve après une utilisation de plusieurs années d'anti-œstrogènes, dans le traitement du cancer du sein, pour éviter des métastases.

On touche du doigt l'action délétère pour l'utérus à la fois des œstrogènes – qui ne sont pas neutralisés suffisamment par le progestatif associé – et des anti-estrogènes qui sont probablement protecteurs au niveau du sein, mais pas au niveau de l'utérus. Il ont un effet *œstrogen-like* sur l'utérus.

Sur ce sujet, celui des relations avec le cancer du sein, nous sommes toujours étonnés de voir combien sont mal tenus les dossiers des patientes atteintes de cancer du sein, dans toute la France, et même dans les centres anticancéreux.

Nous avons pu constater les mêmes insuffisances aux USA ou au Canada, sans parler des pays en voie de développement où les femmes ne savent même pas ce qu'elles ont eu. Les questionnaires concernent les prises hormonales présentes, c'est-à-dire au moment du diagnostic. Elles ne précisent presque jamais les types de pilules consommées, dans les 10, 20 ou 25 années précédentes, leur nom, les dates de consommation. Dans notre expérience, c'est le Stédiril qui est le plus souvent rencontré chez les femmes de 40 ans et plus, mais on commence à voir Adepal, Minidril... .

Remarquons que les laboratoires précisent discrètement parmi les « effets indésirables », les tumeurs mammaires et utérines, sans évidemment mentionner le mot « cancer ». Trop dangereux pour le marketing !

Ainsi, devient-il difficile sinon impossible de tenir compte des résultats des études épidémiologiques, dans la mesure où les fiches de renseignements sont remplies le plus souvent par des stagiaires plus ou moins compétents, qui n'ont aucune consigne ou méthode d'interrogatoire. Chez une femme qui dit au départ ne jamais avoir consommé d'hormones, un interrogatoire rigoureux trouve presque toujours la pilule au moins 3 à 5 ans, ou bien des traitements hormonaux autour d'une grossesse ou d'une fausse couche, et de plus en plus souvent des traitements contre l'anxiété, l'angoisse, la déprime, l'hypertension dont nous avons expliqué les dangers à long terme (voir question n° 40)... (voir aussi la liste de ces médicaments dans notre livre « Prévenir les cancers du sein – Ensemble relever le défi[10] », p. 218 à 222).

Ainsi, toutes les femmes devraient se poser les questions suivantes face à une tumeur bénigne ou maligne du sein : quel type de pilule ai-je consommé (donc quelle marque), combien de temps, en année et en mois, pourquoi l'ai-je arrêté ? et comment l'ai-je supportée ?

Il reste les risques dits mineurs. Nous les citons dans l'ordre donné par la *Revue du Praticien* citée plus haut en

10. Éditions FX de Guibert – 3 rue JF Gerbillon – 75006 Paris – Tel : 01 45 48 97 77 / Fax : 01 42 22 56 69.

page 454 : « Apparition de céphalées ou de migraines, vertiges, modification de la vision ou exacerbation d'une épilepsie... D'autres peuvent céder en changeant de marques et de dosage de pilule : nausées, augmentation du poids, tension mammaire, irritabilité, dépression, chloasma (tâches pigmentées irrégulières du visage, observées surtout pendant la grossesse – masque de grossesse), jambes lourdes, peau grasse, hypertrichose (fin duvet sur le visage), saignements entre les règles, diminution ou absence de règles, modification en réduction de la libido, candidoses (champignons) vaginales et irritation oculaire par des lentilles de contact. »

Quant aux 11 bénéfices cités dans l'article, un seul est certain et constant : régularisation des cycles menstruels. Évidemment ce sont des cycles artificiels.

Et quel n'est pas notre étonnement de lire dans le livre Dico Ado chez Gallimard Jeunesse, édité en 2001, en page 304 sous la responsabilité et la signature d'un éminent collègue : « ... Il existe des pilules mises au point spécialement pour les adolescentes (microdosées, c'est-à-dire très faiblement dosées en œstro-progestatifs) et qui sont efficaces à 100 %. Et il faut savoir que ce qu'on raconte sur la pilule : qu'elle rend stérile, qu'elle fait grossir, qu'elle donne le cancer et qu'elle est nuisible, est totalement faux. »

Un peu plus loin, il est précisé curieusement que « le préservatif n'est pas une contraception » et « on ne peut pas remplacer la pilule par un préservatif ». Et l'abécédaire à la lettre P, en page 453, omet complètement le préservatif féminin, le « fémidom », et par surcroit le confond avec le diaphragme...

Il est également oublié de préciser ce que l'on trouve sur Internet en cherchant bien, concernant les risques de difficultés procréatrices à l'arrêt de la pilule « Retour parfois long de la fertilité (mais jamais de stérilité induite par la pilule) ».

La contraception n'a pas fini d'évoluer

Nous avons déjà vu la Seasonale aux questions 27 et 30. Il y a d'autres perspectives.

D'après Karine Plouffe, sur Internet. « *Un suppositoire vaginal à base de levain et d'excréments séchés de crocodile : voilà avec quoi les riches Égyptiennes espéraient contrer une grossesse non désirée il y a 40 siècles. Alors que « la pilule » célèbre ses 40 ans, l'industrie de la contraception a le vent dans les voiles. Les prochaines années nous réservent quelques surprises... Depuis que l'homme — et la femme — des cavernes a compris l'équation pénétration + éjaculation = rejetons, l'humanité attendait ce grand moment. Il est enfin arrivé il y a exactement 40 ans. Synthétisée en 1958, baptisée Enovid, testée l'année suivante (avec un succès inespéré) par 150 Portoricaines et lancée sur le marché en 1960, la pilule anticonceptionnelle a provoqué une révolution d'alcôve et a changé le cours de l'Histoire. Elle figure en bonne position sur toutes les listes récentes des grandes inventions du* XX*e* *siècle. Difficile de résumer le formidable impact d'une si petite chose. Disons simplement que, sans elle, vous auriez sans doute autant de frères et de sœurs que Céline Dion. Mais le règne incontesté de la pilule (gobée, avalée chaque jour par plus de 70 millions de femmes dans le monde) touche peut-être à sa fin. Dans des laboratoires d'Amérique et d'Europe, les prétendants au trône fourbissent leurs armes et se préparent à l'attaque. Voici les plus prometteurs. On aura bientôt une nouvelle copine : YASMIN. Pilule contraceptive dernier cri, elle est à base d'une hormone synthétique, la drospérinone, proche cousine de la progestérone naturelle. Les études cliniques démontrent que les femmes qui choisissent ce moyen de contraception sont assurées de conserver un poids stable et peuvent même perdre quelques kilos ! La drospérinone a également un léger effet diurétique, ce qui combat la rétention d'eau et a des répercussions positives sur la tension vécue lors de certaines périodes du cycle menstruel. On croit rêver... À vous de vérifier tout ça à compter de 2001. »*

Vous voyez que vous n'êtes pas oubliées ! Et le même auteur poursuit pour les femmes et sans oublier les hommes :

« Êtes-vous timbrée ? On parle bien sûr de ces très populaires patchs cutanés anti-nicotine. Eh bien, les timbres contraceptifs seront bientôt sur les tablettes des pharmacies américaines. La compagnie Johnson & Johnson est sur le point de commercialiser ce type de contraceptif, comme alternative à la pilule traditionnelle. Il s'agit en fait du même type de contraceptif que la pilule, mais il ne nécessite pas une prise quotidienne. On pourra coller le timbre n'importe où sur son corps, le laisser là pendant cinq jours et jouer sans crainte au docteur. La commercialisation de ce timbre n'est pas encore prévue au Canada. »

Et pour les hommes : *« La contraception masculine est aussi dans le collimateur des scientifiques. Exemple : on pour-*

rait injecter à Monsieur du bucilote de testostérone, un dérivé de la testostérone à longue action. Ce procédé viendrait bloquer la spermatogenèse, donc supprimer la formation de spermatozoïdes. Une seule injection serait efficace pour une période de trois mois. L'Organisation mondiale de la santé (OMS) attend actuellement un accord entre différents pays pour commencer les essais cliniques. Monsieur a peur des piqûres ? Qu'il inhale donc : une autre possibilité, la prise par le nez d'un inhibiteur de l'hormone lutéinisante, responsable de la spermatogenèse, empêcherait la fabrication de spermatozoïdes. Un seul snif, et c'est no problem pendant 30 jours. On ignore encore quand ces petites merveilles seront disponibles. »

Il y a aussi la perspective OGM

« On parle beaucoup de génétique depuis quelque temps, et pas toujours en bien... Mais cette science a le bras long et s'intéresse à tout, notamment à la contraception. Par exemple, de nouvelles expériences sur des rats pourraient déboucher sur une méthode contraceptive génétique... et masculine. Il s'agit d'éliminer un gène, le P2X1, pour réduire l'éjaculation. Ce gène est présent dans les cellules qui activent le processus de passage du sperme lors de l'éjaculation. Chez les rats qui ont subi l'ablation de ce gène, le taux de fécondation n'était que de 13,7 %, comparativement à presque 100 % chez les rats normaux. Chez l'homme, la découverte du P2X1 pourrait même avoir des répercussions positives sur le traitement de la stérilité. Mais patience : du rat à Raoul, en génétique, il peut s'écouler quelques années. »

Et les vaccins contraceptifs sont déjà en route

« On se fait déjà vacciner contre la grippe de Sydney, pourquoi pas contre le sperme d'André ? L'idée semble farfelue, pourtant des chercheurs très sérieux tentent depuis des années de mettre au point un vaccin contraceptif. Le but : que le système immunitaire se défende contre les spermatozoïdes ou l'ovule. En clair, le vaccin déclencherait une sorte d'allergie à notre propre reproduction. Le docteur Frank Boué, chercheur et biologiste européen, a fait plusieurs essais sur des renards, qui se sont soldés par des cancers des ovaires ou des inflammations

des testicules ! Mais Boué n'est pas le seul à explorer cette avenue. Et les applications seraient multiples : freiner l'explosion démographique des éléphants en Afrique du Sud, ou la multiplication effrénée des lapins australiens... À l'heure actuelle, c'est encore de la science-fiction, mais qui aurait pu prédire le retour du disco ? »

A moins que toutes ces recherches ne deviennent inutiles, le jour où les femmes décideront d'apprendre à lire dans leur corps, très simplement au jour le jour et avec certitude, les signes de leur fécondité. Et les hommes à en tenir compte, fût-ce à l'aide d'un simple préservatif.

Ce temps n'est peut-être pas si loin, celui de l'Écologie de l'Amour et de la Sexualité.

Cependant en ce début de millénaire nous n'en prenons pas le chemin. La concurence est féroce entre les firmes pharmaceutiques pour les « médicaments de l'amour » : Viagna de Pfizer, Urima d'Abott, Ixense de Takeda.

Le fait que le premier médicament destiné à traiter les troubles de l'érection n'ait pas eu le succès commercial espéré apporterait-il la preuve que les hommes ne vont pas si mal ?

45. Une jeune fille qui se plaint d'avoir beaucoup d'acné fait-elle des erreurs alimentaires ? Quels changements lui proposez-vous dans ses habitudes ?

Ce sont d'une façon générale les mauvaises habitudes alimentaires des jeunes : trop de protéines et de graisses animales, de sucres, pas assez de vitamines naturelles, de fibres et de phytohormones dans les aliments, des produits trop cuits, chargés de conservateurs, colorants, édulcorants et tout autre produit chimique que l'organisme n'arrive pas à évacuer. Sauf peut-être par la peau. Des études scientifiques seraient à faire dans ce sens. Les stress de l'adolescence en construction favorisent aussi les déséquilibres hormonaux d'où des règles irrégulières qui inquiètent la mère plus que la fille et que les médecins sont très tentés de régulariser par la prescription de la pilule.

Que proposer ? D'abord il ne s'agit pas d'un régime, mais de « manger mieux et meilleur », car vous le vérifierez facilement, la jeune fille qui a beaucoup d'acné mange presque toujours mal. Elle est soumise tous les jours à la restauration collective scolaire ou universitaire et essaye de s'en libérer en allant au Mac Do, ce qui n'est pas mieux. Sans parler de tous les biscuits, barres chocolatées, qui déséquilibrent la digestion, la flore intestinale et sont à l'origine de ballonnements, troubles du transit intestinal avec alternance de diarrhées et constipation. Les repas sont en général gras, trop cuits et les desserts sont empaquetés ou dans des petits pots. Les fruits, quand ils sont présents, ne sont pas beaux. Une grande partie de l'apport calorique est lacté, les pub aidant beaucoup ce genre de consommation.

Il ne s'agit pas de ne pas manger. Je le répète, il devient essentiel pour sa santé de « manger mieux et meilleur », de jeûner de tous les produits qui apportent trop de graisses et de sucres et de consommer les meilleurs pour notre santé.

La seule graisse conseillée sera végétale, l'excellente huile d'olive, vierge, 1ère pression à froid, qui assaisonnera largement toutes vos salades.

Ainsi seront stoppées les consommations des graisses animales, donc les viandes rouges en particulier et la charcuterie. De même, moins de crèmes, de pâtisseries, de pâtes (à absorption semi-rapide et responsables d'un fort index glycémique, lequel a remplacé la notion de sucres lents et rapides), moins de laitages et fromages provenant du lait de vache. Ces derniers seront remplacés par les fromages de chèvre et de brebis.

On augmentera la consommation de poissons, fruits de mer, fruits et légumes frais, légumineuses et céréales complètes cuites à la vapeur douce, c'est-à-dire à moins de 100° C, nous verrons pourquoi.

Et avec un tel changement alimentaire, on verra les effets se produire dès la première semaine, avec une régression spectaculaire des boutons d'acné dès le dixième jour. Évidemment il faudra poursuivre et transformer ce mode d'alimentation en bonnes habitudes. La persévérance est d'autant plus facile que ce type d'alimentation est agréable et que la jeune fille se sent rapidement mieux dans sa peau.

Ce changement d'habitudes alimentaires est une excellente orientation pour l'avenir. Il vaut mieux commencer tôt. Au total l'acné a fait signe qu'il fallait changer[11]. Et les conseils que je donnerai à un garçon seront les mêmes. L'acné est d'abord lié à une peau grasse et en plus à une carence en métabolites de la vitamine A. Les conseils alimentaires consisteront donc à supprimer toutes les graisses animales en excès et à neutraliser les déficits ou carences en provitamine A ou vitamine A.

La provitamine A, caroténoïde[12] par excellence est transformée par l'organisme en vitamine A. Elle est présente dans beaucoup d'aliments végétaux dont les taux pour 100 grammes sont :

---

11. Pour les aspects concrets et quotidiens, voir le livre « Manger mieux et meilleur – Art, Plaisir, Santé » de Christine Bouguet-Joyeux – Éd. F.X. de Guibert – sous presse.

12. Les caroténoïdes sont des pigments liposolubles en grande partie responsables de la couleur jaune, orange et rouge de nombreux fruits et légumes. Ils sont exclusivement synthétisés par les plantes, les algues et les bactéries. Les animaux peuvent les accumuler dans leurs tissus. Les caroténoïdes sont responsables de la coloration rose des plumes des flamands, de la coloration jaune de la chair de poulet fermier et du jaune d'œuf, et de la coloration saumon de la chair de certains poissons. L'alimentation humaine contient environ une cinquantaine de caroténoïdes, mais 6 sont retrouvés en quantité notable dans le plasma : le bêta-carotène, le lycopène, la lutéine, la bêta-cryptoxanthine, l'alpha-carotène et la zéaxanthine. Les caroténoïdes participent à 20-30 % des apports quotidiens en vitamine A dans les pays scandinaves, à 40-60 % dans les pays occidentaux et à 60-70 % dans certains pays en voie de développement et à quasiment 100 % chez les végétariens.

Potimarron 17 mg, Pissenlit 8,4 mg, Carotte 10 mg, Persil 7 mg, Abricots secs 4,7 mg, Épinard 4 mg, Fenouil, 3,7 mg, Oseille 3,5 mg, Chou vert et Mangue 3, Cresson 2,9, Potiron et Melon 2 mg, Abricot 1,5 mg, Tomate et Pêche 0,5 mg, Avocat 0,185 mg.

Si l'on consomme trop de provitamine A, la majeure partie est stockée dans le tissu adipeux sous-cutané. Son taux dans le sang n'est pas régulé par le foie comme pour la vitamine A ; il est donc le reflet exact du status vitaminique A à un moment donné. La consommation de caroténoïdes est évaluée à environ 5 mg par jour.

La vitamine A est surtout présente dans les produits animaux sous forme d'ester de rétinol dont les taux pour 100 grammes sont : jaune d'œuf 80 à 100 mg, huile de foie de morue 15 à 120 mg, foie de poissons 70 à 100 mg. Le rétinol est stocké dans le foie, ce qui explique que les excès de consommation en vitamine A peuvent dégrader gravement le foie. Le taux sanguin est faible sans rapport avec le stockage dans le foie, surtout si l'apport protéique de l'alimentation est faible.

46. Mais alors, que proposez-vous concrètement pour éviter tous ces cancers du sein et pour éviter tous les troubles pénibles de la ménopause ?
Que conseillez-vous à celles auxquelles on a fait commencer un traitement, par exemple le THS depuis une année ?

Voyons d'abord la ménopause, car beaucoup de femmes aujourd'hui, comme vous, se posent de bonnes questions et hésitent à prendre les hormones du THS. Elles ont raison, car le plus souvent elles n'ont pas le moindre signe de la ménopause en dehors de la diminution du flux des règles ou de leur arrêt progressif.

En consultation, je ne cesse de stopper ces traitements donnés souvent sans le moindre examen clinique à des femmes poussées ou même culpabilisées par leur spécialiste, plus souvent que par leur médecin généraliste, parce que sans THS. Et parfois certains ont l'audace de dire que ce traitement protège du cancer du sein. Et le plus grave, c'est qu'ils l'affirment encore souvent en toute bonne foi à partir d'articles pseudo-scientifiques.

Il ne s'agit donc pas d'attaquer ces médecins, mais de les informer. Ils doivent sortir d'une information à sens unique, ils doivent développer un minimum d'esprit critique. Ce que je fais toujours dans les courriers que je leur adresse. Et je m'aperçois que les messages passent de mieux en mieux. L'essentiel est de stimuler l'observation et le bon sens.

Pour les femmes qui sont déjà sous THS, je ne conseille pas de stopper le traitement déjà entrepris brutalement. Car c'est le meilleur moyen de voir réapparaître les bouffées de chaleur par poussées. Si le THS a été pris depuis plus d'un an, il vaut mieux le réduire d'un tiers le premier mois (pas de comprimé un jour sur 3 de la prescription précédente) puis de 50 % le deuxième mois (1 comprimé un jour sur 2 de la prescription première) enfin des 2/3 le troisième mois (1 jour sur 3), puis stop. Et en général la réduction de traitement est parfaitement supportée, sans la moindre bouffée de chaleur. Mais attention, la réduction puis l'arrêt thérapeutique ne suffisent pas. Il est indispensable que parallèlement la femme change ses habitudes alimentaires progressivement en suivant les conseils pratiques (note 11, page 190).

Un tournant est actuellement entrain de se prendre avec les phytohormones, nous en reparlerons en détail. Je reçois maintenant régulièrement des coups de téléphone de gynécologues et plus souvent encore de généralistes qui me demandent conseil pour les traitements de la ménopause. Vos questions et les réponses apportées pourront les aider.

47. Et par quoi remplacez-vous les traitements antérieurs ? C'est alors que vous prescrivez les phytohormones ?

Nous cancérologues, devons aussi être des spécialistes de la « prévention ». Nous devons tout faire pour voir moins de malades atteints de cancer. C'est donc dans cette perspective que j'ai essayé de voir de près si les phytohormones pouvaient avoir un rôle dans la prévention des cancers hormono-dépendants.

Comme leur nom l'indique, ces cancers dépendent des hormones. Et les femmes atteintes de cancer du sein ou de cancer de l'utérus et parfois de l'ovaire que nous soumettons à des traitements anti-hormonaux comprennent bien que si on leur donne un traitement anti-hormonal pour essayer de guérir leur cancer, c'est qu'il y a peut-être en amont une cause hormonale à ce cancer.

Nous verrons donc l'intérêt extraordinaire des phytohormones qui ont un rôle hormonal homéopathique et anti-hormonal quand il faut en cas d'excès hormonal. C'est exactement ce qui convient à un organisme humain très sensible aux moindres variations. Mais il faut d'abord comprendre les mécanismes d'action des phytohormones et savoir dans quels aliments on peut les trouver en quantité suffisante.

Vous faites bien de distinguer « donner » ou « prescrire » des phytohormones, car dans le premier cas il s'agit de donner des aliments contenant ces phytohormones, dans l'autre de délivrer une ordonnance d'un médicament contenant des phytohormones. Deux attitudes qui ne s'opposent pas. Elles peuvent se succéder quand c'est nécessaire.

CHAPITRE IV

LES PHYTOHORMONES DANS L'ALIMENTATION UNE ALTERNATIVE NATURELLE AU THS TRAITEMENT HORMONAL SUBSTITUTIF

48. Les phytohormones sont des découvertes récentes ?

49. Quelles différences entre toutes ces hormones ? Il y a de quoi s'y perdre ! Quelles sont les hormones naturelles ?

50. Connaît-on le mode d'action des phytohormones ? Et pourquoi faut-il modifier son alimentation pour que les phytohormones soient efficaces ?

51. Dans quelles plantes trouve-t-on les phytohormones et peut-on les doser ?

52. Les phytohormones sont apportées par l'alimentation, mais y a-t-il des conditions pour qu'elles soient efficaces ?

53. Est-ce que la cuisson n'altère pas la présence des phytohormones de l'alimentation ?

54. Quelles preuves a-t-on de l'efficacité des phytohormones dans la prévention des cancers hormono-dépendants ?

55. Et les troubles de la ménopause, les phytohormones peuvent aussi les réduire ?

---

1. Nous tenons à remercier notre collègue R. Trevoux qui nous a mis à disposition son énorme travail bibliographique.

56. Et les anti-estrogènes, médicaments que l'on prescrit dans le traitement du cancer du sein, est-ce qu'ils interagissent avec les phyto-estrogènes ?

57. Et les doses à apporter en phytohormones, sont-elles bien connues ? Une prise de sang pour doser les taux d'hormones circulantes serait-elle utile ?

58. Peut-on prendre des phytohormones autour et après la ménopause dans les cas où l'on a déjà été traitée pour un cancer du sein ?

59. Et le rôle de l'activité physique, en quoi est-il intéressant ?

60. Comment éviter l'ostéoporose et apporter ou consommer 1,5 gramme de calcium par jour dans son alimentation ?

61. Mais comment les phytohormones peuvent-elles éviter un cancer du sein ou d'autres cancers hormono-dépendants ?

62. Pouvez-vous résumer de façon intelligible par tous l'action des phytohormones en cancérologie ,

63. Comment consommer des phytohormones ? Sous forme de médicaments ou d'aliments ?

64. On en vient, pour les phytohormones, à la nutrition méditerranéenne ou asiatique ?

65. Alors vous pensez vraiment que la prévention du cancer du sein est possible !

66. Vous voulez que nous devenions japonaises ?...

67. Les phytohormones pourraient-elles prévenir le vieillissement ?

68. Vous pensez au DHEA, l'hormone anti-âge ?

69. Le traitement de la ménopause n'implique donc pas nécessairement la consommation de médicaments ? Pouvez-vous passer en revue la meilleure façon d'éviter les différents troubles classiques de la ménopause et différencier les plantes à action œstrogéniques par rapport à celles ayant des actions plus progestatives ?

48. Les phytohormones sont des découvertes récentes ?

Ce sont des nutriments d'origine végétale, agonistes (agissant dans le même sens) ou à l'inverse antagonistes des œstrogènes, précurseurs des œstrogènes, des androgènes, et de la progestérone, donc de toutes les hormones sexuelles, de la femme comme de l'homme.

Il faut faire attention de ne pas parler seulement des phyto-œstrogènes. Je pense qu'on doit parler de phytohormones, même si elles n'ont pas la même formule chimique que les hormones : il y a donc les phyto-œstrogènes, les phyto-progestérones, mais aussi les phyto-testostérones.

Fort heureusement, l'organisme masculin est capable de transformer les phyto-œstrogènes et phyto-progestérones en phyto-testostérones. Les mêmes phytohormones chez la femme ont des actions féminines et féminisantes. Chez l'homme, ces phytohormones ne diminuent ni sa virilité, ni sa libido, ne font pas pousser ses glandes mammaires, ne réduisent ni ses testicules ni sa prostate. Elles ont des actions typiquement masculines.

L'histoire de la découverte des phytohormones est étonnante

En 1932, on a trouvé un inactive-phénol dans les urines de la jument. On l'a appelé l'équol, et c'est un précurseur dit « isoflavonique », pro ou pré-œstrogène.En 1938, on découvre comment transformer la diosgénine contenue dans l'igname sauvage en progestérone. Mais l'organisme humain ne peut la convertir en progestérone, c'est seulement possible au laboratoire.

En 1946, on s'est rendu compte que les pâtures riches en trèfle « trifolium subterraneum » déterminent chez des brebis impubères qui y broutent, une sécrétion de lait, et chez des moutons castrés également. Ce phénomène s'est appelé la « maladie du trèfle ».

En 1964, on détecte pour la première fois les phyto-œstrogènes par chromatographie, et ce sont des isoflavones qui sont extraits de ce trèfle souterrain.En 1970, on voit aussi qu'une pâture riche en phyto-œstrogènes entraîne une chute des taux de progestérone plasmatique chez les femelles qui ne sont pas fécondées. Voilà donc les démonstrations chez l'animal de la présence d'éléments hormonaux ou à action hormonale dans les végétaux.

En 1992, on met des béliers sur des « pâtures œstrogéniques », ils produisent un sperme qui n'est pas altéré. Mais si ces béliers sont castrés, alors ils ont une gynécomastie, c'est-à-dire des glandes mammaires qui apparaissent et qui peuvent produire du lait.

Cela veut bien dire que les phyto-œstrogènes ont une efficacité de type phyto-testostérone chez le bélier normal. Par contre, si le bélier est castré, c'est-à-dire sans capacité de métabolisation des hormones mâles, du fait de leur insuffisance de sécrétion, puisque les testicules sont absents, alors les phyto-estrogènes ont une efficacité de type féminine, œstrogénique et même progestéronique.

49. Quelles différences entre toutes ces hormones ? Il y a de quoi s'y perdre ! Quelles sont les hormones naturelles ?

Il faut d'abord bien différencier les phytohormones qui sont des substances qui ont des formules chimiques proches et des actions beaucoup plus faibles que les hormones « naturelles endogènes » de l'humain. Les phytohormones miment l'action des hormones sexuelles humaines. Les hormones naturelles sont fabriquées par nos propres glandes sexuelles : les ovaires chez la femme (œstrogènes, progestérone), les testicules chez l'homme (testostérone). Elles sont aussi différentes des hormones « synthétiques exogènes » utilisées comme médicament.

Très souvent des femmes disent « je prends des hormones naturelles », alors que ce n'est pas possible. Les hormones naturelles, les seules, ce sont les vôtres, celles qui sont fabriquées par votre propre corps, par vos glandes hormonales.Quant aux autres, elles sont exogènes, et peuvent être utiles (comme médicaments de substitution) si vous manquez d'hormones endogènes, mais elles peuvent être dangereuses si vous n'en manquez pas. On oublie trop souvent que les hormones exogènes mettent au repos les glandes hormonales. Les glandes diminuent alors la fabrication et donc la libération des hormones naturelles et l'organisme utilise en priorité (et souvent mal) les hormones apportées en excès.

On sait par exemple que les récepteurs d'œstrogènes ou de progestérone accueillent prioritairement les hormones exogènes au niveau des tissus cibles, sein, ovaire, utérus et prostate-testicule chez l'homme. Quand on dose les récepteurs dans les tissus cibles, on ne peut les repérer s'ils sont saturés par l'hormone exogène et l'on ne sait pas combien de temps après l'arrêt du traitement hormonal, les récepteurs libérés sont à nouveau repérables donc dosables.

Les phytohormones ont des formules assez semblables aux hormones naturelles et c'est parce que ces formules se ressemblent que les phytohormones parviennent à se fixer sur les récepteurs hormonaux des cellules des tissus.

Vous comprenez donc que si une femme consomme des phytohormones à des doses importantes dans son alimentation, il n'est pas conseillé de lui prescrire des anti-hormones en médicament. Les anti-hormones risquent d'empêcher le rôle positif des phytohormones ou inversement ce sont les phytohormones qui vont empêcher les anti-hormones d'agir comme on le souhaite. Alors leurs effets peuvent être délétères et au lieu d'être anti-hormonaux ils peuvent correspondre à des effets hormonaux en certains sites, l'utérus par exemple.

C'est essentiellement pour cette raison qu'on ne prescrit pas les anti-œstrogènes classiques plus de 5 ans du fait du risque de cancer de l'utérus.

Dans le Dictionnaire Vidal, il est précisé : « l'anti-œstrogène possède un effet estrogénique sur plusieurs tissus tels le corps de l'utérus et l'os... Et à l'arrêt du traitement, l'anti-estrogène est encore présent dans l'organisme pendant 5 à 6 semaines et cela en raison de sa longue demi-vie. »

Il est donc déconseillé de prescrire des phytohormones sous forme de médicaments en particulier autour de l'âge de la ménopause, à une femme qui prend des anti-estrogènes dans le cadre du traitement d'un cancer du sein.

50. Connaît-on le mode d'action des phytohormones ? Et pourquoi faut-il modifier son alimentation pour que les phytohormones soient efficaces ?

Très intéressante découverte, les phyto-œstrogènes sont des « œstrogènes faibles », c'est-à-dire à action faible. On le sait parce que chez l'animal, des modèles expérimentaux très précis visant à étudier leurs actions ont été mis au point. Sous l'influence des phyto-estrogènes, on peut observer une hyperproduction de mucus vaginal hostile aux spermatozoïdes, une hyperplasie endométriale, une eutrophie (bon fonctionnement et nutrition normale) et une légère hypertrophie de la glande mammaire.

Les phyto-œstrogènes ont une activité 1 000 à 10 000 fois moins forte que l'œstradiol. L'efficacité relative des phyto-œstrogènes par rapport à l'œstradiol a été étudiée, phytohormone par phytohormone : le coumestrol est 20 fois moins actif ; la génistéine, 110 fois moins, l'équol 250 fois moins, la deidzéine 1 000 fois moins actif.

Leur mode d'action est actuellement élucidé. C'est sur le récepteur œstrogénique de type bêta que se situe leur mode d'action principal, ceci étant démontré à la fois sur des cultures cellulaires animales et humaines.Leur formule chimique est tellement proche de celle des estrogènes qu'ils peuvent se fixer sur les récepteurs des estrogènes (RE) et ainsi se mettre en compétition avec les estrogènes naturels fabriqués par les ovaires ou les estrogènes synthétiques apportés par contraception, THS, etc. Malheureusement ce sont les estrogènes apportés ou fabriqués en excès qui gagnent cette compétition.

Les phytohormones sont apportées par l'alimentation, mais ne passent pas dans le sang, pour être actives, sans y être aidées par des mécanismes spécifiques présents dans le tube digestif. Une flore intestinale en équilibre est indispensable pour faciliter le passage des phytohormones de l'intérieur du tube digestif dans la circulation sanguine.

La flore intestinale est constituée de micro-organismes présents en très grand nombre dans l'intérieur du tube digestif. Dans une flore normale on en compte pas moins de 10 puissance 14, soit cent mille milliards de micro-organismes. La flore joue plusieurs rôles spécifiques : elle permet la synthèse de plusieurs vitamines, d'acides gras essentiels pour l'énergie des cellules du côlon, elle est capable de dissoudre certaines fibres alimentaires et de favoriser l'absorption de certaines molécules comme les phytohormones.

Les rôles physiologiques de la flore digestive sont bien connus

Les 10 puissance 14 germes présents dans l'intestin constituent un énorme potentiel enzymatique capable de fonctions, essentielles à la nutrition de l'organisme. Elles se manifestent en priorité sur la partie terminale de l'intestin grêle et au niveau du côlon droit.

– La flore digestive peut synthétiser des vitamines (B 12, B9 ou acide folique et K en particulier), qui sont ensuite absorbées pour passer dans le sang au niveau de la partie droite du côlon.

– La flore digestive peut dégrader des molécules dangereuses en excès : le cholestérol, des sels et pigments biliaires, l'ammoniac, des hormones sexuelles exogènes.

– La flore digestive peut dégrader les nutriments qui ne sont pas absorbés par l'intestin : cellulose, pectine, amidon... Cette dégradation forme des acides organiques et des gaz : hydrogène et CO^2.

– La flore digestive peut hydrolyser des lipides alimentaires non lysés par les lipases et agir sur l'absorption des acides gras saturés.

– La flore digestive peut produire (à partir de la flore anaérobie stricte du côlon) des acides gras volatils, à chaîne courte (acides propionique, butyrique, acétique) qui constituent la principale source d'énergie[2] des cellules du côlon. On comprend l'importance de la présence de la flore intestinale pour maintenir une muqueuse colique saine.

– La flore digestive peut favoriser le renouvellement permanent des cellules intestinales.

– La flore digestive peut favoriser le transit intestinal (transit lent en l'absence de flore).La flore microbienne de l'intestin, dans des conditions normales, fait partie des défenses anti-infectieuses de l'organisme. Elle réalise une barrière pour

2. Comme le glucose est la source d'énergie principale des cellules nerveuses, les acides gras à chaîne courte sont la principale source d'énergie des cellules du côlon.

empêcher l'implantation et la multiplication de germes pathogènes dans l'intestin qui risqueraient de passer dans le sang.

En participant à la nutrition de l'organisme et à l'eutrophie intestinale (la bonne santé physiologique et anatomique de l'intérieur du tube digestif), la flore digestive fait partie du système immunitaire intestinal, en plus des organes lymphoides de l'intestin.

Fibres et flore digestive : un équilibre subtil

– Les fibres conditionnent le poids des selles. En quantité trop importante elles peuvent rendre difficile le transit intestinal et ainsi être des irritants chroniques surtout si elles ne sont pas fermentescibles. Ce serait le cas de la lignine présente en grande quantité dans les aliments très fibreux.

– Les fibres alimentaires ont un double rôle : mécanique, par l'effet brosse qui « nettoye » la muqueuse du tube digestif et favorise les contractions intestinales, et métabolique en libérant, par fermentation des substances utiles à la nutrition locale des cellules digestives au contact (en particulier les cellules du côlon et du rectum). Ainsi les sucres complexes des fibres se transforment en sucres simples, puis en acide pyruvique, lequel est métabolisé en acides gras volatils (AGV), à chaîne courte (acides butyrique, propionique, acétique).

Ainsi 50 à 80 % des fibres sont transformées dans le côlon.

– La flore et les fibres sont à l'origine des fermentations bactériennes et la formation des gaz

Les fermentations bactériennes au niveau du côlon sont une des 3 sources de production interne des 3 parmi les plus importants gaz intestinaux : gaz carbonique, méthane, et hydrogène.

Schématiquement, les gaz intestinaux sont représentés :

– pour 99 % par 5 gaz principaux

l'azote :	N_2	pour	20 à 80 %
le gaz carbonique :	CO_2	pour	10 à 40 %
l'hydrogène[3] :	H_2	pour	5 à 20 %
le méthane :	CH_4	pour	1 à 20 %
l'oxygène :	O_2	pour	1 à 5 %

3. De nombreuses souches bactériennes utilisent l'hydrogène pour leur métabolisme...

– pour 1 % des « gaz aromatiques » facilement détectés par l'odorat, jusqu'à la dilution de 1 pour 100 millions : indol, skatol, hydrogène sulfuré, ammoniac, certaines amines volatiles et acides gras à chaînes courtes, fabriqués par la flore digestive.

Les fermentations bactériennes coliques se font par des germes anaérobies à partir des viandes, des protéines et de certains sucres, en particulier les sucres complexes des polysaccharides (stachyose et raffinose), très nombreux dans les haricots blancs et autres légumes secs, à l'origine de leurs propriétés fermentescibles.

Il faudra donc changer ses habitudes alimentaires avant de prendre des phytohormones sous forme de médicaments en comprimés, si on veut être sûr qu'ils soient absorbés par le tube digestif et actif.

La flore intestinale ne sera pas en équilibre avant une semaine à dix jours. Les modifications des habitudes alimentaires s'imposent donc à toute femme qui souhaite éviter le THS classique et utiliser au maximum les qualités hormonales, phytohormonales, de son alimentation.

Nous verrons que modifier ses habitudes alimentaires n'est pas si facile qu'il paraît. Cela doit être fait de façon agréable (« Manger mieux et meilleur »), progressivement mais sérieusement et des points de repères sont indispensables.

51. Dans quelles plantes trouve-t-on les phytohormones et peut-on les doser ?

Il y a environ 53 espèces de plantes contenant des phytohormones qui miment les stéroïdes naturels. On les retrouve en plus grande quantité dans les légumineuses.

Quatre familles de phytohormones ont été isolées, dont deux plus importantes.

La première, représentée par les ISOFLAVONES ou isoflavonoïdes. Ce sont des phénols hétérocycliques à formule voisine du 17 bêta-estradiol, mais aussi de l'anti-estrogène le plus connu, donné en médicament le « tamoxifène » et du fameux DES dans sa forme Di-Ethyl-Stilboestrol.

Parmi les isoflavones il y a la génistéine et la daidzéine qui existent habituellement sous forme de glycosides inactifs et dérivent de précurseurs : la formonectine et la biochanine A. C'est une enzyme intestinale, une glycosidase qui les réduit en composés actifs que sont génisteine et daidzéine puis après avoir été utilisés par l'organisme, ils sont éliminés dans les urines sous forme de glycuroconjugués, l'équol en particulier.

La principale source d'isoflavones est le soja et leur quantité dans le soja dépend du cultivat (concentrations différentes dans la tige, la pousse ou la racine du soja) et de sa présentation pour la consommation : graines, pousses, germes, farine, lait[4], fromage ou tofu, saucisses ou « soy hot dogs », pâté, sauces, nouilles... C'est l'aliment de base des populations asiatiques.

Ces isoflavones sont surtout présents dans : soja, pois chiches et les thés verts...

Les isoflavones passent dans le lait maternel dont elles augmentent la sécrétion, mais l'absence de flore intestinale au

4. Le lait de soja, ne contient pas de calcium. Il ne correspond pas à une bonne façon de le nourrir, car l'enfant consomme alors une dose trop importante de phytohormones. Elle représenterait à poids égal 6 à 11 fois les taux d'isoflavones que recevrait un adulte, d'où des signes de puberté précoce (développement des seins et poils pubiens) entre 3 et 8 ans. Chez l'adulte, trop de soja consommé de façon dogmatique peut être à l'origine de signes d'hypothyroïdie : constipation, fatigue...

voir les sites : «http ://www.nexusmagazine.com »
«http ://www.nexusmagazine.com/soydangers.html»

début de la vie du nourrisson (1er mois) fait qu'elles sont éliminées dans les selles du nourrisson. Elles seront utiles dès les mois suivants. Le premier mois de la vie il n'y a pas de danger hormonal à donner du lait de soja au nourrisson, puisque les phytohormones ne sont pas absorbées.

La deuxième, la famille des LIGNANS. Présents dans les parois cellulaires des végétaux, précurseurs de la lignine. Ils ont une structure chimique et des noms barbares que nous donnons pour les spécialistes : 2-3-dibenzyl-butane et dérivent du maitarésinol et du secoisolariciresinol.

Ces derniers se transforment grâce au tube digestif en entérolactone et en entérodiol, d'où la nécessité d'avoir un tube digestif avec une flore intestinale en équilibre[5]. Ils sont éliminés par les urines sous ces formes.

Ils sont présents :

– dans les graines de céréales complètes, riz, blé, orge, seigle, lin, avoine...

– dans les fruits, pamplemousses, poires, pommes, cerises, prunes, oranges, fraises...

– dans les légumes : concombres, tomates..

– dans les légumineuses, lentilles, pois chiches, pois cassés, haricots secs, flageolets, l'ail...

La troisième c'est la famille des COUMESTANES,

Ils sont plus importants pour le bétail, car ils se rencontrent dans les plantes fourragères : alfafa surtout et luzerne comme feuilles de trèfle qui contiennent du coumestrol, dont l'activité estrogénique est supérieure à celle des isoflavones.

En 1995, il a été démontré un effet anti-œstrogénique du « coumestrol » sur de jeunes rates, et cet effet passe par le lait maternel. Le coumestrol est retrouvé dans les pousses de soja alors que la graine est surtout riche en isoflavones.

---

5. **La flore intestinale** est constituée de micro-organismes présents en très grand nombre dans l'intérieur du tube digestif. Dans une flore normale, on compte pas moins de 10 puissance 14, soit cent mille milliards de micro-organismes.

La flore joue plusieurs rôles spécifiques : elle permet la synthèse de plusieurs vitamines, d'acides gras essentiels pour l'énergie des cellules du côlon, elle est capable de dissoudre certaines fibres alimentaires et de favoriser l'absorption de certaines molécules comme les phytohormones. (voir notre livre « De la prévention aux traitements – Cancers digestifs – tome I pages 65-74 – Éditions F.X. de Guibert – 01 45 48 97 77).

La quatrième famille est celle des MYCOTOXINES, avec le zéralénone, le zéralénol, et bien d'autres (présentes dans le foin, le blé, les graines mal conservées), qui sont plus ou moins des pro-œstrogènes actifs. Ces composés, dits « lactones », n'existent pas dans la plante, mais apparaissent en réponse à une infestation par une moisissure. Ces mycotoxines sont actives après la métabolisation par des bactéries de l'environnement, c'est-à-dire surtout celles présentes dans la flore intestinale. La flore n'est pas la même chez les végétariens et chez les omnivores. La meilleure flore intestinale est celle observée chez les personnes qui ont une alimentation à prédominance végétale.

Les produits issus des isoflavones et des lignans peuvent être dosés dans le sang, les urines, la salive, mais ces dosages sont délicats et peu de laboratoires en sont capables.

Les avantages démontrés des phytohormones sont les suivants : diminution des bouffées de chaleur et des sueurs, amélioration des taux de cholestérol, donc protection contre les maladies cardio-vasculaires, protection contre l'ostéoporose et diminution des risques de cancer du sein et de l'utérus.

52. *Les phytohormones sont apportées par l'alimentation mais y a-t-il des conditions pour qu'elles soient efficaces ?*

Pour être actifs, les phytohormones doivent être biodisponibles. Les phytohormones prises n'importe comment peuvent être totalement inefficaces. Même un comprimé à dose vérifiée en phytohormone peut n'avoir aucune efficacité, s'il est éliminé par le tube digestif, c'est-à-dire non absorbé. Les phytohormones sous forme de compléments alimentaires (comprimés) ou présents dans les aliments ne peuvent pas être efficaces, si elles ne sont pas, après la prise alimentaire, absorbées par le tube digestif pour passer dans le sang et se diriger vers les organes cibles, ovaires, sein, utérus, prostate chez l'homme...

Or pour être absorbées les phytohormones doivent être le plus souvent transformées par les bactéries intestinales. Les bactéries intestinales font partie de la flore intestinale, laquelle ne peut être en équilibre que si des fibres alimentaires[6] sont apportées par l'alimentation.

Et les fibres proviennent surtout des aliments végétaux, fruits, légumes, céréales, légumineuses... en quantité suffisante.

Prendre des phytohormones en comprimés, sans être sûr d'avoir une flore digestive en équilibre n'a aucune utilité. On agira sur la composante psychologique (cela peut être efficace) mais en aucun cas sur la composante insuffisance hormonale.

Les phytohormones sont donc présentes en grande quantité dans le soja[7], qui est largement utilisé dans l'alimentation orientale (le soja est particulièrement riche en dérivés de daidzéine et de génistéine soit 100 à 300 mg/100g), mais aussi dans les

---

6. **Les fibres alimentaires** sont présentes dans les aliments. Elles sont à l'origine des résidus alimentaires. Certaines fibres sont solubles donc dégradables, d'autres insolubles ne peuvent être dégradées par les mécanismes enzymatiques du tube digestif.

Les fibres jouent le rôle mécanique de fine brosse à l'intérieur du tube digestif et participent à la contraction et à l'évacuation intestinale. Elles subissent une dégradation partielle ou totale (fibres solubles) sous l'action de la flore intestinale (fermentation et putréfaction) et participent à la synthèse d'acides gras volatils (à chaîne courte) qui représentent l'énergie principale des cellules du côlon. (voir notre livre « de la prévention aux traitements – Cancers digestifs – tome I, pages 61-64).

7. Voir dans notre livre « Changez d'alimentation – Mangez mieux et meilleur – Prévention des cancers », pages 99 à 102.

céréales complètes (blé, orge, avoine, seigle, maïs...), les autres légumineuses et leurs graines (haricots secs, pois cassés, pois chiches, lentilles, arachides) et probablement les baies et les noix, noisettes, amandes... et beaucoup de fruits. Ils sont aujourd'hui considérés aux USA comme « natural cancer-protective compounds », c'est-à-dire « composés naturels cancer-protecteurs ».

En plus des légumineuses, la source principale des flavonoïdes est constituée par les légumes, les fruits, les jus de fruit, le thé[8] et le vin. De 1988 à 1992 des constituants alimentaires ont été stockés à -20° C dans le but de vérifier la stabilité des flavonoïdes en comparant le contenu en quercétine (un flavonoïde classique) entre les mesures de 1988 et 1992. La perte n'excédait pas 10 %.

Voici les contenus en flavonoïdes (quercétine[9], kaempférol, myricétine, lutéoline et apigénine) de quelques aliments (voir tableau page suivante).

Chez des volontaires sains qui ont pris des repas avec des quantités fixes de polyphénols, on a observé une grande variété de biodisponibilité entre les flavonoïdes.

La demi-vie (temps au bout duquel il ne reste que 50 % du produit) des polyphénols n'est que de 2 à 48 heures, alors qu'elle est de 16 à 20 jours pour la vitamine C, 10 jours pour la vitamne E, 8 à 16 jours pour les caroténoïdes.

Parmi les anti-oxydants majeurs, on estime actuellement les besoins quotidiens minimum à : Vitamine E 12 mg, Vitamine C 50 mg, Polyphénols 50 à 100 mg, Caroténoïdes 5 mg.

Au Japon, la source principale de polyphénols est le thé vert soit 7 tasses par jour (plus de 80 %), le vin rouge en Italie (40 %), les fruits et légumes (oignons, pommes) en Finlande et en Grèce.

---

8. Après l'eau, le thé est la boisson la plus consommée, les 3/4 sous forme de thé noir et 1/4 sous forme de thé vert surtout en Asie. Le thé vert contient des polyphénols (30 % du poids sec) sous forme de flavonols (catéchines), de flavonoïdes dont la quercétine et d'acides phénoliques. Parmi les thés, le thé vert a le plus grand pouvoir anti-oxydant. Il est considéré comme la référence des boissons anti-oxydantes.

9. La quercétine se transforme en rutine qui est sa forme glycosylée, forme sous laquelle elle est absorbée avec le glucose. Elle est éliminée dans la bile et les urines. La quercétine se trouve dans les oignons, les pommes, le sarrasin

Taux de Flavonoïdes et Aliments contenant des phytohormones

(Total des 5 composés)

Faible (< 10 mg/kg ou < 10 mg/l)

Choux, carottes, champignons, petits pois, épinards, pêches,vin blanc, café, jus d'orange.

Moyen (10-50 mg/kg ou 10-50 mg/l)

Laitues, tomates, poivre rouge,fèves, fraises, pommes, raisins, vin rouge, thé, jus de tomate.

Élevé (< 50 mg/kg)

Oignons, choux frisés, haricots verts, brocolis, endives, céleris, canneberge.

On a longtemps estimé sans dosages précis que la consommation quotidienne en flavonoïdes était d'environ 1 gramme par jour.

En 1993, Hertog en Hollande a montré que l'ingestion moyenne de 5 flavonoïdes correspond à 23 mg/jour de phytohormones ; les sources principales étant la consommation de thé, d'oignons et de pommes.

Le dosage... C'est un point important, sur lequel il faut stimuler tous les biologistes. Les phytohormones sont des molécules de faible poids moléculaire, peu solubles dans l'eau, associées à des sucres dans les végétaux, gluco ou sulfo-conjugués dans les tissus ou les liquides biologiques. Leur détection est encore complexe.

Ce qu'il faudrait, c'est démocratiser la détection par dosage immunologique ; pour l'instant il y a un seul anticorps antigénistéine. D'ici peu de temps, on pourra certainement doser de façon précise toutes les phytohormones, non seulement dans les aliments, mais également chez l'animal et même chez l'humain.

Les conseils alimentaires seront alors nettement plus précis.

53. Est-ce que la cuisson n'altère pas la présence des phytohormones de l'alimentation ?

La cuisson jusqu'à soit 208° Celsius soit 375° Fahrenheit n'altère pas le contenu total en isoflavones. Il est donc certain que la cuisson à la vapeur douce n'altère pas le contenu en ces aliments, puisqu'elle n'excède pas 95 à 100° C. Évidemment chaque fois que c'est possible, il est préférable de consommer l'aliment cru, tous les fruits en particulier.

Il faut savoir aussi que l'alcool comme le tabac inhibent l'action des phytohormones.

54. Quelles preuves a-t-on de l'efficacité des phytohormones dans la prévention des cancers hormono-dépendants ?

Les preuves sont indirectes. Une forte consommation de fruits réduit de 32 % le risque de cancer du sein et de 48 % avec une forte consommation de légumes. La dose moyenne de soja à consommer est de 35 g par jour, ses phyto-estrogènes ont un net effet anti-œstrogène, donc un effet protecteur face aux excès éventuels des estrogènes.

Les études comparant des populations ayant des habitudes alimentaires différentes ont montré que l'incidence du cancer du sein et de l'utérus était six fois moindre chez les femmes asiatiques grandes consommatrices de soja. Ce résultat n'est observé que chez les femmes nées en Asie et ne se retrouve pas chez celles qui sont nées en Amérique. En effet les Asiatiques nées en Europe ou USA prennent, dès la deuxième génération, les habitudes alimentaires et de vie des femmes de ces continents et leurs risques de cancer deviennent sensiblement identiques.

Une alimentation riche en matières grasses augmente la production d'estradiol de 30 % et une alimentation réduite avec 15 % de matières grasses pendant deux ans, réduit les taux d'œstradiol de 20 %.

Au total, cinq fruits et légumes chaque jour diminuent de 50 % les risques de cancer du sein... Autant de données scientifiques que chaque femme peut comprendre et dont elle tiendra compte quotidiennement pour sa santé.

Pour Elio Riboli du Centre International de Recherche sur le Cancer, « *les légumes pourraient représenter un cocktail utile pour intervenir biochimiquement dans la régulation hormonale, avec entre autres le grand domaine des phyto-estrogènes.* » Dans l'étude de New-York dont le Pr. Riboli est responsable de la partie alimentaire, les analyses sur plus de 500 cas de cancer du sein indiquent que les femmes qui consomment plus de légumes ont un risque réduit de 30 %.

Il y a d'autres preuves de l'intérêt des phytohormones en cancérologie en particulier en prévention (voir question n° 61).

55. Et les troubles de la ménopause, les phytohormones peuvent aussi les réduire ?

– L'efficacité des phytohormones pour réduire les bouffées de chaleur est de mieux en mieux connues. Chez 58 femmes ayant 14 bouffées de chaleur par semaine une supplémentation nutritionnelle de farine de soja (45 grammes) ou de blé (45 grammes) réduit respectivement de 40 % ces symptômes avec le soja dès la sixième semaine de traitement et de 25 % ces symptômes avec le blé mais seulement en douze semaines.

Chez 9 femmes recevant 160 mg d'isoflavones pendant 12 semaines, les bouffées de chaleur sont réduites de moitié. Ce laps de temps est certainement dû aux changements d'habitudes alimentaires et à l'obtention de l'équilibre de la flore intestinale qui demande plusieurs semaines.

– Des études ont aussi cherché à mettre en évidence l'effet des phytohormones pour éviter l'ostéoporose.

La génistéine apportée pendant 4 à 6 semaines à des rats ovariectomisés (sans ovaires) a une efficacité sur la masse osseuse équivalente à l'apport de doses physiologiques d'estrogènes. Ces résultats sont concordants *in vivo* chez l'animal et *in vitro* sur des cellules osseuses (ostéoblastes) en culture.

L'isoflavone chez des vieux rats ovariectomisés prévient les pertes osseuses après la ménopause mais ne réduit pas ces pertes si elle est apportée quand on a constaté la perte osseuse.

Les inhibiteurs de l'enzyme tyrosine kinase sont capables de réduire l'activité des cellules osseuses dites ostéoclastes très actives dans l'ostéoporose. La génistéine est une isoflavone naturelle ayant une activité naturelle « tyrosine kinase inhibiteur ». Cette activité a été démontrée chez le petit animal *in vivo* et *in vitro* sur des cultures de cellules ostéoclastes.

Ce phyto-estrogène naturel inhibe donc directement l'ostéoporose.

Actuellement de plus en plus d'études tendent à remplacer les traitements hormonaux substitutifs de la ménopause par des conseils alimentaires contenant des phyto-estrogènes[10].

10. De plus les protéines de soja ont un rôle préventif dans les maladies cardio-vasculaires. 40 grammes de protéines de soja consommées quotidiennement diminuent progressivement le taux total de cholestérol et rédui-

Les premières études randomisées sont positives en faveur des phyto-estrogènes. De plus l'acceptabilité de ces traitements est excellente, car les femmes s'orientent de plus en plus souvent vers des traitements « écologiques ».

Contrairement aux protéines animales dont la digestion s'accompagne d'une importante excrétion urinaire de calcium, les protéines végétales ne provoquent qu'une excrétion modérée de calcium.

Ainsi les phyto-estrogènes sont d'autant plus proposées aux femmes en âge d'être ménopausées que les cancérologues craignent – à juste raison – les risques de promotion de cancers hormono-dépendants avec les traitements hormonaux substitutifs constitués d'hormones artificielles aux formules chimiques comparables aux hormones naturelles. C'est ce qui a été démontré aux USA.

De plus l'alimentation végétarienne diminue l'excrétion des œstrogènes endogènes et augmente l'excrétion fécale. Les œstrogènes endogènes vont être gardés parce qu'ils sont d'origine endogène, mais tout ce qui est extérieur augmentera dans l'excrétion fécale. Enfin, les régimes riches en fibres diminuent les concentrations d'œstrogènes sériques. Et les phyto-œstrogènes inhibent la croissance des tumeurs mammaires par compétition avec l'œstradiol sur les sites de type 2. On a parlé de type Alpha ou de type Bêta, on parle aussi de type 1 ou de type 2 concernant les récepteurs.

Sur les cultures d'hépatocytes, cellules du foie, les phyto-œstrogènes ont une activité œstrogénique qui est 1 000 à 2 000 fois inférieure à celle de l'œstradiol.

---

sent le risque de maladie cardio-vasculaire en ayant une influence positive sur le non-HDL et le HDL cholestérol.

56. Et les anti-estrogènes, médicaments que l'on prescrit dans le traitement du cancer du sein, est-ce qu'ils interagissent avec les phyto-estrogènes ?

Oui certainement. Le tamoxifène bloque les récepteurs d'œstrogènes, tout le monde le sait, puisque c'est un anti-œstrogène. Mais il inhibe l'activité œstrogénique des phyto-œstrogènes consommés en même temps.

C'est important : une femme traitée pour un cancer du sein, qui a des récepteurs d'œstrogènes et de progestérone, on va lui prescrire du tamoxifène. Ensuite, elle va apprendre qu'il faut changer d'habitudes alimentaires, et elle va suivre ces conseils à juste raison. Si elle augmente sa quantité de phyto-œstrogènes par son alimentation, les antiœstrogènes qu'elle prend par le tamoxifène auront un effet négatif ou vont neutraliser et même empêcher l'effet positif des phyto-œstrogènes.

D'où la nécessité d'être averti, et peut-être, pour nous médecins et biologistes, d'obtenir des dosages de phytohormones précis, pour mieux affiner nos prescriptions médicamenteuses, selon les habitudes alimentaires réellement changées ou non.

57. Et les doses à apporter en phytohormones, sont-elles bien connues ? Une prise de sang pour doser les taux d'hormones circulantes serait-elle utile ?

Dans les pays à forte consommation de soja, en particulier au Japon et en Chine, la consommation quotidienne est d'environ 40 mg d'isoflavones. En Europe, la consommation n'excèderait pas 5 mg par jour. Tout dépend des doses que l'on apporte et la façon dont on les apporte. L'action des phyto-œstrogènes passe par une liaison au récepteur. Il y a un effet anti-œstrogénique au niveau cellulaire si les phyto-œstrogènes sont donnés à des doses physiologiques et surtout pas à des doses pharmacologiques, c'est-à-dire énormes.

Il y a beaucoup de publications dans ce domaine : dès qu'on donne des doses pharmacologiques ou des doses importantes, on perd soit les effets œstrogéniques faibles, soit les effets anti-œstrogéniques que l'on recherche.

Sur le plan osseux, c'est intéressant, le coumestrol, en culture de fémur embryonnaire chez le poussin, stimule l'incorporation du calcium et la minéralisation. Voilà peut-être un élément qui permet de comprendre pourquoi les Japonaises, Thaïlandaises, etc. font beaucoup moins d'ostéoporose que les femmes américaines ou européennes.

La deuxième partie de votre question est essentielle. Les dosages des taux hormonaux dans le sang ne sont que le reflet des fonctionnements ovariens et de l'hypophyse qui stimule la sécrétion des hormones ovariennes. Par exemple une femme qui prend un progestatif tel que le duphaston devrait avoir un taux de progestérone dans le sang plus haut que celle qui n'en prend pas. Pourtant le taux que l'on trouve dans le sang ne reflète pas cette réalité, car le progestatif n'est pas dosable par la même méthode que la progestérone naturelle. On parle de réaction croisée.

Ainsi le dosage des hormones chez une femme sous traitement hormonal peut induire en erreur, car il peut faire croire à un taux anormalement bas alors qu'elle est artificiellement substituée en hormones, ce qui n'apparaît pas dans le dosage.

58. Peut-on prendre des phytohormones autour et après la ménopause dans les cas où l'on a déjà été traitée pour un cancer du sein ?

Des chercheurs américains de la Mayo Clinic de Rochester (*Journal of Clinical Oncology* du 29/02/2000) ont essayé, chez 177 jeunes femmes ayant été traitées pour un cancer du sein et ménopausées à l'issu du traitement. Elles ont reçu soit des suppléments alimentaires à bases de phyto-estrogènes dérivés du soja – car en cas de cancer on évite de donner de vrais estrogènes – soit un placebo, produit dénué de toute efficacité. Selon les chercheurs, les femmes ont eu autant de bouffées de chaleur dans les deux groupes. Il n'est pas précisé dans cette étude si les femmes étaient traitées par des anti-estrogènes simultanément et si elles avaient reçu ou non de la chimiothérapie préalablement et si leur flore intestinale était en équilibre.

Ces précisions sont essentielles, car les phytohormones ne peuvent pas être efficaces si elles sont consommées en même temps que les médicaments anti-estrogènes classiques, puisque les deux, phytohormones et anti-estrogènes, agissent en se fixant sur les mêmes récepteurs hormonaux, RE et RP. Il y a compétition et dans cette compétition, l'anti-estrogène synthétique est certainement prioritaire.

De même il est certain aujourd'hui que les drogues de chimiothérapie sont actives en partie par leur effet de blocage des sécrétions hormonales, donc par effet anti-hormonal indirect.

Enfin les drogues de chimiothérapie détruisent la flore intestinale. L'apport de phyto-estrogènes sous forme d'aliments ou de comprimés n'a de valeur que si la flore intestinale est en équilibre : pas d'équilibre de la flore, pas d'absorption intestinale des phytohormones.

Cette première étude avec des résultats nuls apporte une seule information : les phytohormones en suppléments alimentaires, c'est-à-dire sous forme de comprimés, consommés par des femmes traitées pour un cancer du sein après la ménopause ne réduisent pas les bouffées de chaleur.

Dans notre expérience actuelle, nous considérons que les phytohormones doivent être apportées en priorité par l'alimentation, donc par des conseils alimentaires précis. En effet les phytohormones en comprimés (sous une forme qui ressemble à des médicaments) sont encore des produits en vente libre, sans AMM (Autorisation de Mise sur le Marché). Les dosages et les teneurs sont différents d'une marque à l'autre. Ils ont évidemment toutes les qualités d'après les fabricants.

La publicité pour les dérivés du soja, la mise en comprimé de produits consommés régulièrement dans l'alimentation asiatique, japonaise en particulier et enfin la peur justifiée du THS sont à l'origine de cette frénésie pour ces faux médicaments qui seraient dénués de danger.

Notre expérience de spécialiste de la nutrition nous autorise à recommander beaucoup plus aux femmes qui arrivent autour de la ménopause – qu'elles aient eu ou non un cancer du sein – des changements dans leurs habitudes alimentaires. Une alimentation naturelle, non toxique qui apporte tous les précurseurs vitaminiques, hormonaux, minéraux.. micronutriments utiles à la santé dont l'organisme a besoin chaque jour.

Notre collègue, le Docteur Bérengère Arnal-Schnebelen, gynécologue et phytothérapeute de Bordeaux, qui dirige le Diplôme universitaire de Phytothérapie de la Faculté de Médecine Paris XIII à Bobigny[11] déconseille formellement aux femmes ayant été traitées pour un cancer du sein, de l'utérus ou des ovaires de consommer des phytohormones sous forme de médicaments, étant donné l'hormono-dépendance classique de ces types de cancer.

Nous partageons complètement ce point de vue, mais ajoutons que les phytohormones de l'alimentation sont sans danger si elles sont consommées sous forme strictement alimentaire, car consommées à doses très faibles.

Elles jouent essentiellement un rôle anti-estrogénique, donc protecteur de cancer hormono-dépendant et d'une éventuelle récidive de cancer du sein, de l'utérus, des ovaires...

11. E mail : « AMPPA33@aol.com » et Fax : 05 56 94 41 03.

59. Et le rôle de l'activité physique, en quoi est-il intéressant ?

Un exercice régulier « en charge » comme la marche à bonne allure peut être très utile 30 minutes par jour. Il est démontré aujourd'hui qu'une activité physique poussée stimule les cellules osseuses dites « ostéoblastes » qui fixent le calcium, ce qui contribue à la solidité des os, donc de tout le squelette. Attention, marcher pour aller à son travail n'a pratiquement aucune valeur au plan santé. Nous sommes tous des bipèdes et nous vivons debout. Avoir une activité physique positive pour sa santé, c'est se remuer vraiment et pas faire semblant.

Une gymnastique adaptée qui fait travailler en équilibre est primordiale pour éviter les chutes. D'autres exercices doivent stimuler les muscles qui fonctionnent autour des sites osseux qui se fracturent le plus souvent : travail des psoas et de tous les muscles du bassin, des bras, des fessiers, des cuisses.

En plus de ces stimulations musculaires, cette activité sportive permet de réduire sa masse grasse et donc de réduire le tissu gras en excès qui n'est pas bon pour la santé. Il peut avoir un rôle hormonal négatif pour les glandes mammaires en particulier.

Un apport de calcium à raison de 1 g par jour est conseillé de préférence par l'alimentation et selon l'ensoleillement un éventuel apport en vitamine D pendant l'automne et l'hiver. Chez les femmes qui reçoivent le THS une supplémentation de 1 gramme de calcium par jour est nécessaire, et chez celles qui ne reçoivent pas le THS, idéalement, on considère que l'apport en calcium doit être de 1,5 g par jour.

60. Comment éviter les maladies cardio-vasculaires, l'ostéoporose et apporter ou consommer 1,5 gramme de calcium par jour dans son alimentation ?

Les risques de maladies cardio-vasculaires ne sont pas négligeables nous l'avons vu avec les œstro-progestatifs.

Des statistiques répétées sans aucune vérification sérieuse par des journalistes mais aussi de plus en plus souvent par des scientifiques peu scrupuleux, circulent dans les médias et n'ont pour autres buts que d'inquiéter les femmes qui ne prennent pas de THS et de les pousser à « l'observance du THS ».

Voici, pour exemple, les réponses à une interview par un collègue biologiste pur et chercheur, excellent enseignant universitaire, qui ne voit jamais de malades. Dans cet exemple, il est impossible de distinguer entre ce que dit le collègue et ce que dit la journaliste. Nous mettons en italiques, comme dans l'article ce que semble dire le collègue.

L'encadré dans *La Gazette de Montpellier* n° 621 du 17 mars 2000, page 11, avait pour titre : « Échangerait cancer du sein contre infarctus ».

« « *Il faut raisonner en terme de mortalité,* argumente le Professeur. *Une femme de 50 ans a 3 % de risque de mourir d'un cancer du sein ».* Certes si elle prend un THS ce risque augmente de 10 % soit 3,3 %. Mais la femme de 50 ans a 3 % de chances (! ?) de mourir des complications d'une ostéoporose, fracture du col du fémur par exemple. Or c'est assez connu, les hormones des traitements de la ménopause diminuent considérablement ce risque de fragilisation des os. Beaucoup plus impressionnant encore : la femme de 50 ans a 35 % de chances (! ?) de mourir d'une maladie cardio-vasculaire. Avant la ménopause l'infarctus est quasiment réservé aux hommes. La ménopause multiplie le risque cardio-vasculaire de telle sorte que les femmes rejoignent les hommes dans ces macabres statistiques. Or le traitement substitutif de la ménopause diminue les risques cardio-vasculaires par deux, le faisant passer pour la femme ménopausée de 35 % à 17,5 %. Donc pour une femme qui mourra d'un cancer du sein à cause du traitement de la ménopause, quatre auront évité la mort par infarctus du myocarde. Mais cela, elles ne le sauront jamais. »

Après une telle lecture, vous ne pouvez plus hésiter, car vous avez peur. Il s'agit là d'un argumentaire chiffré, répété partout et en partie non vérifié (en particulier les chiffres de maladies cardio-vasculaires et l'efficacité du traitement préventif de l'ostéoporose), de déductions pseudo-scientifiques purement fantaisistes et des expressions pour le moins étonnantes, où les catastrophes santé sont exprimées deux fois en 28 lignes d'encadré comme des « chances », alors qu'il s'agit de « risques ».

L'impact d'un tel discours est souvent atteint. Les journalistes qui ne s'embarrassent pas d'éthique savent que pour faire vendre leur papier, il est bon de faire peur, de choquer le lecteur, la lectrice et qu'ils ne seront pas attaqués. (Les avocats c'est long et coûteux.) Les journalistes ont le pouvoir et l'utilisent d'abord dans leur intérêt, mais en proclamant haut et fort que c'est au nom de la liberté d'information du grand public. Leur discours est bien huilé, mais heureusement de moins en moins de personnes sont dupes.

Voyons la prévention de l'ostéoporose

L'apport idéal en vitamine D est de 800 UI/jour et la supplémentation calcique serait de 1 g pour les femmes avec THS et 1,5 g pour celles sans ce traitement. Il n'y a aucun doute, il faut choisir de consommer 1,5 g de calcium chaque jour.

Les laboratoires pharmaceutiques proposent de plus en plus des traitements spécifiques préventif de l'ostéoporose : en particulier le Raloxifène (Evista) qui est un anti-estrogène qui n'exercerait aucune action au niveau du sein et de l'utérus. Il aurait une action positive sur l'os (réduirait le risque de tassements vertébraux de 40 %), mais peut augmenter les bouffées de chaleur ou du moins ne les réduit pas. Alors vous devrez prendre une autre « pilule anti-bouffées de chaleur » et puis une autre pour éviter les accidents cardiaques...

En plus du THS qui calcifierait tous vos os et les rendrait ainsi incassables, il y a d'autres médicaments :

Les « biphosphonates » médicaments (Didronel 200 ou 400 mg) qui comme inhibiteurs de la résorption osseuse contribuent à solidifier le squelette, ainsi qu'un traitement à base de calcium associé à de la vitamine D pour ceux qui ne fabriquent pas suffisamment de vitamine D[12] du fait d'une exposition insuffisante au soleil ou au grand air.

---

12. La vitamine D a une double source, celle fabriquée grâce au soleil au niveau de la peau. Les ultraviolets de 2 300 à 3 130 nm transforment la

Mais je citerais volontiers, d'abord, des aliments qu'on oublie souvent et qui contiennent chacun des quantités précises de calcium dans une portion de 100 grammes

290 mg de Ca dans 100 g de sardines fraîches
250 mg de Ca dans 100 g d'amandes
255 mg de Ca dans 100 g de soja en grain
200 mg de Ca dans 100 g de persil frais
200 mg de Ca dans 100 g de crevettes
160 mg de Ca dans 100 g de cresson
175 mg de Ca dans 100 g de noix et noisettes
160 mg de Ca dans 100 g de figues sèches
100 mg de Ca dans 100 g d'olives vertes
104 mg de Ca dans 100 g d'épinards
100 mg de Ca dans 100 g d'endives

Il y a aussi évidemment tous les fromages et laitages :

1 000 mg de Ca dans 100 g de gruyère

700 mg de Ca dans 100 g de roquefort. Dans nos études de recherche[13], nous avons pu démontrer que le roquefort labellisé AB, c'est-à-dire provenant de lait de brebis de l'Agriculture Biologique contient presque deux fois plus de calcium que celui provenant des laits de brebis élévées en agriculture conventionnelle (AC).

190 mg de Ca dans 100 g de fromage de chèvre. Soulignons ce que nos travaux ont permis de démontrer. Les fromages de chèvres AB contiennent en moyenne deux fois plus d'acide Gras essentiel (alpha-linolénique) que les fromages de chèvres provenant de l'agriculture conventionnelle.

140 mg de Ca dans 100 g de yaourt maigre
140 mg de Ca dans 100 g de jaune d'œuf

Chez la femme qui prend trop de poids, il est recommandé de diminuer la consommation de fromages tandis que les spécia-

---

provitamine D présente dans le derme en vitamine D. L'autre source est alimentaire provenant du jaune d'œuf : 200 UI pour 100 g, des huiles de foie de poisson : 8 000 à 30 000 UI/ 100g chez la morue, 20 000 à 400 000 UI chez le flétan...

13. Projet ABARAC que je dirige avec le Docteur Mariette Gerber mené en coopération avec l'Inserm à l'Institut du Cancer de Montpellier, visant à comparer les qualités nutritionnelles de 20 aliments provenant des 3 procédures culturales : Agriculture Biologique AB, Agriculture Raisonnée AR et Agriculture Conventionnelle AC.

(voir notre site : www.professeurjoyeux.com).

listes la supplémentent en calcium. Alors qu'il suffirait de changer le type de fromage consommé, en abandonnant les fromages de vache et en passant aux fromages de chèvres ou de brebis associés à l'huile d'olive qui par son acide oléique transporte le calcium et l'aide à se fixer sur l'os.

Selon les derniers travaux, l'huile d'olive protégerait du cancer colo-rectal et améliorerait les diabétiques.

Évidemment, les fromages et l'huile d'olive ne sont pas pris en charge par la Sécurité sociale !

L'huile d'olive a une grande place dans l'alimentation méditerranéenne. C'est la meilleure huile végétale.

Elle se différencie des graisses animales présentes dans les viandes. Ces graisses animales stimulent pour être digérées et absorbées par le tube digestif la formation d'acides biliaires fabriqués par le foie. Ces acides biliaires présents dans la bile agiraient sur certains enzymes qui favoriseraient au niveau de la muqueuse normale du côlon la formation de tumeurs bénignes (Adénomes) capables de se transformer en cancer.

Si la viande consommé en trop grande quantité stimule la formation d'acides biliaires, l'huile d'olive la réduit.

De même le vin consommé de façon modéré a des effets très positifs pour la santé. Une étude néerlandaise en 2001 menée par le professeur Morten Grongaek sur 25 000 personnes a démontré que ceux qui consomment du vin à doses modérées ont une mortalité réduite de 33 % par rapport à ceux qui n'en consomment pas.

61. Mais comment les phytohormones peuvent-elles éviter un cancer du sein ou d'autres cancers hormono-dépendants ?

Nous n'avons que des éléments de réponse partiels à votre importante question. Ils apparaissent de plus en plus solides dans la littérature scientifique.

Les phyto-œstrogènes tout particulièrement favorisent le développement de la glande mammaire, et la différenciation cellulaire, à l'inverse des œstrogènes synthétiques. Pour cette raison, il est formellement déconseillé de remplacer le lait maternel pour nourrir l'enfant par du lait de soja qui contient de fortes doses de phytohormones. Elles risqueraient de déclencher une puberté précoce chez l'enfant avant l'âge de 9 ans.

Chez l'adulte, une supplémentation en lait de soja, 200 mg par jour en pré-ménopause pendant un mois, produit une diminution du taux d'œstradiol sérique, effet qui persiste deux à trois mois après l'arrêt. Cela joue aussi sur la diminution d'un certain nombre de troubles de la ménopause, moins de tension mammaire et de bouffées de chaleur.

C'est une notion importante. En effet, les histologistes peuvent nous dire, quand nous leur envoyons une biopsie mammaire, si la glande mammaire est adulte ou non (différenciation ou non différenciation). Une glande mammaire n'est adulte au plan tissulaire que lorqu'il y a eu lactation. Pour cela, il faut qu'il y ait au moins une première grossesse. Cela signifie qu'une femme de 60 ans qui n'a jamais eu de grossesse, n'a donc jamais eu de lait qui est passé dans son sein et a un tissu mammaire encore peu différencié. Ses glandes mammaires seront beaucoup plus sensibles à des traitements hormonaux qui peuvent être plus dangereux pour elle que pour une femme qui a eu une ou plusieurs grossesses.

Cela permet de comprendre pourquoi la lactation[14] et la grossesse sont des protecteurs des maladies mammaires cancéreuses chez la femme et peut-être chez l'enfant fille devenu adulte.

---

14. La glande mammaire fabrique aussi pendant l'allaitement une hormone importante, la gonadolibérine (ou LH-RH ou GnRH) qui régule **la maturation et le fonctionnement du système reproducteur et du cerveau de l'enfant.** La gonadolibérine est aussi fabriquée par le placenta durant le développement embryonnaire. (Proc. Nat. Acad. Sci. 1994, 91, 4994).

Des études chez les filles des mères qui les ont allaitées seraient utiles.

Allaiter son enfant diminue donc le risque de cancer du sein de celle qui allaite. Une étude du centre allemand de recherche sur le cancer de Heidelberg[15], menée de 1992 à 1995 sur 706 patientes atteintes de cancer du sein et 1 381 femmes en bonne santé a démontré dans l'année 2000 que l'allaitement total pendant 7 à 12 mois faisait baisser le risque de cancer du sein de 12 % et l'allaitement pendant 2 ans jusqu'à 42 %. Le risque de cancer du sein diminue moins chez les femmes âgées de plus de 25 ans qui allaitent pour la première fois leur enfant.

Plus récemment ont été découvertes des activités anti-enzymatiques à actions anticancéreuses ou préventives, certaines en pathologie humaine, d'autres chez l'animal.

Chez la femme
L'activité « anti-aromatase »

Nous savons que les phyto-œstrogènes inhibent une enzyme l'aromatase ovarienne ou placentaire par un effet anti-œstrogénique (voir question n° 39).

Le schéma ci-contre, très simple, est important pour bien comprendre le rôle de l'aromatase. Vous avez en haut l'hypophyse au centre du cerveau, qui sécrète des hormones dites stimulines hypophysaires lesquelles stimulent soit les ovaires, soit les surrénales. Les glandes surrénales et les ovaires, chacune avec des pourcentages différents, fabriquent soit de la testostérone chez l'homme, et chez la femme à des doses faibles, de l'androstenedione.

15. Breastfeeding and breast cancer risk by age 50 among women in Germany – J. Chang-Claude, N. Eby, M. Kiechle, G. Bastert & H. Becher – Cancer Causes and Control 11 : 687-695, 2000.

« La comparaison de 553 cas à 1 094 « femmes contrôles » ayant nourri au sein un enfant au moins un mois ne confère pas de protection. Cependant, le risque de cancer du sein diminue significativement avec la durée de l'allaitement maternel : le risque relatif est à 0,6 (95 % CI 0,4-0,9) pour 13 à 24 mois d'allaitement et à 0,5 (95 % CI 0,3-1,1) pour deux ans ou plus. La diminution du risque est moins lié au nombre d'enfants nourris au sein qu'à l'allongement de la durée de l'allaitement maternel par enfant. »

La formation des œstrogènes après la ménopause

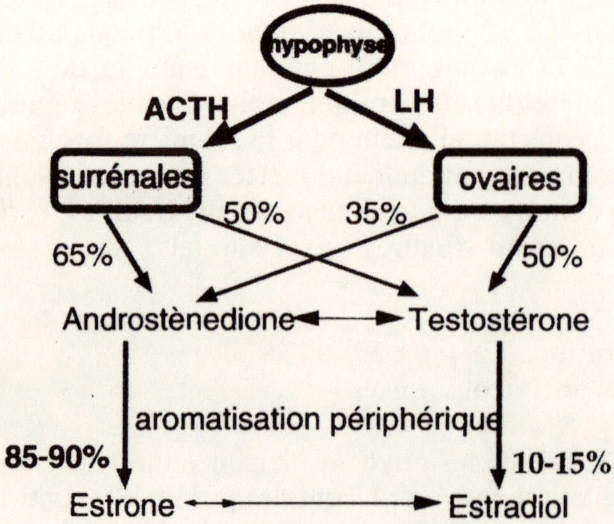

Les anti-aromates bloquent la formation des œstrogènes.

Les hormones résiduelles gardent leurs actions androgéniques d'où les risques de virilisation qui peuvent apparaître avec ces traitements (voix rauque, pilosité faciale, prise de poids).

La transformation de ces deux métabolites, androstènedione et testostérone vers l'œstrone ou vers l'œstradiol se fait par « aromatisation » périphérique. C'est l'enzyme dite « aromatase » qui est responsable de cette aromatisation. C'est l'aromatase du tissu graisseux du sein qui favorise cette transformation.

C'est pour cette raison que les chercheurs ont mis au point une « anti-aromatase », dénommée « Aromasine » qui empêche au niveau des tissus du sein en particulier l'aromatisation, c'est-à-dire la transformation de la testostérone et de l'androstènedione en œstrone ou estradiol qui sont les deux produits dangereux (cancérigènes) à trop fortes doses. Les phyto-œstrogènes ont donc une activité anti-aromatase, c'est important à retenir.

L'activité anti-télomérase

Actuellement les chercheurs essayent de mettre au point d'autres anti-enzymes, les anti-télomérases[16]. En effet les télomérases ont la propriété de prolonger la vie des cellules en empêchant l'usure des extrémités des chromosomes (ou télomères) indispensables à la division cellulaire. Les anti-télomérases pourraient empêcher la poursuite d'une division cellulaire et permettre à une cellule de mourir de sa mort naturelle, quand elle a fini sa vie, c'est « l'apoptose ».

Les globules blancs vivent normalement une semaine, les globules rouges 120 jours et les cellules du foie au moins une année. Si les cellules humaines programmées pour une certaine durée de vie ne meurent pas, donc ne subissent pas leur « apop-

---

16. La télomérase, surnommée « l'enzyme de jouvence » pourrait accroître les risques de cancer. L'équipe de notre collègue David Beach spécialiste de la biologie du cancer au University College de Londres a montré que la télomérase active aussi l'oncogène c-myc impliqué dans différentes tumeurs. D'où la nécessité d'envisager son utilisation thérapeutique dans le cadre de la lutte contre le vieillissement avec beaucoup de précaution (*Nature* du 15 juin 2000).En avril 2001, a été découvert un gène concurrent du gène dénommé « Mathusalem », en référence au patriarche biblique qui aurait vécu 969 ans. Les chercheurs viennent de découvrir Indy « I'm Not Dead Yet », chez la drosophile. Des mutations de ce gène doubleraient l'espérance de vie des mouches drosophiles sans altérer ni la fertilité ni l'activité physique. Elles entraîneraient un état métabolique similaire à la restriction calorique. De là à conclure que la restriction calorique prolonge la vie, il n'y a qu'un pas... La seule chose sûre en ce domaine c'est que la malnutrition ou la surnutrition ne prolongent pas la vie.

tose », leur mort naturelle, alors les globules blancs en trop grand nombre deviennent « leucémiques », les globules rouges en trop font partie de la « polyglobulie » et les cellules du foie qui ne meurent pas en se multipliant fabriquent un cancer du foie.

L'activité antityrosine-kinase et antitopo-isomérase

Cette enzyme contrôle la mitogenèse, c'est-à-dire la multiplication cellulaire par l'intermédiaire des facteurs de croissance.

Une des phyto-hormones les plus connues la génistéine est un puissant inhibiteur *in vitro* de la topo-isomérase de type II, qui a un effet « apoptotique » spécifique.

Nous possédons d'autres données scientifiques chez l'animal qui sont faciles à comprendre. Je vous les résume, elles concernent d'autres types de cancer.

Premièrement : chez des modèles expérimentaux de souris mâles, les phytohormones protègent du cancer de la prostate. Vous imaginez l'intérêt pour les hommes – si ces données sont transposables – de consommer aussi des phytohormones. Il n'est donc pas nécessaire de faire pour les hommes un menu spécial. Un homme à l'andropause peut prendre les mêmes aliments que sa femme à la ménopause. En effet, les phytohormones chez la femme vont se fixer sur les récepteurs d'hormones féminines, et chez l'homme sur ceux des hormones masculines.

Deuxièmement : la génistéine, qui est présente dans le soja, donnée dès la naissance chez les rats femelles prévient le cancer mammaire induit par un cancérigène chimique le diméthylbenzanthracène (DMBA). Ce produit, le DMBA est très puissant. Car, mis sous la peau d'un animal, vous obtenez très facilement un cancer mammaire. Ainsi la génistéine protège, dès la naissance, du cancer mammaire induit par un carcinogénétique.

Troisièmement : chez le singe macaque femelle, les isoflavones ont un effet anticancer sur le corps utérin et sur le sein.

Quatrièmement : un effet des isoflavones contre la toxicité au niveau du foie de certains produits dits hépatotoxiques, a été démontré. Elles réduisent la carcinogenèse hépatique de la fumisine B1. Cela aussi est important car on sait qu'existe une carcinogenèse hépatique des œstro-progestatifs qui se fait sur une longue période de temps, après une longue consommation de ces produits. Au-delà de 7 ans de prise des œstro-progestatifs, donc de la pilule, il est recommandé de faire un contrôle du foie au minimum par échographie hépatique.

62. Pouvez-vous résumer de façon intelligible pour tous l'action des phytohormones en cancérologie.

Voyons d'abord *in vitro*, c'est-à-dire dans des cultures cellulaires.

On peut résumer les actions anticancer des phytohormones :

1. Anti-oxydante : effet « antirouille » au niveau de la cellule (par augmentation du carotène plasmatique et de la vitamine C) et anti-radicalaires (lutte contre les radicaux libres qui abîment les cellules). Les phytohormones ont aussi des actions anti-oxydantes en inhibant en partie la peroxydation.
2. Anti-angiogénique, inhibant la microvascularisation, donc l'apport de sang à la tumeur. Les isoflavones à des taux élevés, double de ceux trouvés par la consommation habituelle de soja (10 pmol/l), diminuent de 40 % la vascularisation tumorale en culture. La génistéine, à fortes doses, inhibe « *in vitro* » la prolifération des cellules endothéliales. Elle aurait une action anti-angiogénique, inhibant la vascularisation tumorale et ainsi la progression tumorale.
3. Apoptotique, mort de la cellule cancéreuse qui continuait à se multiplier anormalement. Elle induirait l'apoptose (la mort naturelle) des cellules cancéreuses humaines MCF 7 en culture, via la protéine dite p53. De même chez la souris, la génistéine réduirait le nombre des métastases pulmonaires des mélanomes (tumeur mélanique de la peau) induits.
5. Inhibition de l'aromatase responsable de la conversion irréversible des androgènes à 19 carbones en estrogènes à 18 carbones dangereux pour la glande mammaire. Les phytohormones ont plusieurs rôles anti-enzymatiques : inhibiteur d'œstrogènes synthétases ou d'aromatases pour des cellules cancéreuses comme pour des cellules normales.
6. Inhibition de la Topo-isomérase de type I et II, de la Tyrosine-kinase et d'autres enzymes impliqués dans la cancérogénèse. Les phytohomones règlent aussi la cholestérolémie en inhibant le cholesterol 7 alpha hydroxylase.

Ajoutons une action anticarcinogène spécifique : les catéchines, flavonoïdes du thé vert et du thé noir, inhibent l'activation d'un puissant carcinogène du tabac, la 4-méthyl nitrosamine. Les lignées cellulaires en culture de tumeurs coliques en présence d'isoflavonoïdes se multiplient moins, mais cela n'a pas été confirmé sur des cellules de cancer colique induit chez le rat.

Les études *in vitro*, en cultures cellulaires sont aussi essentielles pour connaître les effets des doses importantes ou très élevées sur les cellules.

Il faut savoir qu'à des doses supra-physiologiques – donc nettement supérieures à la normale – on obtient l'inverse d'une protection cellulaire, une stimulation de la croissance tumorale.

Cela est important à savoir, pour éviter de consommer trop de médicaments. En pensant se protéger on peut faire l'inverse. C'est d'ailleurs ce qui a été observé dans les études chez les hommes à risque de cancer broncho-pulmonaire qui furent supplémentés largement avec de super doses de vitamine C ou de provitamine A.

Les supplémentations ont eu des effets inverses à ceux qui étaient attendus : une augmentation du nombre des malades atteints de cancer des voies respiratoires.

Voyons maintenant les effets des phytohormones *in vivo* surtout chez l'animal

On connaît d'abord leur rôle protecteur anti-athéromateux. Les phytohormones protègent les vaisseaux de leur « encrassement ». Dans un type particulier de souris, ils peuvent stimuler l'activité immunitaire, inhiber l'oxydation du LDL cholestérol et ainsi prévenir l'athérome.

Ils ont aussi évidemment leurs effets anti-œstrogéniques et peuvent jouer un rôle dans la prévention des cancers hormonodépendants.

– Au niveau du tube digestif, ils inhibent la formation des acides biliaires 1 et 2 et peuvent ainsi protéger du cancer du côlon. La génistéine diminue les foyers précancéreux, adénomateux du cancer colique chimiquement induit.

– Chez le rat, l'administration néo-natale de génistéine aurait un rôle préventif dans l'apparition de cancer chimio-induit, avec une augmentation du laps de temps d'apparition du cancer et une diminution de l'incidence et du nombre de cancers.

– Dans les cancers du foie : 2 nmol d'isoflavones par kilo entraînent la suppression des premiers stades du cancer du foie induit par la di-ethyl-nitrosamine.

Chez l'animal existent des différences entre les espèces. Par exemple chez le porc, la concentration plasmatique d'équol est à consommation égale 10 à 15 fois inférieure à celle des brebis et des vaches. Le porc conjugue, c'est-à-dire métabolise ou utilise moins l'equol que les ruminants.

L'efficacité des phyto-œstrogènes n'est donc pas exclusivement sur les glandes hormonales ; elle s'étend en plus au tube digestif, aux maladies cardio-vasculaires, à l'immunité générale.

En 1992 déjà, la FDA américaine considérait le BBI (Bowen Burk Inhibitor), inhibiteur de protéases, isolé à partir du soja. Il s'agit d'un agent de chimiothérapie anticancéreuse, qui jouerait son rôle tant *in vitro* qu'*in vivo*. On soulignait son éventuel rôle préventif anticancéreux, mais aussi pour les maladies cardio-vasculaires.

Ses effets natriurétiques (élimination urinaire du sel) sont à opposer aux effets délétères des œstro-progestatifs artificiels de la pilule et des traitements substitutifs de la ménopause qui sont des effets anti-natriurétiques. Les femmes le savent, parce qu'elles prennent souvent du poids, du fait d'une nouvelle répartition de l'eau dans leur organisme qui est mal éliminée.

Soulignons enfin 2 activités des phytohormones utiles à la ménopause : 1. une cytologie vaginale accrue de 19 % avec une supplémentation en soja, prévenant donc la sécheresse vaginale ; 2. une activité tyrosine-kinase inhibiteur, qui réduit l'activité des ostéoclastes, donc diminue la destruction osseuse, et prévient l'ostéoporose en réduisant l'excrétion modérée de calcium. Un bon point pour prévenir l'ostéoporose.

Voyons enfin ce que l'on sait des effets des phytohormones chez l'humain, femme et homme

Une concentration élevée des métabolites des isoflavones est notée dans les urines des femmes consommant du soja et ayant un taux bas de cancers génitaux et mammaires. Quant aux dosages dans le sang de ces femmes, ils sont discordants.

Les nouveau nés nourris au lait de soja ont des concentrations sanguines de génistéine élevées, 10 fois supérieures à celles qui chez l'adulte ont une action hormonale. Chez le nouveau né, le premier mois, les isoflavones sont absorbées par le tube digestif, ils restent inactifs et éliminés tels quels dans les urines.

Dans les cancers du pancréas, on a montré un effet protecteur sur des cultures cellulaires de tumeurs pancréatiques, plus grand pour les cellules provenant de tumeurs féminines que celui observé pour des tumeurs provenant de celles tumorales masculines. Cela montre que, dans les cancers digestifs, on découvrira des choses intéressantes dans les années à venir.

On doit distinguer chez les humains 3 types de phytohormones selon leur métabolisation, c'est-à-dire leur devenir.

1. Les phyto-estrogènes qui se lient aux récepteurs de estrogène (RE) sont surtout issus du soja, de la réglisse, du trèfle rouge.

2. Les phyto-progestatifs qui se lient aux récepteurs de progestérone (PR) sont surtout la réglisse, le thym, le trèfle rouge.

3. Les phyto-androgènes sont moins connus parce que les chercheurs se sont plus intéressés à la femme qu'à l'homme ; mais il est plus que probable que c'est le capital enzymatique de l'homme qui oriente les phytohormones vers les hormones mâles.

Les actions anticancer des phytohormones sont en général dépendantes de leur quantité apportée. A des doses suprapharmacologiques, c'est-à-dire énormes, les phytohormones ont des actions négatives sur les organes cibles au niveau desquels elles agissent. Aussi est-il contre-indiqué de consommer des phytohormones en comprimés à fortes doses, et indispensable de savoir précisément la dose de phytohormone présente dans les médicaments ou pseudo-médicaments présentés au grand public.

63. Comment consommer les phytohormones ? Sous forme de médicaments ou d'aliments ?

Aux États-Unis, ils font partie des « natural cancer protective components ».

En France, on parle de « Nutraceutique » qui est considérée aux USA comme « n'importe quelle substance qui peut être définie comme un aliment ou composant d'un aliment et qui fournit un bénéfice médical ou de santé, incluant la prévention ou le traitement des maladies ».

Cette définition inclut les compléments alimentaires, les aliments fonctionnels aussi bien que les produits diététiques. La terminologie française semble avoir plutôt adopté le terme « nutraceutique » pour le concept global et celui « d'alicaments » pour les produits qui seraient issus de ce concept.

Ces produits représenteraient un marché mondial de 65 milliards de dollars, dont environ un tiers pour l'Europe. Il s'agit bien d'un marché important où devraient dominer la sécurité et la qualité scientifiques des preuves d'efficacité des produits. Les abus guidés par l'appât du gain sont déjà courant. Aux USA, ces pseudo-médicaments sont présents comme en pharmacie sur les étagères des supermarchés et les gens en consomment sans vraiment savoir exactement la quantité réelle qu'ils absorbent et si elle a une véritable activité biologique. Les fabricants se moquent souvent du consommateur en n'étudiant pas et donc en ne mentionnant pas la « Biodisponibilité du produit » et ses conditions d'activité.

Ces abus exigeront une réglementation rigoureuse associée à une information éthique des consommateurs. Le moteur du marché se situe dans la reconnaissance par les scientifiques des liens entre alimentation et santé.

D'ores et déjà nous pensons que la prise de conscience par le grand public de ces liens est en bonne voie, mais deux excès sont à l'horizon. Croire ou faire croire que la consommation de micronutriments issus de composés naturels a des effets supérieurs à leur consommation intégrée naturellement aux aliments et d'autre part refuser les avancées technologiques[17] au nom

17. La génétique moderne permet d'isoler la carte génétique des aliments labellisés AB, c'est-à-dire issus de l'Agriculture Biologique. La

d'un « écologisme dogmatique et étroit ». Les nouvelles pratiques de culture ou d'élevage seront de plus en plus soumises aux contraintes de santé. L'écologie scientifique a un très grand avenir.

Il est donc possible de consommer des phytohormones très naturellement dans son alimentation.

Voici les aliments essentiels qui contiennent des phytohormones.

Le soja contient des isoflavones : 100 g de soja contiennent 100 à 300 mg de daidzéine et de génistéine. En général on consomme 60 gr de soja qui contiennent 45 mg d'isoflavones, ce qui correspondrait à la consommation de 1 à 2 mg par kg de poids corporel et par jour à peu près. Ce n'est pas difficile à retenir : vous pesez 60 kg, il vous faut 60 mg d'isoflavones. A la ménopause, la réduction des bouffées de chaleur, de la sécheresse vaginale, des douleurs mammaires confirment l'action œstrogène-like du soja ou de ses extraits quand ils sont rendus actifs par les enzymes intestinales. Il ne peut donc y avoir d'effets positifs pour l'organisme des isoflavones de soja que si le tube digestif, la flore intestinale surtout fonctionnent correctement.

Contiennent aussi des phytohormones les lignans, présents dans les *légumineuses* et leurs graines, haricots secs, pois cassés, pois chiches, lentilles ; *les légumes*, oignons, ail, tomates, laitue, les carottes en contiennent 20 à 25 mg pour 100 g. *Les fruits,* pomme, pamplemousse, poire, fraise en contiennent aussi.

La racine d'igname, c'est le wild yam ou igname sauvage, phyto-progestérone, qui sert à la synthèse partielle des hormones de structure stéroïdique. On s'en sert dans les laboratoires pharmaceutiques ; elle contient de la diosgénine, du DHA, elle est considérée comme une phytohormone précurseur, la pré-progestérone. Elle serait donc indiquée en adjonction à un phyto-œstrogène, à la ménopause en particulier.

Le wild yam serait un précurseur du DHEA, bien que cela soit discuté. En effet, après 3 semaines de supplémentation avec le wild yam, les taux de DHEA restent inchangés.

---

comparaison avec les mêmes aliments génétiquement modifiés ou provenant des autres procédures culturales sera nécessaire, de même évidemment que la sincérité du label AB.

Le resvératrol[18] ***se trouve dans une grappe de raisin*** (en particulier dans la peau), aussi bien dans les pépins que dans le grain lui-même. C'est un composé polyphénolique présent donc dans la grappe et ***dans le vin*** qu'il soit rouge, rosé ou blanc. Il est aussi présent dans les mûres, les cacahuètes. Il existe dans 72 plantes. Il agit comme un agoniste des estrogènes au niveau des récepteurs d'œstrogènes. Sa concentration serait de 3 à 10 microgrammes par litre.

La consommation de resvératrol, soit sous la forme de raisin, soit sous celle d'un verre de vin à chaque repas ne peut pas faire de mal à la santé. Le resvératrol, flavonoïdes du vin, est présent dès la fermentation du raisin. Le vin rouge contient donc du resvératrol à raison de 1,5 à 3 mg par litre. En plus le vin est riche en minéraux contenant pour 100 ml : 7 à 8 mg de calcium, 1 mg de fer, du magnésium pour 20 mg et même taux en phosphore.

En alcoologie, il est essentiel de pouvoir apprécier de façon rigoureuse la consommation alcoolique. Pour cela on utilise « l'Unité Alcool Internationale (UAI) » qui correspond à 10 grammes d'alcool pur.

Les contenus en alcool
dans une bouteille de vin, whisky, pastis, bière

1 bouteille de vin à 12 °	=	750 ml	=	80 g d'alcool pur
1 bouteille de whisky à 40 °	=	700 ml	=	220 g d'alcool pur
1 bouteille de pastis à 45 °	=	1 000 ml	=	360 g d'alcool pur
1 bouteille de bière à 6°	=	750 ml	=	40 g d'alcool pur

Définition de l'Unité Alcool Internationale (UAI)
10 grammes d'alcool pur

dans une bouteille de vin à 12°	8 UAI
dans une bouteille de whisky à 40°	22 UAI
dans une bouteille de pastis à 45 °	36 UAI
dans une bouteille de bière à 6°	4 UAI

18. Le Resvératrol a pour nom chimique le « 3,4',5-trihydroxystilbene » issu du jus de fruit et du vin provenant des grappes du raisin noir. Il aurait des activités anti-oxydantes et anti-carcinogéniques.

La consommation quotidienne conseillée en vin ne doit pas dépasser un quart de litre de vin par jour, soit pas plus de 2 à 3 UAI.

En cancérologie, le resvératrol est doué d'action anti-oxydante, anti-inflammatoire et chez l'animal il agit comme inhibiteur du développement des lésions prénéoplasiques des cancers mammaires induits de la souris. Le pamplemousse contient des doses de resvératrol inférieures à celles contenues dans le vin rouge. Le principe actif serait la tancretine dont l'action serait dose dépendante. Le resvératrol est donc présent dans les pamplemousses 50 à 100 pg/g contre 1,5 à 3 mg par litre de vin rouge.

Pour R. Trévoux, le resvératrol « est un inhibiteur de l'enzyme la cyclo-oxygénase », elle-même stimulateur de la croissance tumorale, et qui abaisse l'immunité.

En fait son action se situe au niveau des trois étapes de la carcinogenèse (formation d'une tumeur) :

– lors de l'initiation, il stimule les enzymes de phase II capables de « détoxifier »la carcinogenèse. Il est, en effet, anti-oxydant et anti-mutagène.

– lors de la promotion tumorale qu'il freine en inhibant la cyclo-oxygénase,

– lors de la croissance, de la progression et de la dissémination métastatique où il inhibe la prolifération (des cellules promyélocytaires en culture) et induit leur différenciation.

Mais tous ces travaux, même récents portent sur des études « *in vitro* » ou sur l'animal et comportent des doses de Résvératrol bien supérieures à celles notées des consommateurs humains. »

Les plantes aromatiques, la sauge, le thym, le laurier, le romarin, *les boissons courantes* avec le thé vert, les vins rouges, contiennent la catéchine ou le resvératrol.

La sauge a des actions œstrogéniques connues depuis 1934. Elle est utilisée avec succès pour régulariser les règles et prévenir les troubles de la ménopause. Sa consommation en excès n'est pas sans danger. La sauge officinale, donc celle consommée sous forme de médicaments prise en quantité trop importante, produit chez l'homme une diminution de la libido et de la virilité. Inutile de se tourner alors vers le viagra : autant en prendre un petit peu moins.

Chez la femme, elle est donc indiquée, sous forme médicinale, s'il y a aménorrhée par hypo-œstrogénie et autour de la ménopause. Elle est contre-indiquée en cas d'hyper-œstrogénie.

Par contre les tisanes de sauge ne présentent aucun danger à la ménopause, bien au contraire. Chez l'homme il n'y a aucun risque de féminisation si la sauge est consommée sous forme de tisane.

N'oublions pas le thé, surtout le thé vert qui est le constituant le plus anticancérigène, par l'intermédiaire de l'épigalocatéchine. Il neutralise l'aflatoxine et les nitrosamines, diminue les effets toxiques du tabac. Ses polyphénols protègent l'ADN cellulaire des dommages oxydatifs (rouille cellulaire). Il inhibe par l'intermédiaire de la théobromine et de la théophylline, l'oxydation du LDL cholestérol, réduit le niveau de thromboxane, obstructeur des artères, donc diminue les risques thrombotiques. La quantité à consommer est de 10 tasses japonaises, soit 5 à 7 tasses européennes chaque jour, car les propriétés bénéfiques des flavonoïdes ne seraient présentes qu'à partir de 5 tasses par jour, même si dans une tasse il y a l'équivalent en anti-oxydant d'une assiette de légumes.

La consommation régulière de thé diminuerait de 60 % le risque de maladie coronaire. De même les fréquences des cancers digestifs et urinaires seraient diminuées de plus de 50 %, chez les personnes qui consomment au moins 2 tasses par jour par rapport à celles qui n'en consomment pas.

Sa valeur calorique est très faible puisqu'une tasse, sans sucre, apporte deux calories. La caféine est présente dans le thé en quantité voisine de celle du café Arabica. Les tanins du thé diminuent l'absorption de la caféine par l'estomac. On a calculé que la même quantité de café apporte le double de caféine à l'organisme. La caféine diminue la sensation de fatigue, empêche de dormir, favorise l'acuité intellectuelle, accélère le cœur, facilite la digestion et l'émission des selles.... A fortes doses tous ces effets sont augmentés.

Une consommation modérée de thé (7 tasses par jour), correspond à trois tasses de café et apporte 300 mg de caféine. Un thé léger, (qui a peu infusé) contient plus de caféine qu'un thé qui a infusé longtemps. L'amertume du thé qui a infusé longtemps est liée aux tanins. Donc si vous voulez bien dormir, le soir ne prenez pas un thé léger, mais plutôt un thé qui a longuement infusé.

On a accusé le thé de diminuer l'absorption du fer contenu dans les fruits et légumes, mais cette diminution d'absorption est neutralisée par la consommation de fruits riches en vitamine C (voir tableau à la question 12).

Chez les femmes traitées récemment ou depuis longtemps pour un cancer du sein, les phytohormones en comprimés ne peuvent être prescrites qu'avec grande précaution, car l'hormono-dépendance du cancer du sein ou d'une récidive de ce cancer reste une réalité qu'il ne faut en aucun cas risquer de stimuler.

N'oublions pas que les risques de récidives du cancer du sein persistent en diminuant régulièrement sur 27 années après le premier traitement pour ce cancer. Personnellement nous n'en prescrivons pas car les dangers ne sont pas négligeables étant données que les compositions précises des médicaments ne correspondent pas à celles qui sont réellement absorbées et biodisponibles.

Par contre nous n'hésitons pas à conseiller les changements d'habitudes alimentaires, orientées vers la consommation d'une alimentation équilibrée riche en phytohormones. L'apport homéopathique par l'alimentation stimule l'immunité générale et apporte une quantité naturelle de phytohormones qui jouent leur rôle anti-estrogénique.

Des études rigoureuses n'ont pas encore étaient faites pour démontrer l'intérêt des phytohormones alimentaires dans des groupes sélectionnés de femmes atteintes de cancer du sein. Des pourcentages de réduction des risques d'une éventuelle évolution ou récidive du cancer sont attendus. D'ici peu d'années nous aurons les réponses.

64. On en vient, pour les phytohormones, à la nutrition méditerranéenne ou asiatique ?

Nous sommes très bien placés dans nos régions méditerranéennes avec les fruits et les légumes de saison qui apportent les fibres – nécessaires au fonctionnement équilibré de la flore intestinale –, les minéraux et les oligo-éléments comme le zinc, le sélénium, et les vitamines A (question 45), C (question 12), E. La vitamine D est tout simplement fabriquée par notre peau, grâce à l'ensoleillement naturel. Le lycopène est dans les tomates, la lutéine dans les salades, les polyphénols dans le vin, l'huile d'olive. L'huile d'olive contient de l'hydroxytyrosol qui est un anti-oxydant majeur. C'est un polyphénol qui protège la vitamine E contre l'oxydation.

Ainsi vitamine E et polyphénols du vin comme de l'huile d'olive protègent les structures lipidiques de la cellule et du sang. La consommation de vitamine E à la dose minimum de 50 mg par jour est très utile et conseillée pour éviter les récidives d'accidents cardio-vasculaires après infarctus.

Voici les aliments contenant pour 100 grammes le plus de vitamine E : noisettes fraîches 22 mg, huile d'olive 9 mg, noix fraîche 5 mg, abricot sec 4,5 mg, kiwi 3 mg, myrtille 2,1 mg, avocat 1,85 mg, mangue 1,8 mg, œuf 1 mg, citron 0,8 mg, raisin 0,7 mg, pêche, poire, pomme 0,5 mg, framboise 0,3 mg, melon 0,1 mg.

N'oublions pas que l'acide oléique de l'huile d'olive est fort utile pour transporter et fixer le calcium sur l'os. Il joue donc un rôle essentiel dans la prévention de l'ostéoporose. Il y a des publications passionnantes sur huile d'olive et ostéoporose.

Ainsi les fruits de saison doivent être consommés à raison de quatre par jour, au petit déjeuner, au repas de midi, au repas du soir et le soir avant de se coucher. Quant aux légumes, un à deux par repas, avec la salade et un plat de viande blanche ou de poisson. Les légumineuses sont utiles deux à trois fois par semaine. Les amandes, noix, noisettes, seront consommées entre les repas. Elles apportent l'énergie, et neutralisent les coups de pompe des milieux de matinée et d'après-midi. Vous en aurez dans les poches, ou dans votre sac.

Poissons et fruits de mer seront consommés trois fois par semaine. Et n'oublions pas le verre de bon vin à chaque repas qui apporte le resvératrol, un peu de calcium et des oligo-éléments essentiels.

Les graines germées font aussi partie de l'alimentation méditerranéenne. Elles germent à une température variant entre 19 et 25 ° C (maïs), 19-21° C pour l'orge et l'avoine. Il faut des températures plus basses pour le blé d'hiver. En 10 jours de germination (conditions pour une levée de la dormance) les systèmes enzymatiques se mettent en place : le RNA en mg de pyrophosphates est multiplié par 7, passant de 0,97 à 3,53 pour 100 pousses et le DNA en mg de pyrophosphates passe de 0,59 à 1,86 pour 100 pousses. En plus une alpha amylase apparaît favorisant la digestibilité. Les taux des acides aminés essentiels augmentent de plus de 120 %, les taux de vitamine du groupe B sont multipliés par près de 4, passant de 20 à 73 mg et de phosphore de 386 à 1 118 mg.

Le fait que les graines aient trempé et soient gonflées d'eau, les rend plus digestes, à condition qu'elles soient bien mastiquées ; étant plus nourrissantes, elles rassasient plus vite et donc de trop grandes quantités sont inutiles.

65. Alors vous pensez vraiment que la prévention du cancer du sein est possible ?

Ce véritable fléau social, 35 000 nouveaux cas chaque année en France, avec une mortalité de 50 % dans les 10 ans qui suivent le diagnostic, est évitable. Il faudrait pour cela diminuer de façon très importante la consommation d'hormones sous forme de médicaments. Et ce, à tous les âges de la vie. En rester strictement aux prescriptions médicamenteuses à des femmes malades, comme au Japon. Au Japon une femme ne prend pas d'hormones sous quelque forme que ce soit si elle n'est pas malade. S'agit-il d'une philosophie, vieille sagesse ou d'habitudes pour un confort sexuel (des femmes) que les slogans publicitaires des laboratoires pharmaceutiques n'ont pas encore changé ?

Mais pourquoi cela n'est pas dit aux femmes ?

On vous dira d'abord que ce que je dis n'est pas prouvé et qu'il faut des preuves. Ce raisonnement est absurde, même dangereux car il est comparable à celui qui affirme que tous les fumeurs ne font pas un cancer du poumon, ce que disent les lobbies du tabac. De même les lobbies pharmaceutiques et leurs médecins disent que toutes les femmes sous hormones ne font pas un cancer du sein... Heureusement. Mais il y en a quand même trop. Et quand on voit une femme qui a des antécédents de cancer du sein dans sa famille, au premier ou au deuxième degré, qui vient consulter pour un dépistage, le premier grand conseil qu'on lui donne est d'arrêter la consommation de toute hormone.

Aujourd'hui les spécialistes pensent, très sérieusement, que les femmes ne peuvent pas se passer d'hormones, pour un tas de raisons : régulariser les règles ou les supprimer, la contraception évidemment, pour avoir des enfants quand elles ne peuvent pas en avoir, éviter les troubles de la ménopause qu'ils exagèrent au maximum et cela juqu'à 70 ans et au-delà. Ils assimilent les hormones au phénomène de la voiture dont on ne peut plus se passer... Les poncifs, en matière de « femmes et hormones » ont et auront la vie dure. Jusqu'au jour, qui n'est pas si loin, où elles commenceront à comprendre que consommer des hormones pour des raisons sociales ou de bien-être peut aussi rendre gravement malade.

Pour la prévention du cancer du sein, nous pouvons donner 8 conseils simples :

1. « Manger mieux et meilleur[19] » avec une alimentation méditerranéenne et un mode de cuisson qui n'altère pas les aliments : la vapeur douce qui n'excède pas 95° C.

2. Une alimentation riche en « conjugated linoleic acid », c'est-à-dire en acides gras polyinsaturés, que vous trouvez dans les poissons, dans les fruits de mer.

3. Remplacer toutes les hormones synthétiques par les phytohormones de l'alimentation, en particulier à la ménopause, comme alternative aux traitements substitutifs. Les compléments alimentaires sous forme de médicaments peuvent être utiles peu de temps. Les phytohormones ont aussi un rôle encore mal défini dans la prévention d'autres cancers comme de la prostate, du côlon ou du pancréas.

Ces trois premiers conseils sont liés à l'alimentation et rejoignent les conseils des anciens : pour Hippocrate, 500 ans avant Jésus-Christ *« Que ton aliment soit ton médicament »*, et plus récemment Jean Rostand : *« Tout menu de qualité devient une ordonnance. »*

4. Éviter les contraceptifs oraux avant une première grossesse. Cela pose le problème de contraception de la jeune fille. Je ne suis pas contre les publicités pour le préservatif quand elles sont bien faites et en particulier responsabilisantes pour les garçons. Si l'on a inventé le préservatif féminin, c'est peut-être parce qu'on n'avait pas tout à fait confiance dans le masculin. Alors peut-être que masculin plus féminin, cela permet d'obtenir 100 % d'efficacité. C'est dans tous les cas moins dangereux que les hormones. Il faut donc promouvoir une contraception non hormonale. Malheureusement les laboratoires pharmaceutiques et certains lobbies féministes vont dans le même sens et il n'est pas certain que ce soit dans tous les cas dans l'intérêt des femmes[20].

---

19. Voir pour tous les aspects pratiques de ce mode d'alimentation dans le livre de Christine Bouguet-Joyeux : « Manger Mieux et Meilleur – Art, Plaisir, Santé » Éd. FX de Guibert, sous presse.

20. La récente « pilule-Implant » est-elle un progrès pour la femme, car elle serait active 3 ans, où pour l'homme qui n'a aucune responsabilité contraceptive ? et si l'Implant était proposé aux hommes, l'accepteraient-ils ?

5. Ne pas fumer plus de 2 à 5 cigarettes par jour. Si on dit aux jeunes de ne pas fumer, on les stimule à le faire ; dites-leur «Fumez deux à cinq cigarettes par jour », et ils diront « Je ne veux pas fumer ». Il s'agit donc de réduire le tabagisme actif comme passif.

6. Une activité sportive trois fois par semaine. C'est très important. Il est démontré que la femme qui a une activité physique régulière diminue sa masse grasse, et augmente sa masse maigre (musculaire). D'où la réduction des risques de cancer du sein. On sait en effet que la masse grasse en excès a des effets hormonaux délétères en particulier au niveau du sein.

7. La première grossesse est conseillée avant 30 ans, particulièrement autour de 26 ans. La moyenne en 2001 est de 29,3 ans pour attendre son premier enfant et 31 ans en région parisienne. En 1980, c'était 26,8 ans. Aujourd'hui, on nous parle de grossesse à 60 ans, avec les techniques *in vitro*... Allaiter pendant au moins trois mois, six mois c'est mieux. Ça ne fait pas plaisir aux fabricants de lait, mais c'est une fonction éco-logique, qui n'a jamais abîmé le sein, et donne les meilleurs nutriments à l'enfant.

Il est également important de prévenir l'avortement, y compris des grossesses simples non désirées, par la promotion d'aides concrètes pour l'adoption ou le parrainage d'un enfant. Les IVG ou IIG (Interruption Involontaire de Grossesse ou fausse couche) augmentent les risques de cancer du sein. Beaucoup de femmes se retrouvent quasiment obligées de recourir à l'avortement, car elles sont abandonnées par le père génétique de l'enfant. Les femmes sont loin d'être seules responsables de toutes ces grossesses qui n'aboutissent pas, 220 000 chaque année en France.

Beaucoup de femmes sont abandonnées quand elles « tombent enceintes » : 7 % des femmes font un bébé toutes seules, soit 2 % de plus qu'en 1981.

Les statistiques sont claires sur ce sujet, mais c'est un sujet tabou encore aujourd'hui, probablement du fait de ses aspects moraux et religieux qui ont pris le pas sur les aspects « santé ». *(Voir chapitre III, section V, dans notre livre « Prévenir les cancers du sein, Ensemble relever le défi »).*

Le seul fait que les Églises, en particulier l'Église catholique se soient prononcées sur ce sujet a bloqué le raisonnement. Éthique et Science ne peuvent-elles se rejoindre ? Les deux ne cherchent-elles pas le bien de l'humain ? De grandes recherches en perspectives.

8. Consommer moins et moins longtemps les médicaments de l'anxiété ou de la déprime qui à la longue peuvent avoir des effets délétères sur les glandes mammaires, surtout si a été associé, simultanément ou non, la prise d'œstrogènes pour quelque raison que ce soit.

66. Vous voulez que nous devenions japonaises ?

Mais non. Je préférerais que vous deveniez « méditerranéennes », la Méditerranée est plus proche de vous que la mer du Japon ! Au Japon, il y a très peu de cancer du sein. Les femmes non malades sont très réticentes à consommer des hormones. De plus, il est prouvé que leur alimentation les protège de ce cancer. Les phytohormones présentes dans les végétaux seraient utiles. Leur consommation bien tolérée par l'organisme et à doses homéopathiques pourrait jouer un rôle préventif : elles ont une faible action hormonale, parfois anti-hormonale. Ces Phytohormones sont présentes dans une alimentation de type méditérranéenne, mais aussi asiatique.

Au Japon les chiffres des malades décédées de cancer du sein sont éloquents.

Nous avons interrogé une femme japonaise (35 ans) et lui avons posé 3 questions.

1. « Pourquoi les femmes japonaises sont-elles réticentes à prendre la pilule ? »

« Jusqu'en 1999, les pilules minidosées (celles qui sont utilisées en Europe) n'ont pas été autorisées au Japon. C'est dire qu'on ne pouvait acheter en pharmacie que les pilules fortement dosées, autorisées par les médecins. Il fallait aller chez un gynécologue pour l'ordonnance. Tandis que depuis l'année 1999, on peut acheter les pilules directement à la pharmacie. Ceci va certainement changer les comportements des femmes vis-à-vis de la pilule. De plus, depuis longtemps les femmes japonaises savaient les effets nocifs des pilules, ce qui freinait pas mal l'utilisation. Je crois que malgré l'autorisation, la plupart de femmes japonaises non habituées à consommer la pilule restent encore réticentes à son utilisation. Il est vrai que les couples japonais choisissent en priorité les préservatifs. De plus les préservatifs féminins existent au Japon, mais ils restent peu utilisés. »

2. En Europe, on dit que le nombre d'avortements est très important au Japon... Qu'en est-il exactement ?

« Le nombre officiel d'avortements en 1998 était de 333 220 cas selon le ministère de la Santé. Ce nombre est légèrement en voie de diminution.

Pour ce qui concerne les avortements clantestins, il n'est pas possible d'avoir des documents. Mais vue la facilité de l'avortement au Japon et les notions d'hygiène des femmes actuelles, je suppose qu'il n'y a pas énormément de cas clandestins. »

Si l'on se réfère au nombre de 220 000 en France pour 60 millions d'habitants, au Japon il s'agit de 330 000 pour 125,4 millions d'habitants, soit 3,66 % en France contre 2,65 % au Japon. Dire que le Japon a beaucoup d'avortements parce que la pilule contraceptive n'est pas utilisée est scientifiquement faux.

3. Quel est le nombre de femmes décédées de cancer du sein au Japon ?

Nous avons pu accéder aux deux sites du Centre National de cancérologie du Japon :

«http ://wwwinfo.ncc.go.jp/0sj/indexj.html»

http ://wwwinfo.ncc.go.jp/statistics/stats1999/japanese/tables/t06 j.html

Voyons d'abord les mortalités comparées au Japon et en France par cancer du sein

Au Japon, on comptait en 1997 une population de 125 400 000 personnes et le nombre de femmes décédées de cancer du sein était de 8 393.

En France, on comptait en 1997 une population de 60 186 184 personnes et le nombre de femmes décédées de cancer du sein était de 11 000.

Ces chiffres au Japon permettent plusieurs commentaires si on les compare à ceux de la France. Pour 10 000 femmes, les risques de mourir de cancer du sein est de 1,26 au Japon et en France de 3,33, soit presque 3 fois plus grand.

Pour le cancer du sein, en 1997 la mortalité comparative au Japon était de 13,2 pour 100 000 femmes et en France de 36,3 en 1994.

Il est interessant de remarquer la même tendance si l'on compare la mortalité par cancer de la prostate en France et au Japon. En 1997 la mortalité comparative par cancer de la prostate, au Japon était de 10,2 pour 100 000 hommes et en France de 32,9 en 1994.

Quant à l'incidence, c'est-à-dire le nombre de nouveaux cas apparus en une année, on retrouve en les comparant aux populations :

Japon en 94 : 28 086 nouveaux cas de cancer du sein soit 44/100 000 femmes.

France en 95 : 34 000 nouveaux cas de cancer du sein soit 108/100 000 femmes.

Japon en 94 : 10 940 nouveaux cas de cancer de la prostate soit 18,1/100 000 hommes

France en 95 : 26 000 nouveaux cas de cancer de la prostate soit 50/100 000 hommes

Le nombre de nouveaux cas de cancer du sein est donc presque 3 fois plus grand en France qu'au Japon et pour la prostate les différences vont dans le même sens.

Il est donc logique de compter beaucoup moins de morts par cancer du sein et de la prostate au Japon comparativement à la France, car si les facteurs de risques sont les mêmes, ce qui est plus que probable scientifiquement, ils ne sont pas présents de la même façon dans les deux pays. En Asie, la consommation journalière d'isoflavones, phytohormone par excellence, s'élève à 20 à 45 mg contre moins de 5 mg par jour dans les pays occidentaux.

Mieux vaut donc consommer des phytohormones, c'est-à-dire « manger mieux et meilleur », que des médicaments, si l'on n'est pas malade. Ainsi verrons-nous régresser le nombre de nouveaux cas de cancer du sein et de la prostate, avant de savoir vraiment les guérir quand ils sont diagnostiqués à un stade avancé.

C'est ce qui s'est passé avec le cancer de l'estomac que nous avons vu régresser lorsque le réfrigérateur a permis la conservation au froid des aliments. Après l'industrie de l'électroménager, l'industrie agro-alimentaire peut être au service de la santé du consommateur.

67. Les phytohormones pourraient-elles prévenir le vieillissement prématuré ?

En août 2000 le journal britannique « *The Lancet* » rapportait une étude californienne démontrant « qu'un niveau élevé d'œstrogènes sanguins serait favorable au maintien des capacités intellectuelles des femmes en cours de vieillissement. » Des mesures fines de concentrations hormonales dans le cerveau et le suivi de 292 femmes pendant 6 ans confortent l'hypothèse selon laquelle les femmes qui ont au départ de leur ménopause des taux d'estrogènes « endogènes » normaux, c'est-à-dire produits par leur organisme (ovaires et surrénales), sont moins susceptibles de voir décliner leur vivacité intellectuelle que les autres.

Soulignons qu'il ne s'agit pas des taux des hormones exogènes, plus ou moins synthétiques, celles apportées à l'organisme par médicament sous quelque forme que ce soit. L'objectif chez les personnes proches d'un âge avancé est donc d'aider leur organisme à fabriquer lui-même le minimum hormonal en œstrogène en particulier. Il n'est en effet pas démontré que les hormones exogènes aient le ou les mêmes rôles que les hormones endogènes pour ce qui concerne la prévention du vieillissement.

L'idéal serait donc de faire consommer aux patientes des précurseurs de ces hormones utiles à la santé des personnes âgées. Ils sont présents dans une alimentation à dominante végétale : 4 fruits frais par jour + 4 légumes cuits à la vapeur douce (voir questions 63 et 64).

68. Vous pensez au DHEA, l'hormone anti-âge ?

Il s'agit du DHEA qui est la DeHydroEpiAndrostérone découverte par notre collègue le Pr Etienne-Émile Baulieu. C'est un précurseur hormonal chez l'humain exclusivement et qui n'aurait pas d'analogue, d'équivalent dans le reste du monde animal ni dans le monde végétal, bien qu'existent des stérols végétaux bêtasitstérol de la réglisse et des asperges par exemple.

Le DHEA est un intermédiaire chimique qui est produit surtout dans les glandes surrénales, et utilisé par les testicules ou les ovaires où il est transformé en hormones, œstrogène chez la femme et testostérone chez l'homme. Le DHEA est donc appelé « hormone mère » qui est sous forme lipidique (soluble dans les graisses) transformé en sulfate de DHEA hydrosoluble (soluble dans l'eau) par le foie et le tube digestif. Il n'y aurait pas de précurseur au DHEA. Les patients qui ont une insuffisance des surrénales n'ont pratiquement pas de DHEA, ils ne la fabriquent pas. L'apport de substances que l'on pourrait considérer comme précurseur chimique ne fait pas apparaître de DHEA. Le DHEA n'a donc pas de précurseur connu, il est lui-même le précurseur.

Le sulfate de DHEA aurait des effets sur la neurotransmission et la neurotrophicité (nutrition des cellules nerveuses) par action modulatrice sur des récepteurs de neurotransmetteurs.

A 70 ans, on observerait une baisse de 80 % du taux de DHEA (sulfate)[21] par rapport à celui évalué vers 20-30 ans chez l'homme. Le taux de DHEA dans le sang est de 10,2 à 23,6 nanomoles par litre, l'organisme chaque jour fabrique 5 mg de DHEA et 15 mg de sulfate de DHEA .

La dose choisie dans les essais thérapeutiques dirigés par le Pr Beaulieu est de 50 mg. S.S.C. Yen de l'université de San Diego a démontré que l'administration en comprimé de 50 mg chaque jour de DHEA pendant 6 mois suffit à restaurer les taux sériques juvéniles chez les hommes et les femmes. Cette restauration est associée à un accroissement du bien être physique et psychologique pour 82 % des femmes et 67 % des hommes, et aussi à un accroissement de la masse et de la puissance musculaire.

---

21. Il existe un site sur Internet : DHEAGE.com

Pris quotidiennement pendant 1 année, ce médicament n'a eu aucun effet nocif chez l'homme au niveau prostatique. En particulier, aucune augmentation anormale du taux de PSA (Prostate Specific Antigen), marqueur du cancer de la prostate, n'a pas été enregistrée. Chez la femme où le précurseur du DHEA serait la pregnénolone, des effets positifs ont été enregistrés au niveau de la peau, du système osseux, de la mémoire et de la libido.

Les Américains sont prêts à tout pour améliorer leurs performances physiques et intellectuelles. Quarante millions d'Américains en consommeraient chaque jour, car le DHEA est en vente libre aux USA depuis 1992.

En juin 2000, l'émission télévisée « Envoyé spécial » a présenté un Américain Bob Jones âgé de 70 ans, vivant à Palm Springs, ville située à 180 km de Los Angeles. Depuis 6 ans, il suit un traitement hormonal quotidien à base de testostérone, d'hormones thyroïdiennes, d'hormone de croissance et de DHEA. « Augmentation de la masse musculaire, disparition progressive de la graisse, fortification des os, une meilleure vue et une plus grande libido » tels sont les principaux effets de ces hormones. Pas étonnant que Bob soit devenu accro à ce type de cocktail. Ce traitement a été administré par le docteur Edmund Chein qui a fondé, il y a 6 ans, une clinique privée qui compte aujourd'hui près de 3 000 patients dont l'objectif commun est de « vieillir jeune ». De plus en plus nombreux sont les Américains qui se ruent sur ces pilules de la performance. Ils seraient plus de la moitié à en consommer.

Le marché des compléments alimentaires est passé de 27 milliards de francs au début des années 90 à 100 milliards de francs en 2000. Les médecins américains prescrivent très facilement l'hormone de croissance à leurs patients alors qu'elle est interdite comme produit dopant dans les compétitions sportives.

En France, elle n'est délivrée que pour des raisons médicales.Tous les produits vendus dans les rayons des supermarchés aux USA sont considérés comme des suppléments diététiques ou compléments alimentaires qui ne tombent pas sous la réglementation de la FDA. On comprend les propos du directeur des affaires juridiques du Center for Science in the Public Interest : « Les consommateurs jouent à la roulette russe à chaque fois qu'ils achètent un complément alimentaire. Ils ne savent pas s'il y a un risque, si le flacon contient bien le dosage indiqué sur le paquet, ni si les vertus du produit sont véridiques. »

En 1996, celui qui a découvert ce métabolite hormonal, notre collègue le Pr E. Beaulieu, posait publiquement la question : « Le DHEA, une fontaine de jouvence ? » Et en avril 2000, il répondait dans la grande presse, suite à une étude randomisée[22], réalisée chez 280 personnes volontaires et en bonne santé, ainsi : « Chez des personnes âgées de 60 à 80 ans, qui ont reçu 50 mg par jour pendant un an, ce traitement serait capable de redonner une peau plus jeune, de l'os plus dense et d'augmenter des paramètres de la libido surtout chez des femmes de plus de 70 ans... mais elle ne crée ni surhommes ni super-women... On peut la considérer comme une thérapeutique substitutive, pas comme un dopant. » Aux USA, le DHEA entre dans la catégorie des « suppléments alimentaires ».

Les seules contre-indications du DHEA seraient les états précancéreux et cancéreux du sein, de l'utérus et de la prostate.

Quant à la crème cosmétique avec DHEA, le DHEA serait sous forme de 7 alpha ou 7 bêta hydroxy DHEA, elle n'aurait pour l'instant aucun effet d'après le Pr Baulieu.

L'OMS prévoit déjà que 20 % des enfants qui naissent dans le troisième millénaire seront centenaires. Les spécialistes du vieillissement de l'American Academy of Anti Aging Medicine (A^4 M) pensent que cette proportion sera plus proche de 50 %.

Certains considèrent que tout le processus de vieillissement est partiellement une conséquence du déclin hormonal. Ils s'orientent actuellement vers des THS visant au rétablissement simultané des niveaux juvéniles en plusieurs hormones : DHEA et pregnénolone, hormones de croissance et thyroïdienne, testostérone et estrogènes. Ces conseils sont excessifs d'autant plus qu'ils affirment que « les risques à se passer du THS large est très supérieur à celui de la supplémentation. »

Il est certain que si vous ne pouvez pas prendre de bonnes habitudes alimentaires et les tenir, vous aurez intérêt à vous soumettre à ces traitements substitutifs, mais mieux vaut ne pas s'y mettre trop tôt. Les risques de cancers hormono-dépendants ne sont pas négligeables en vieillissant. Le cancer de la prostate est très fréquent et non dangereux au-delà de 80 ans chez

22. « Randomiser » signifie que la moitié des participants à l'étude ont reçu le produit et l'autre moitié un placebo, – un produit leurre, c'est-à-dire n'ayant aucune action –, afin de comparer les résultats scientifiquement dans les 2 populations. D'après Beaulieu, « chez les hommes aucun signe de cancer prostatique n'a été observé ». Nous devons ajouter que cela est vrai pendant la durée de l'étude (une année)...

l'homme, mais dès qu'il est diagnostiqué, il doit être traité par des médicaments anti-hormonaux, anti-androgènes qui fatiguent et affaiblissent l'organisme. De même pour les femmes atteintes de cancers du sein et de l'utérus qui recevront des anti-estrogènes ciblés vers les zones d'atteinte cancéreuse, le sein, l'utérus, les os, le foie, les poumons...

69. Le traitement de la ménopause n'implique donc pas nécessairement la consommation de médicaments ? Pouvez-vous passer en revue la meilleure façon d'éviter les différents troubles classiques de la ménopause et différencier les plantes à action œstrogéniques par rapport à celles ayant des actions plus progestatives.

Commençons par ce qui inquiète beaucoup de gynécologues : **la sécheresse vaginale**. L'imprégnation hormonale par les phytohormones consommées en grande quantité en changeant les habitudes alimentaires suffira le plus souvent à maintenir tant la libido que l'harmonie des relations amoureuses. N'oublions pas aussi que la démédicalisation de la ménopause aura un effet psychosomatique non négligeable tant pour la femme que pour son compagnon. Si les effets des phytohormones mettent du temps à agir du fait de changements alimentaires trop récents, force est alors de recourir temporairement, c'est-à-dire 3 à 6 mois, le temps de passer le cap, à des thérapeutiques substitutives. Elles seront administrées surtout localement, sous la forme d'œstrogènes locaux, ovules ou crème qui améliorent l'hydratation des tissus du vagin et de la région vulvaire. Des gels hydratants employés régulièrement pourront entretenir l'hydratation du vagin, donc sa lubrification naturelle.

Une phytothérapie de type phyto-estrogénique a été testée en comprimé à 4 mg de Cimicifuga, à raison de deux comprimés chaque jour pendant 6 mois. L'efficacité thérapeutique a été évaluée sur les cellules vaginales prélevées par simple frottis. Trois populations de femmes ont été ainsi sélectionnées : la première de type A très sensible au traitement chez 7 à 10 % des femmes ; la deuxième de type B chez 70 à 80 % qui est moyennement sensible et la troisième de type C chez 10 à 20 % qui est peu sensible ou insensible. (Ce travail a été réalisé et publié par l'équipe du Docteur Berengère Arnal Schnebelen de Bordeaux).

Pour ce qui concerne **les risques de maladies cardio-vasculaires**, il faudra faciliter le sevrage tabagique. L'alimentation méditerranéenne bien conduite réduira rapidement les taux de cholestérol dans des limites normales, tandis qu'une activité physique soutenue (3 fois par semaine) diminuera le surpoids, renforcera le bien-être général et diminuera significativement les tendances hypertensives et le moral n'en sera que meilleur.

Pour **la prévention de l'ostéoporose**, on orientera son alimentation vers des habitudes méditerranéennes avec l'huile d'olive dans toutes les salades, les fromages de chèvres ou de brebis à chaque repas et on aura soin de compléter par un apport supplémentaire en aliments riches en calcium, surtout pour celles et ceux qui ne supportent pas les laitages et fromages de vaches (voir question n° 59).

Quant aux phytohormones en comprimés nous n'y sommes pas favorables tant que la femme n'a pas d'abord au moins essayé de changer ses habitudes alimentaires. Et cela ne se fait pas en 24 h ou quelques jours. Il faut s'y mettre pour au moins un trimestre et se fixer des objectifs. Les phyto-hormones en comprimés sont indiquées, je dirais dans l'urgence, lorsque les bouffées de chaleur sont insupportables, car le changement des habitudes alimentaires ne peut être efficace avant au moins un mois. Par contre les phytohormones en comprimés qui apportent une quantité importante de substances phytohormonales chaque jour, sont contre-indiquées lorsque la femme a été traitée pour un cancer gynécologique hormono-dépendant, sein ou corps de l'utérus, ou si existent des troubles vasculaires type phlébite, embolies artérielle ou veineuse.

A la ménopause, les besoins en hormones féminines ne sont pas nuls. La preuve en est que les taux hormonaux dans les 4 hormones du statut hormonal féminin sont réels. Ils diminuent simplement dans des limites qui suppriment le cycle et le phénomène des règles. Les ovaires sont au repos au sens où ils ne libèrent plus d'ovule chaque mois, mais ils gardent une capacité de fabrication hormonale minimum en œstrogènes et progestérone (voir la question 6).

Il est donc utile que vous cherchiez à distinguer les phytohormones à activité œstrogénique, de celles à activité progestéronique. Voilà ce que l'on peut dire aujourd'hui, sachant que la science des phytohormones est en pleine évolution.

Notre collègue Serge Rafal dans son livre « La ménopause au naturel » (Éd. Marabout 2001) les présente avec précision. Nous résumons cette présentation.

Parmi les phytohormones à activité œstrogénique en plus du soja et de tout ce que nous avons dit plus haut, il existe cinq plantes qui peuvent être consommées selon les goûts : le soja, la sauge, le houblon, l'avoine et l'actée à grappes.

– Le soja est cultivé de façon intensive presque partout dans le monde surtout sous les climats chauds. Le fruit est une gousse contenant des graines qui sont battues à maturation. Les haricots de soja contiennent les principes actifs. Sa consommation comme légume est surtout dans les restaurants chinois, mais il est consommé en France sous forme de biscuits, crèmes, galettes, lait, yaourts[23]... Des pseudo-médicaments, sans AMM (autorisation de mise sur le marché) sortent régulièrement en Europe contenant 30 à 75 mg d'isoflavones de soja. Il faut s'en méfier car d'une part la quantité inscrite sur la boîte n'est pas toujours celle qui est retrouvée dans les contrôles, d'autre part la quantité apportée par le comprimé n'est pas toujours « biodisponible », c'est-à-dire celle qui est utilisée par l'organisme.

– ***La sauge officinale*** est présente autour de la Méditerranée. Ses feuilles possèdent une odeur aromatique épicée et servent à la préparation des médications occidentales. La racine en décoction sert en Chine au traitement des règles douloureuses. Il existe près de 500 variétés de sauge, les deux plus connues sont la sauge officinale du Midi de la France et la sauge sclarée. Considérée comme une panacée permettant longue vie, d'où son nom en latin « salvia« , sauver. Elle est calmante et favorise la digestion, stimule les défenses immunitaires et prévient des inflammations ORL et des voies respiratoires. Elle diminue la transpiration excessive, les bouffées de chaleur et les sueurs nocturnes, calme les règles douloureuses, régularise le cycle, augmente la libido chez les femmes.

Vieux dicton méridional

« Qui a la sauge dans son jardin n'a pas besoin de médecin »

– ***Le houblon*** pousse dans les lieux frais et humides à la lisière des forêts. Il contient une espèce de résine, la lupuline qui lui donne son odeur et son goût amer. Le houblon sert à la fabrication de la bière depuis des siècles. On conseille toujours aux femmes qui allaitent de boire de la bière pour favoriser la lactation. Le houblon est sédatif, légèrement hypnotique, séché il a été longtemps caché sous les oreillers pour favoriser un meilleur sommeil. Il possède une activité estrogénique et anti-androgénique. Il permettrait de lutter contre le duvet, (appelé d'un terme très péjoratif en médecine, l'hirsutisme) que déplorent les femmes à la ménopause.

---

23. Un litre de lait de soja équivaut, rapporté au poids de l'enfant, à des doses d'hormones 4 à 6 fois supérieures à celles ingérées par une femme ménopausée pour se traiter.

En infusion, une à deux cuillers à café de cônes pour une tasse d'eau, en laissant infuser 5 minutes.

– ***L'avoine***, céréale du nord de l'Europe sert à fabriquer les célèbres flocons ou le très nourrissant porridge, (flocons cuits dans le lait). Active contre la nervosité et la déprime, fortifiante, elle stimule l'appétit et les réactions de défense et joue un rôle modeste en gynécologie.

– ***L'actée à grappes***, (ou Cimicifuga Racemosa) utilisée par les Indiens pour traiter les troubles des règles, accélérer les accouchements trop lents, elle fait partie des traitements doux de la ménopause. Elle est en plus antispasmodique et antimigraineuse, anti-inflammatoire et antirhumatismale, efficace contre les vertiges et l'hypertension modérée.

Il faut ajouter une huile, ***l'Onagre*** surnommée « belle de nuit », car ses fleurs jaunes que recherchent les abeilles, s'ouvrent dans la soirée. Elle est cultivée pour l'huile extraite de ses graines. Elle diminue les symptômes gênants autour de la période des règles (déprime, irritabilité, tension mammaire, douleurs abdominales, rétention d'eau, maux de tête) ou de la ménopause (bouffées de chaleur, troubles de l'humeur...) Elle réduirait les kystes dans les seins en quelques mois de traitement. Son huile extraite par première pression à froid de la graine est sous forme de capsules qui contiennent 400 à 600 mg d'huile. En période de ménopause, on conseille 2 capsules par jour.

Parmi les phytohormones à activité progestérone, cinq plantes sont capables de stimuler ou de suppléer en partie la production de progestérone : en premier l'igname ou wild yam puis l'achillée millefeuille, l'alchemille, le gattilier, la salsepareille et en plus une huile la bourrache.

– ***Le Yam sauvage (Dioscorea Mexicana)***, c'est la plante la plus riche en précurseurs de la progestérone, poussant en Amérique centrale en haute altitude. Il existe près de 800 espèces de Yam contenant des quantités variables d'hormones végétales. Les Yam de plus haute altitude contiennent une forte concentration de diosgénine, le précurseur de la progestérone. Attention, l'igname comestible des marchés africains ne possède aucune activité hormonale.

C'est en 1936 que les chercheurs japonais ont expliqué l'efficacité de l'igname sauvage pour soulager les douleurs des ovaires et des règles. Ils ont isolé une substance chimique contenue dans les racines et les tubercules, la diosgénine, précurseur de la progestérone naturelle.

En 1943, Russel Marker aux USA parvient à fabriquer de la progestérone à partir de la diosgénine, issue de l'igname mexicaine (dioscorea mexicana). Cette plante contiendrait aussi les précurseurs de la DHEA produite par les glandes surrénales.

Le Yam est présenté sous forme de comprimés ou de pommades. Chaque comprimé contient 30 mg d'extrait d'igname, 110 mg d'extrait de mélisse, du bêtacarotène et de la vitamine B6. Les homéopathes le prescrivent à raison d'un comprimé deux fois par jour en seconde partie du cycle.

– ***L'Achillée millefeuille,*** plante antispasmes et cicatrisante, car elle aurait aidé le tendon d'Achille à récupérer, d'où son nom. Elle soulage les spasmes de l'utérus et les règles douloureuses. Elle peut être consommée en infusion : deux cuillers à café de parties actives, tige et fleurs dans une tasse.

– ***L'Alchemille commune,*** c'est la plante la plus progestative qui pousse sur les terrains frais et humides. Elle a fasciné les alchimistes d'où son nom. Intéressante dans les cas de fibrome, de douleurs de règles, de tension mammaire. Elle peut être consommée en infusion (deux cuillers à café des parties aériennes de la plante) ou en teinture-mère.

– ***Le Gattilier (Agnus cactus)***, c'est la plante à polarité sexuelle. Arbrisseau à odeur poivrée, aux fleurs bleu-violet disposées en grappes à l'extrémité de la tige. Il possède une activité progestative, anti-estrogénique et anti-FSH, raison pour laquelle il est surnommé « l'agneau chaste ». A consommer en infusion, une cuiller à soupe pour une tasse, deux fois par jour ou en teinture-mère.

– ***La Salsepareille,*** elle pousse sur les terrains incultes de la région méditerranéenne. Seule sa racine sert à la préparation des médications. Elle possède une petite activité progestative, utile en teinture-mère, cinquante gouttes de la préparation du pharmacien (60 ml de salsaparilla) contre les troubles des règles.

– ***La Bourrache***, cette plante du bassin méditerranéen, très présente en Afrique du Nord et sud de l'Espagne est cultivée surtout pour son huile, extraite de ses graines par pression à froid. Intéressante chez la femme pour son activité phytohormonale, de type progestérone naturelle. Utile pour prévenir les troubles des règles et à la ménopause, elle protège des méfaits du soleil, évite le dessèchement de la peau, améliore la qualité des ongles et des cheveux.

L'huile extraite par première pression à froid de la graine est utilisée en thérapeutique sous forme de capsules.

Finalement entre les meilleures habitudes alimentaires et la consommation de produits végétaux à activité hormonale, vous pouvez choisir, vous avez un large éventail de possibilités écologiques, ayant des bases scientifiques solides. Il serait bon que toutes les femmes concernées les connaissent.

CHAPITRE V

COMMENT RESTER JEUNE NATURELLEMENT

Manger mieux et meilleur (nourrir son corps...), stimuler son intellect (nourrir son esprit...), élargir son affectivité (nourrir son cœur...), chercher le sens (nourrir le plus profond de son être...), c'est pour le Pr Henri Joyeux le fruit de son expérience humaine avec tous ceux qu'il rencontre, comme médecin, comme ami, comme confident.

10 questions supplémentaires et 10 réponses argumentées qui traduisent bien que le cancérologue n'est pas seulement un chirurgien, un spécialiste du cancer et de la nutrition, un chercheur, mais plus largement un humaniste qui cherche à comprendre et à aider l'humain dans toutes ses dimensions.[1]

**Le Collectif « hormones-ménopause-ostéoporose »*
Email «collectif.hor-men-os@wanadoo.fr»

70. *Comment stimuler la fabrication de nos propres hormones, quand elles commencent à décliner ? Qu'est-ce que vous pensez des cocktails de jouvence qui sont proposés souvent aujourd'hui ?*

71. Comment changer des habitudes alimentaires quand nous les suivons depuis plus de 50 ans ?

---

1. Sur ce sujet, écouter la cassette de la conférence donnée devant 3 500 malades en septembre 2000 à Lourdes au profit de « Lourdes Cancer Espérance » : « La place de la spiritualité dans la lutte contre le cancer ».

72. Vous n'êtes pas favorable à la consommation chronique de médicaments ou de suppléments alimentaires sous forme de micronutriments, mais certains médicaments doivent être pris de façon prolongée par exemple pour soigner les dépressions sévères ou modérées. Avez-vous des alternatives à proposer ?

73. L'activité physique, c'est facile à 20 ou 25 ans, mais à notre âge, après la ménopause que conseillez-vous ?

74. Une activité intellectuelle, ce n'est pas évident. On n'a pas envie de reprendre les études !

75. Affectivité et sexualité, parlez-en à nos hommes, ils ne sont pas évidents à gérer ? Et peut-on commencer une grossesse après le traitement d'un cancer du sein ?

76. Repos du corps, repos de l'esprit, trouver le sens, comment voyez vous ça ?

77. Le cancer du sein a-t-il des causes psychologiques ?

78. L'importance du soutien psychologique pour le pronostic, pendant le traitement du cancer du sein ?

79. Comment surveiller une femme dont la mère a ou a eu un cancer du sein ?

80. Qu'est-ce que vous appelez la « health human coherence » ou « cohérence santé » ?

En conclusion

TROIS DERNIÈRES QUESTIONS D'AVENIR

81. Pensez-vous que le vaccin contre le cancer du sein est pour bientôt ?

82. Comment rémédier aux troubles de la sexualité liés à l'âge ?

83. Quand, d'après vous, la Science vaincra-t-elle ce fléau qu'est le cancer ?

70. Comment stimuler la fabrication de nos propres hormones, quand elles commencent à décliner ? Qu'est-ce que vous pensez des cocktails de jouvence qui sont proposés souvent aujourd'hui ?

Le mot hormone vient du grec « Hormen » qui signifie exciter. Les hormones sont donc « des substances excitantes », fabriquées par des glandes qui les déversent dans le sang quotidiennement à des doses très faibles, mais très actives. Elles sont ensuite transportées jusqu'aux organes et tissus où elles vont exercer leurs effets en fonction de la présence de récepteurs hormonaux présents dans les cellules de ces tissus.

Parmi les glandes les plus essentielles au fonctionnement harmonieux du corps, on doit citer d'abord les glandes sexuelles. Selon le sexe, *les ovaires ou les testicules* sont responsables de la puberté puis de toute l'activité sexuée et sexuelle de l'individu.

Il y a en plus *les glandes surrénales* qui régulent la tension artérielle, et le stress général, *le pancréas* qui s'occupe de maintenir le taux de sucre dans le sang à peu près constant (1g/litre de sang), *la thyroïde* qui gère la température corporelle et *l'hypophyse* à la base du cerveau qui joue le rôle de chef d'orchestre en stimulant selon les besoins autant les hormones sexuelles que les hormones surrénaliennes, thyroïdiennes.

En plus l'hypophyse est responsable d'une part de la croissance de tout le corps par sa fabrication de l'hormone de croissance et d'autre part du phénomène de la soif par la fabrication de l'hormone antidiurétique qui empêche une trop grande quantité d'eau de quitter le corps.

Des hormones sont aussi fabriquées par *l'estomac* (la gastrine) afin qu'il joue bien et sans excès son rôle pour la digestion des aliments, *les reins* qui régulent la pression artérielle et le transport de l'oxygène par les globules rouges (l'EPO ou erythropoïétine dont on a tellement entendu parler dans le dopage des cyclistes, est fabriquée par des cellules des reins).

Toutes ces hormones sont fabriquées dans notre corps, selon notre âge, donc selon nos besoins et grâce aux aliments que nous consommons chaque jour. Une mauvaise alimentation sera à l'origine d'une fabrication insuffisante ou excessive d'hormones. En général l'organisme a des systèmes de régulation qui fonctionnent très bien. Il peut fabriquer insuffisamment d'hormones par insuffisance des matériaux présents dans l'alimentation qui sont nécessaires à la fabrication de telle ou telle hormone, mais il n'en fabrique jamais en excès, sauf si la glande elle-même est malade, atteinte par une tumeur bénigne ou maligne qui fabrique en excès l'hormone.

Donc d'une façon générale, en dehors d'une maladie précise, l'organisme n'a pas besoin d'apport hormonal extérieur. Il est parfaitement capable de fabriquer ce dont il a besoin, et ceci est vrai à tous les âges de la vie.

Cela veut dire que les traitements substitutifs hormonaux n'ont de sens, donc ne sont indiqués, qu'en cas d'impossibilité par la glande de fabriquer ce qu'elle doit. Si tout ou partie de la thyroïde est enlevée ou absente dès la naissance, il faut absolument remplacer ce qui manque et prescrire des hormones thyroïdiennes toute la vie ; si les ovaires ou testicules sont absents ou insuffisants, il faut prescrire et apporter à l'organisme les hormones qu'il ne peut fabriquer lui-même, sinon les fonctions liées à ces hormones se réduiront à leur plus simple expression.

Il faut donc bien comprendre que l'apport hormonal a des indications médicales précises, basées sur la connaissance aussi précise des signes cliniques de l'insuffisance de telle ou telle hormone et l'appréciation chiffrée des taux de l'hormone dans le sang circulant. Pratiquement toutes les hormones sont dosables dans le sang circulant.

Tout cela explique l'importance du suivi clinique et biologique des patientes ou patients recevant des traitements hormonaux de substitution. Ils courent deux dangers, soit ils reçoivent trop d'hormones soit ils n'en reçoivent pas assez et dans les deux cas les conséquences sont néfastes pour tout l'organisme.

Il est vrai qu'avec l'âge notre organisme diminue progressivement la plupart de ses taux hormonaux, mais il les diminue d'autant plus vite que nous ne sommes pas informés pour empêcher, en dehors de médicaments substitutifs, ces diminutions qui accélèrent le vieillissement et nous font passer plus vite que prévu et souhaité du 3e au 4e âge.

Les discours médicaux actuels tendent à médicaliser au maximum le vieillissement, à proposer toutes sortes de compléments vitaminiques, hormonaux, minéraux ou oligo-éléments pour prévenir tous les signes de l'âge. Il y a beaucoup de business là-dessous. En médecine, on parle du MDS ou Multiple Deficiency Syndrome qui se caractérise par les mots savants suivants : « État dysmétabolique caractérisé par des déficiences sévères ou limites (borderline) en hormones, vitamines, minéraux et oligo-éléments ». A partir de là sont prévus et proposés de nombreux traitements quotidiens. Les cocktails de jouvence sont à la mode et sont proposés pour 6 000 FF (1 000 Euro) mensuels, dans des reportages aussi nuls que tape-à-l'œil (Bienvenue à Hormone City – aux États-Unis la clinique du rajeunissement – *Figaro Magazine* du 3 février 2001) dans des magazines plus ou moins directement intéressés, en amont par des sponsors, en aval par l'augmentation du lectorat.

« On se lève tous les matins avec l'envie de casser du bois... et la sexualité est pratiquement une activité à plein temps. » Le cocktail quotidien contient au minimum « testostérone + hormones de croissance + hormones thyroïdiennes + DHEA avec deux injections par jour » ou mieux encore les 9 hormones « de croissance + thyroïdiennes + mélatonine + progestérone + hydrocortisone + DHEA + Alfa-fluorohydrocortisone + testostérone + estradiol ».

Et il y en a pour toutes les bourses. Avec des pseudo-médicaments, dénommés astucieusement compléments alimentaires. Citons quelques exemples :

– alpha-oméga : complexe riche en acides gras polyinsaturés, facteurs nutritionnels de prévention des vaisseaux – 2 capsules par jour – Aucune précision sur la prévention...

– ginstart : Panax ginseng Meyer : le seul autorisé par le Conseil Supérieur d'Hygiène... stimulant physique et intellectuel, 2 gélules le matin...

– harparflex : ...aux vertus connues sur les articulations, 2 à 6 gélules par jour

– sedaplantes en soluté ou gélules pour réduire la nervosité des adultes ou des enfants, notamment en cas de troubles du sommeil...

– sojapause : soja + trèfle rouge, avec 2 comprimés par jour, ce complément nutritionnel 100 % naturel amène la quantité de phyto-estrogènes nécessaire pour lutter contre les inconvénients liés à la période de la ménopause...

Remarquons que des médecins, formés par les distributeurs eux mêmes, se croient parfois obligés de prescrire tous ces cocktails sur de longues périodes. Alors qu'ils permettraient simplement de passer un cap, avant d'avoir bien changé ses propres habitudes alimentaires.

Sauf cas particuliers de déficits spécialement mesurés par des prises de sang, nous n'avons pas besoin de tous ces compléments. Soulignons cependant qu'ils sont moins dangereux que certains traitements substitutifs tel que le TSH prescrit sans réflexion et souvent sans indication médicale réelle, pendant des années, à des femmes qui suivent aveuglément ce que des laboratoires et des spécialistes leur font croire, en cachant soigneusement les raisons commerciales.

Les solutions sont dans notre alimentation. Les changements alimentaires comprennent aussi bien le choix des aliments que la façon de les préparer et de les consommer. Ce n'est pas dans cette réponse à votre question que je puis répondre totalement. Je me contenterai de donner les grandes lignes, vous renvoyant pour les détails, évidemment essentiels, aux livres[2] que j'ai écrits ou préfacés sur ces sujets.

Prenons quelques exemples : certains acides aminés tels que la L glutamine, la L arginine, et la L ornithine stimulent naturellement la production d'hormone de croissance, car ce sont les précurseurs de cette hormone.

Parmi les aliments riches en ces acides aminés, les oléagineux (noix, amandes, sésame, noisettes), les crucifères, les légumineuses, le soja et ses dérivés, le thé vert. Les graines de courge, le fénugrec (plante médicinale) et d'autres végétaux sont riches en phytostérols comme le **bêtasitostérol présent dans les asperges (10mg/100g) qui est le principal stérol d'origine végétale, abondant aussi dans l'huile d'olive.** Le stigmastérol (2,96mg/100g) et le campostérol (0,74 mg/100g) présents dans les asperges sont de bons candidats pour stimuler naturellement la production d'hormone de croissance.

On sait maintenant que le bêta-sitostérol est le principal stérol d'origine végétale, abondant dans l'huile d'olive, il inhibe *in vitro* la croissance des cellules cancéreuses du côlon, de la prostate et du sein. C'est un hypocholestérolémiant naturel, par diminution de l'absorption digestive du cholestérol.

Voici la composition de **100 grammes d'asperges :**

- Vitamines C = 30mg (16mg après cuisson), proA = 0,4mg, B1 = 0,20mg B2 = 0,19mg, B3(PP) = 1mg, B5 = 0,6mg, B6 = 0,06mg, B8 (biotine) = 0,002mg, B9 = 0,09mg, E = 0,8mg

(Diffusion Centre Logos à Montpellier au tél : 04 67 60 55 71 et fax 04 67 60 76 09)

2. 1. « Changer d'Alimentation – Prévenir les cancers » 1995. 2. « Prévenir les cancers du sein – ensemble relever le défi » 1997. 3. Cancers digestifs – de la prévention aux traitments 1999. 4. « Manger mieux et

- 6 Minéraux essentiels : NA = 3mg, K = 200mg, Cl = 40mg, Mg = 12mg, Ca = 20mg, P = 70mg,
- 7 Oligo-éléments essentiels : Fe = 1,1mg, Zn = 0,32mg, Cu, Mn, Bore, Fluor, Iode = 0,002mg

Pour fabriquer toutes leurs hormones, les glandes ont besoin de tous les matériaux et de l'énergie nécessaire aux mécanismes de construction. Les hormones sont des molécules complexes qui contiennent réunies en un seul contenant pour les hormones stéroides dites sexuelles, un noyau central dit « stérol » venant du cholestérol, des protéines, souvent des parties lipidiques, des minéraux et des oligo-éléments comme l'iode pour les hormones thyroïdiennes. Tous les éléments sont présents dans une saine alimentation et l'organisme normal possède tous les systèmes enzymatiques dans les différents tissus et organes pour les fabrications.

Une alimentation équilibrée comprend 27 micronutriments que nous consommons inconsciemment chaque jour. D'abord une grande quantité de végétaux sous la forme de fruits et légumes qui apportent les vitamines (A et C), les minéraux (sodium, potassium, calcium, phosphore, chlore, bicarbonate...) et oligo-éléments (fer, zinc, iode, sélénium...), de légumineuses et céréales pour le complément en protéines végétales. Les protéines animales et les vitamines E et celles du groupe B sont surtout présentes dans les poissons et les fruits de mer, les viandes blanches plus que dans les viandes rouges.

Les graisses et les vitamines liposolubles E et D sont essentiellement d'origine végétale en priorité dans l'huile d'olive et d'origine animale sous la forme d'œuf et de fromages provenant du lait de petits animaux, chèvres et brebis. Dans un jaune d'œuf (de 20 grammes), il y a la quantité de cholestérol minimum (300 mg) indispensable à la ration quotidienne d'un adulte pour la fabrication des hormones sexuelles. La surconsommation de viande augmente l'apport en cholestérol quotidien en moyenne de 250 mg.

Il s'agit donc de manger mieux et meilleur le plus souvent possible.

71. Comment changer des habitudes alimentaires quand nous les suivons depuis plus de 50 ans ?

Cela peut paraître impossible. En réalité la capacité de changement ou d'adaptation est inscrite dans l'humain. Il a besoin d'être motivé, d'en comprendre tout l'intérêt.

Notre expérience actuelle qui s'étend à toute la France par les conférences que nous donnons et les nombreux courriers que nous recevons, nous démontrent la grande soif de changement qui existe chez beaucoup de personnes qui ont dépassé la cinquantaine, et que l'on dit à l'âge de la ménopause ou de l'andropause. De plus en plus de gens ont conscience qu'il est possible de « Manger mieux et meilleur ».

La mode des régimes spécialisés, des régimes pour perdre les excès de poids, pour retrouver « la ligne » est à prendre au sérieux. L'intérêt que portent les médecins généralistes pour l'acquisition de connaissances sérieuses en nutrition, dans les relations entre alimentation et cancer, alimentation et allergies, alimentation et maladies métaboliques, surnutrition et fatigue, sont des signes de changements en cours. Nous devons les encourager car ils vont dans le bon sens.

Certains commencent par l'instinctothérapie (manger cru), n'y restent pas longtemps, mais leur démarche démontre la volonté de changement. Le choix des aliments, leurs origines culturales intéressent de plus en plus les consommateurs. Il y a les aliments labellisés qui proviennent de l'AB (Agriculture Biologique), ceux qui sont issus de l'Agriculture Raisonnée (AR) et ceux de l'Agriculture dite conventionnelle (AC).

Il n'est jamais trop tard pour changer, en commençant par 4 fruits frais et différents par jour, au petit déjeuner, repas de midi, du soir et avant de se coucher. En outre il est bon de remplacer les laitages de vache (yaourt, fromages, crèmes glacées contenant souvent des conservateurs) par les fromages de chèvres et de brebis, si possible labellisés AB au lait cru ou pasteurisé. Il est également important d'augmenter la fréquence des repas de poissons et fruits de mer. Et toutes les salades seront arrosées d'huile d'olive.

Sans oublier le soleil pour fabriquer avec notre peau toute la vitamine D dont nous avons besoin (voir questions 10, 58 et note 81).

Quatre déséquilibres courants peuvent être neutralisés simplement :

– La surnutrition : l'excès de poids et l'obésité sont bien connus pour diminuer la résistance de l'organisme. Il ne faut pas les laisser s'installer quel que soit l'âge (voir questions 41, 69) et les combattre dès que possible.
– L'excès d'édulcorants et de produits allégés : en perturbant les processus métaboliques naturels, ils sont source de fatigue. Les édulcorants, faux sucres, « réveillent » les systèmes de régulation du taux du sucre dans le sang, en particulier la libération d'une petite quantité d'insuline qui est inutile et peut créer une légère hypoglycémie non compensée par l'apport de sucre.
– Les coupe-faim et les régimes amaigrissants mal équilibrés. Rien de plus fatigant que les régimes mal contrôlés. Pour maigrir, il faut consulter et être suivi par un médecin compétent ou une nutritionniste spécialisée qui a pour avantage de ne pas pouvoir prescrire de médicaments autant inutiles que dangereux. C'est ce qui s'était passé avec l'Isoméride et le Pondéral qui furent l'objet de publicités énormes auprès des médecins. Ils sont encore présents dans le dictionnaire Vidal de 1997.
– L'excès de cholestérol. Il impose de réduire sa consommation de viandes rouges et de produits provenant des laitages de bovins. Ils doivent être remplacés par des protéines végétales des légumineuses et céréales complètes.

Une saine alimentation équilibrée est la meilleure source anti-fatigue. Les anarchies alimentaires sont à l'origine directe de lourdeurs, coups de pompe, surpoids, faiblesse et sensations d'épuisement.

Deux minéraux et deux oligo-éléments sont essentiels et nous devons savoir les consommer sainement et agréablement.

Vous trouvez le magnésium dans 100 grammes d'aliments : Dans le cacao en poudre pure 410 mg, les amandes 255 mg, la noix de cajou 252 mg, la quinoa 204 mg, la noix fraîche 130 mg, le pain complet 130 mg, les légumes secs (flageolets 150 mg, les pois cassés 130 mg, les lentilles 80 mg), le riz complet 119 mg, les dattes 60 mg, l'avocat 41 mg, les pommes de terre 21 mg,

Vous trouvez le calcium dans 100 grammes d'aliments : l'emmenthal[3] 1 080 mg, le roquefort 700 mg, la moutarde 500 mg, la sardine 290 mg, le chocolat 215 mg, le persil 200 mg, le cresson et le pissenlit 160 mg, les épinards 104 mg, le fenouil 100 mg, le brocoli 93 mg... (voir aussi à la question 60, les quantités de calcium dans les principaux végétaux).

Vous trouvez du zinc dans 100 grammes d'aliments : huître 16 mg, foie de veau 9 mg, lentilles 5,5 mg, jaune d'œuf 4 mg, carotte 1, 50 mg, ail 1 mg, avocat 0,6 à 1 mg.

Vous trouvez du fer dans 100 grammes d'aliments : cacao en poudre 12 mg, persil 7,80 mg, lentilles 7,70 mg, jaune d'œuf 7,60 mg, pois chiche 7,50 mg, moules 5,80 mg, amande 4,40 mg, épinard 3,60 mg, asperge 2 mg, pissenlit 1,2 mg.

meilleur – Art – Plaisir – Santé » de Christine Bouguet-Joyeux – Éd. F.X. de Guibert (sous presse).

72. Vous n'êtes pas favorable à la consommation chronique de médicaments ou de suppléments alimentaires sous forme de micronutriments, mais certains médicaments doivent être pris de façon prolongée par exemple pour soigner les dépressions sévères ou modérées. Avez-vous des alternatives à proposer ?

Le premier danger avec les antidépresseurs est l'accoutumance, c'est-à-dire l'impossibilité d'arrêter après un certain temps de consommation. Il ne s'agit pas de nier la nécessité de prendre au sérieux tout état dépressif. N'oublions que tout état dépressif peut conduire au suicide.

Le rapport Zarifian en 1996 a mis en évidence que la France a la consommation de psychotropes la plus élevée d'Europe (3 à 4 fois plus à population comparable) : benzodiazépines utilisées comme anxiolytiques ou comme hypnotiques (en incluant les produits apparentés) ainsi que les antidépresseurs. Dans notre livre « Prévenir les Cancers du sein » en page 219 note 67, nous rapportons des données scientifiques précises tendant à prouver les dangers de certains antidépresseurs responsables d'une croissance plus rapide du cancer chez les petits animaux.

Nous avons donné la liste de la plupart des médicaments potentiellement dangereux utilisés en France, elle est impressionnante (pages 219-222 du même livre) parce qu'il faut ajouter d'autres médicaments absolument indispensables, en particulier ceux utilisés par les personnes âgées (anti-hypertenseurs, diurétiques, somnifères). Ces personnes ne doivent pas arrêter leur traitement pour leur cœur, leurs reins ou leur sommeil, ils sont en quelque sorte vitaux.

Le Rohypnol, somnifère très connu est capable de provoquer un état d'ébriété semi-inconscient et il est souvent détourné de son usage par les toxicomanes mais aussi par les violeurs car il provoque une véritable « soumission chimique ». La durée de prescription est maintenant limitée à 14 jours, mais il devrait être supprimé car c'est le médicament le plus souvent en cause dans les overdoses mortelles chez les toxicomanes.

Quant aux états dépressifs, il s'agit de ne pas les entretenir. La dépression, lorsque elle est présente pour la première fois, n'est pas d'emblée grave, elle va crescendo. D'abord légère ou modérée, elle s'aggravera si elle n'est pas rapidement neutralisée. C'est alors que la phytothérapie est indiquée.

Le millepertuis a fait ses preuves les plus nettes. Le très sérieux *British Medical Journal*, le 2 septembre 2000, rapporte une étude de médecins allemands comparant les effets d'un antidépresseur classique et ceux du millepertuis sous la forme homéopathique de *l'Hypericum preforatum.* L'étude faite en double aveugle avec tirage au sort selon les modalités scientifiques actuelles, comprend 324 personnes, patients vus en consultation, pour dépression légère ou modérée. Le traitement (soit Imipramine 75 mg, soit Hypericum ZE 117 à 250mg) a duré 6 semaines et les patients ont été évalués selon les règles reconnus internationalement. La diminution du score de dépression est la même dans les deux groupes, les effets sur l'anxiété et la tolérance[4] sont meilleurs avec le millepertuis.

Et le journaliste d'un grand quotidien de conclure : « Même si c'est une pierre dans le jardin de l'industrie pharmaceutique, voilà un sérieux manque à gagner. » Même si l'on connaît les limites du millepertuis, cette publication démontre l'intérêt d'une phytothérapie bien conduite dans des indications précises.

3. Mais il n'est pas bien assimilé à cause des graisses saturées de ces fromages de bovins.

73. L'activité physique, c'est facile à 20 ou 25 ans, mais à notre âge, après la ménopause que conseillez-vous ?

Il ne s'agit pas de faire un marathon une fois par semaine, ou à l'inverse de considérer qu'aller au travail à pied et faire une promenade de grand-mère le week-end est suffisant pour la santé et rester jeune. Il faut avoir une activité physique réelle et spécifique au moins 3 fois par semaine, piscine, jogging, bicyclette, montagne seule ou en groupe, tennis ou tout autre sport d'équipe.

C'est ainsi que la masse grasse aura le plus de chance de fondre, tandis que la masse musculaire se développera sans avoir besoin de complément hormonal ou protéique.

Il est vrai que prendre la décision d'avoir une activité physique sérieuse est une chose et la tenir en est une autre bien plus difficile. Les clubs de sport, de remise ne forme pourront aider.

Vous percevrez vite les résultats. Même si au début ces exercices seront responsables d'une certaine (saine) fatigue, il faudra persévérer et vous vous sentirez mieux dans votre corps et dans tout votre être. N'ayez pas peur d'essayer, vous ne le regretterez pas. En général il faut passer la première semaine, puis le premier mois.

74. Une activité intellectuelle, ce n'est pas évident. On n'a pas envie de reprendre les études !

Il ne s'agit pas de reprendre les études, bien que de plus en plus de personnes âgées s'inscrivent dans des universités pour s'informer sur des sujets qui les intéressent et finissent par les passionner.

Ne restez pas limitées au club de bridge ou d'échec, aux mots croisés ou fléchés, ayez une véritable activité intellectuelle avec au moins un film par semaine, un livre par semaine, une activité théâtrale mensuelle et ayez un courrier électronique actif vers vos amis, vos enfants et petits-enfants.

Et n'hésitez pas à surfer sur Internet pour voir où en sont les sujets qui vous ont toujours passionnés, le sport, l'histoire, les derniers romans primés, la ou les spiritualités, le jardinage, les fleurs.... Bref stimulez vos neurones régulièrement. N'hésitez pas à prévoir quelques voyages chaque année pour visiter les régions ou les pays que vous ne connaissez pas encore. Ou bien revenez sur les pas de votre enfance. Ecrivez à vos petits-enfants ce que vous savez de l'histoire de votre famille depuis Napoléon et peut-être depuis plus longtemps encore. La stimulation de l'esprit est une activité éminemment humaine, bienfaisante pour prévenir les premiers signes de la vieillesse.

75. Affectivité et sexualité, parlez-en à nos hommes, ils ne sont pas évidents à gérer ? Et peut-on commencer une grossesse après le traitement d'un cancer du sein ?

La part affective de l'être humain est aussi essentielle que la machine corporelle ou le fonctionnement de nos neurones. Un affectif humain cassé, c'est un être humain qui ne va pas bien. Je sais que nombre de psycho-oncologues, (spécialistes de la psychologie des cancéreux) parviennent à retrouver chez bien des malades des carences ou des ruptures affectives sérieuses.

Avec leur mère pour le cancer du sein et bientôt avec leur père pour le cancer de la prostate. Il y a en ce domaine beaucoup d'exagérations et d'extrapolations. Chez tout homme ou toute femme on trouvera – en cherchant bien – quelques lacunes parentales qui ont marqué l'adolescence ou la petite enfance. Et à partir de là, le spécialiste psycho-oncologue échafaudera les mécanismes psycho-oncogéniques qui conforteront sa théorie. Nous ne méprisons pas ces aspects de la psychologie humaine, cependant ils n'ont pas de base scientifique solide et ne peuvent être considérés comme premiers ou fondateurs de tel ou tel cancer. Ils l'accompagnent et peuvent être d'excellents dérivatifs pour, à la fois, penser à autre chose qu'à sa maladie et mettre à leur juste place des souffrances passées.

Ce qui affecte souvent l'affectivité et plus encore dans le monde actuel à la fois hypersexué et hyperaffectif, ce sont les conséquences sexuelles, relationnelles qui sont observées après le diagnostic et les traitements des cancers.

Trois exemples illustrent bien cet aspect de la cancérologie : 1/ la difficulté de faire accepter à une femme l'ablation complète d'un sein et l'augmentation considérable de la demande de reconstruction mammaire ; 2/ les problèmes de frigidité organique secondaires aux irradiations pour cancer de l'utérus, 3/ l'impuissance partielle ou totale liée aux traitements du cancer de la prostate.

Beaucoup des traitements hormonaux substitutifs, proposés actuellement à des patientes atteintes de cancer, cherchent autant à compenser les déficits postopératoires qu'à neutraliser les effets délétères au niveau sexuel (diminution de la libido, sécheresse vaginale, sensations diminuées...) en particulier des traitements anti-hormonaux.

Lorsqu'une femme est atteinte de cancer gynécologique, les conséquences sur sa vie de couple sont certaines. Avec le cancer du sein, c'est l'image corporelle qui se trouve amputée ou délabrée, plus cependant pour la femme concernée que pour son compagnon. Et le relationnel s'en ressent immédiatement. Elle craint de ne plus plaire, séduire comme avant et cherche dans le regard et les comportements de l'autre les changements induits. Ils concernent d'abord les désirs mutuels, les peurs liées aux brûlures et aux douleurs des zones traitées, les fatigues de la chimiothérapie qui réduisent la libido à sa plus simple expression et suppriment toute sensation, tandis que les angoisses du compagnon risquent d'augmenter à l'inverse ses besoins affectifs et sexuels.

Il ne faut pas hésiter à parler longuement au compagnon et expliquer à tous les deux ensemble que leur vie affective et intime n'est pas interrompue pour autant. Des précautions devront être prises, tant dans la douceur des relations que dans la nécessité d'une contraception absolument efficace.

Les conséquences sont encore plus sérieuses chez les femmes jeunes qui se trouvent atteintes alors qu'elles n'ont pas encore eu le désir ou la possibilité de procréer. A partir de quand, après les traitements, peut-on donner le feu vert pour une grossesse ? Tout dépend évidemment du stade de la maladie. Une telle décision exige qu'il n'y ait pas de récidive de la maladie pendant plusieurs années. Combien d'années ? A 30 ans on se donnera 5 ans sans récidive, à 40 ans on acceptera 2 ans, car à cet âge on ne peut plus trop attendre.

Et si la grossesse ne vient pas, que penser des stimulations ovariennes, d'une fécondation *in vitro*, et comment surveiller à la fois la grossesse et l'ex-maladie mammaire ? La prudence s'impose, même face au courage parfois étonnant des femmes qui fonctionne comme une réponse vitale à des peurs bien compréhensibles. La ou les grossesses qui sont observées chez des femmes ayant été traitées pour un cancer du sein ne semblent pas aujourd'hui augmenter les risques de récidive. Les premières statistiques vont dans ce sens. L'avenir nous permettra d'expliquer pourquoi la grossesse semble fonctionner comme un protecteur du sein. D'ores et déjà on peut évoquer le rôle des hormones naturelles fabriquées par les ovaires et l'hypophyse puis le placenta en cas de grossesse.

76. Repos du corps, repos de l'esprit, trouver le sens, comment voyez-vous ça ?

Notre corps a besoin d'être entretenu plus encore que n'importe quelle machine garantie pour X années. Notre garantie se situe dans l'utilisation de nos neurones. Ils sont d'abord à notre service. Bien comprendre le fonctionnement de son corps n'est possible que si nous avons au moins les connaissances anatomiques de base : les différents organes, leur position, leur agencement et leurs interconnections. La physiologie, c'est-à-dire le fonctionnement de chaque organe, son rôle, dans la journée, dans le mois, dans la vie sont utiles pour mieux préserver ce qu'il est convenu d'appeler son capital santé.

Ces informations devraient être données pédagogiquement au goutte à goutte dès le plus jeune âge, évidemment en les adaptant à la tranche d'âge de l'enfant puis de l'adolescent. Ainsi nous verrions arriver à l'âge adulte des hommes et des femmes bien plus concernés et responsables et respectueux de leur corps. L'Éducation nationale, ministère qui dépense le plus pour l'éducation et la formation des futurs adultes, n'a pas encore trouvé les moyens et les méthodes pédagogiques pour faire passer les messages santé à nos jeunes.

Ce sont les médias qui sont les plus efficaces en ce domaine. Leur rôle dans l'éducation civique et dans certains aspects de la prévention-santé devraient leur être officiellement confiés. Les jeunes consommeraient moins de cigarettes (un jeune sur 2 âgé de 18 ans fume), moins de drogue même douce, ils se feraient moins exploiter par les soi-disant spécialistes de la jeunesse qui utilisent leur espace d'influence radio ou télé pour les exploiter. Ces jeunes construiraient leur esprit positivement à l'inverse de tous les messages pleins de non-sens ou de contresens qui circulent aujourd'hui dans leur milieu. Le nombre de tentatives de suicide chez les jeunes en France, au moins 50 000, montre le chemin qu'il reste à parcourir pour les aider à se construire. C'est un sujet de préoccupation très sérieux que les autorités n'osent pas aborder en face. Compter les morts, faire des statistiques ne suffit plus. N'est-il pas nécessaire d'aller aux sources des causes ? Deviendrait-il plus facile d'arrêter sa vie que de la poursuivre ? Même si chacun a et trouve dans sa vie au fur et à mesure des années sa propre philosophie, construite de bric et de broc, même si tout mode de vie est respectable dans la mesure où il respecte le voisin, les autres, la vie humaine, toute vie humaine ne garde-t-elle pas une valeur sacrée ?

Les seules explications données très tôt à un enfant concernant sa propre origine, « ce que tu faisais dans le ventre de ta maman » et « comment tu en es sorti » puis « comment tu y es venu », devraient être données dès l'école primaire. Les différences anatomiques et celles des fonctionnements physiologiques entre garçons et filles seraient largement présentées dans les classes du collège, de la 6e à la 3e. Et au lycée, passeraient très bien les différences entre amitié et amour, les attirances affectives et sexuelles qui se mettent en place... le nécessaire temps de solitude affective que tout jeune peut vivre sans penser au suicide...

Les jeunes que je rencontre se posent les bonnes questions. Le problème est qu'ils ne reçoivent pas souvent les bonnes réponses. Un fossé commence à se creuser entre les générations.

Mais je reste profondément optimiste. L'intelligence dominera sur tous les systèmes ou les idéologies négativistes. Car les ressources de l'humain dans son évolution sont illimitées. Nous avons besoin de savoir non seulement d'où nous venons mais aussi où nous allons. Chacun y apporte sa réponse en fonction de l'intérêt qu'il y porte, de sa propre histoire, de ses aspirations profondes. Ce sont ces aspirations qui peuvent être moteur de l'existence. Dans nos pays, quand le bonheur matériel est là, il ne suffit plus. Nous cherchons ailleurs. De nombreuses sources existent.

A l'inverse, dans les pays en voie de développement le proverbe « ventre affamé, n'a point d'oreilles » reste une réalité incontournable. Et il n'est pas sûr que les méthodes utilisées chez nous soient les meilleures pour ceux auxquels nous sommes censés montrer le chemin.

La construction de l'humanité se fait au fil des siècles et ce changement de millénaire doit nous stimuler à éclairer autrement l'avenir de l'homme et de la femme. Un état des lieux s'impose avec lucidité. Tout ne va pas si mal. Et si les femmes le savent plus que les hommes[5]... tout devient possible.

---

4. La tolérance est meilleure avec le millepertuis, 61 % contre 37 % pour l'Imipramine.

77. Le cancer du sein a-t-il des causes psychologiques ?

Ce cancer est un fléau. En France, les statistiques nous promettent d'ici 2 à 3 ans quarante mille nouveaux cas de cancer du sein chaque année et dans le monde près de cinq cent mille morts par an.

« Les cancers du sein seraient-ils favorisés par un choc psychologique ? » Ce cancer a de multiples causes.

Les événements traumatiques de la vie psychique et des paramètres interpersonnels agiraient sur le système immunitaire. Chez la femme la privation de sommeil, **une malnutrition prolongée** – plus responsable de surnutrition que de sous-nutrition –, une dépression grave, **la consommation d'hormones stéroïdes alors que l'organisme n'en a pas réellement, médicalement besoin** (des œstro-progestatifs pris très tôt et en moyenne pendant 12 ans puis le traitement hormonal substitutif) entraînent une diminution de la réponse des lymphocytes T aux agents cancérigènes et une altération d'une partie de l'immunité. De plus **le stress chronique** est responsable d'une augmentation prolongée de la sécrétion de prolactine, hormone nécessaire à la fabrication de la sécrétion lactée par le sein et considérée – en dehors de la grossesse – comme promoteur du cancer du sein quand elle est associée à la prise d'estrogènes.

La nicotine du tabac aurait le même effet sur le sein, car c'est une drogue hyperprolactinémiante. Le « vrai fumeur » nicotino-dépendant cherche, sans le savoir, à avoir une concentration élevée de nicotine dans le sang et le cerveau. Sa concentration est maximale dans le cerveau une minute après l'inhalation d'une bouffée. Cette concentration diminue ensuite rapidement avec une demi-vie d'environ 5 minutes. Dans l'organisme, la nicotine passe dans le foie qui la transforme en deux produits principaux : la cotidine et la nicotine-1'-N-oxyde. Ces produits sont retrouvés dans l'urine, la salive, les sueurs et les sécrétions lactées, donc dans le sein. La nicotine inhiberait l'aromatase, ce qui expliquerait les troubles du cycle menstruel chez les « grandes » fumeuses. Elle augmenterait la capacité coagulante du sang, en particulier si elle est associée à la pilule estroprogestative dont l'effet thrombogène est bien connu. D'où les risques de phlébite, angine de poitrine, infarctus du myocarde... maladies graves qui sont favorisées aussi par un rythme de vie trop stressé.

78. L'importance du soutien psychologique pour le pronostic, pendant le traitement du cancer du sein ?

Les patientes atteintes de cancer qui expriment leurs sentiments de dépression, hostilité et colère plutôt que de les refouler semblent vivre plus longtemps. Ainsi, les patientes qui étaient plus agressives vis-à-vis de leur médecin, c'est-à-dire posaient plus de questions et exprimaient plus leurs émotions, survivraient plus longtemps.

En Angleterre, Pettingale a publié dans le « *Lancet* » le suivi sur 15 ans de 62 femmes traitées pour un cancer du sein, examinées au moment du diagnostic et classées en 2 groupes : celles qui répondaient par des sentiments d'impuissance ou de fatalité et le groupe 2, celles qui avaient une attitude combative ou de déni. Tous les autres paramètres de traitement étaient égaux par ailleurs.

Le deuxième groupe avait, après 15 ans, un taux de survie significativement supérieur, 45 % au lieu de 17 % ($p < 0,037$) par rapport aux femmes du premier groupe. La réponse psychologique est le facteur le plus prédictif.

C'est le Dr Carl Simonton qui a été un des premiers à entraîner les malades cancéreux à avoir une part active dans leur guérison, avec des succès.

A Standford, le Dr. D. Spiegel a montré dans une étude contrôlée publiée aussi dans le « *Lancet* » qu'une année de thérapie de groupe et de pratique de la maîtrise de la douleur prolonge la vie des patientes tout en assurant une meilleure qualité de vie. Parmi les 86 patientes sélectionnées pour l'étude, 50 ont été choisies au hasard pour participer à des séances de thérapie de groupe d'une durée hebdomadaire de 90 minutes pendant un an, soit 70 heures de thérapie. Ces groupes d'une dizaine de patientes et 2 thérapeutes consistaient en des partages mutuels et en la pratique d'une technique d'autohypnose contre la douleur.

Toutes recevaient une chimiothérapie classique. Toutes les 86 ont été soumises à une batterie de tests mesurant l'humeur, le style de vie, la situation familiale, le niveau de douleur physique, les réactions de peur. Après 10 ans d'évolution, parmi les décédées (83) celles qui faisaient partie du groupe de soutien ont survécu en moyenne 2 fois plus longtemps.

Ces résultats, s'ils sont confirmés par de nouvelles études scientifiques, déclencheront de nouvelles attitudes thérapeutiques préventives tant chez les patientes atteintes que chez celles à risque de cancer.

La psychologie rentrera alors officiellement dans le cadre de la prévention primaire du cancer du sein. Ce n'est probablement pas si loin.

79. Comment surveiller une femme dont la mère a ou a eu un cancer du sein ?

C'est vrai qu'il y a de plus en plus de femmes atteintes par le cancer du sein. Donc leurs filles ont raison de poser cette question essentielle pour elles. D'abord elles doivent savoir que le risque de cancer du sein augmente avec le nombre des femmes apparentées atteintes, mère, sœur, tante, grand-mère. Et la fille est presque toujours atteinte à un âge plus jeune que sa mère.

Trois conseils sont essentiels à connaître : 1/ La mammographie n'est pas recommandée avant 30 ans, car elle est souvent difficile à lire, du fait de la densité des glandes mammaires. 2/ L'échographie est l'examen le plus utile pour analyser des anomalies fréquentes dans cette tranche d'âge. 3/ La consommation hormonale sous forme de comprimés quels qu'ils soient est d'autant plus contre-indiquée chez la fille que la mère ou la sœur a été atteinte plus jeune.

Nous possédons les chiffres de risques assez précis en fonction de l'âge auquel la mère ou la sœur a été atteinte (Cancer 1994 ; 73 : 643-651).

- Si mère ou sœur ont été atteintes entre 60 et 69 ans (Groupe référence), le risque pour la fille d'être atteinte d'un cancer du sein avant 29 ans est de 2/1 000, 3 fois plus grand avant 39 ans, 9 fois plus grand avant 49 ans, 20 fois plus avant 59 ans, 35 fois plus grand avant 69 ans et 48 fois avant 79 ans.
- Si mère ou sœur ont été atteintes entre 50 et 59 ans, les risques sont à peine supérieurs.
- Si mère ou sœur ont été atteintes entre 40 et 49 ans, les risques sont multipliés par deux par rapport aux femmes du groupe référence.
- Si mère ou sœur ont été atteintes entre 30 et 39 ans, tous les risques sont multipliés au moins par plus de 2 et presque 3 par rapport aux chiffres des femmes du groupe référence.
- Si mère ou sœur ont été atteintes entre 20 et 29 ans, tous les risques sont multipliés au moins par 4 par rapport aux chiffres des femmes du groupe référence.

En conclusion, plus les femmes ascendantes ont été atteintes tôt dans leur vie plus les risques chez les descendantes sont grands et l'âge d'apparition du cancer plus précoce.

80. Qu'est-ce que vous appelez la « health human coherence » ou « cohérence santé » ?

Les conseils que nous donnons, pour éviter le cancer, sont les mêmes pour éviter les maladies cardio-vasculaires, métaboliques, comme le diabète, la goutte, l'obésité... C'est la cohérence santé. Ce serait dangereux de dire : « Je vous conseille cela pour éviter telle maladie, mais en même temps vous risquez d'avoir telle autre maladie ». Cette cohérence santé est philosophiquement présente dans le fonctionnement humain, elle est scientifiquement rassurante, démonstration supplémentaire de l'unité de l'humain et de la nécessité de toujours penser la recherche médicale d'une façon anthropologique, c'est-à-dire logique pour l'homme et utile pour sa santé.

Cette cohérence n'est pas toujours aussi évidente dans le domaine thérapeutique :

- Les anti-œstrogènes peuvent jouer un rôle dans la prévention des récidives du cancer du sein, mais ils augmentent par ailleurs les risques de cancer de l'utérus.
- Pour éviter une grossesse non désirée on propose des médicaments puissants qui ne sont pas sans danger à long terme pour la santé de la femme, alors qu'elle pourrait par une saine et complète information arriver à gérer écologiquement sa fécondité avec son compagnon ; un immense travail d'information et de formation en perspective.
- A la ménopause, on ne parle que de pathologies à tous les niveaux (ostéoporose, sécheresse vaginale, libido réduite, bouffées de chaleur, pertes de mémoire, hypertension) pour prescrire au maximum de femmes des médicaments dont elles ont besoin dans seulement 5 à 10 % des cas.

Tout cela n'est pas très cohérent. Les intérêts économiques d'un petit nombre domineraient-ils sur les intérêts de toute une population ? Devons-nous entrer dans la perspective d'une médicalisation plus ou moins préventive de tout un chacun pour résoudre les problèmes du quotidien ?

Récemment une jeune fille de 17 ans, en excellente forme physique, mais avec un net surpoids, nous montrait tout ce qui lui est prescrit chaque jour : Séglor 5 mg, « contre migraines et mal à la tête d'origine vasculaire et traitement de l'hypotension orthostatique (quand elle est debout) », une gélule le matin – Stimol, « utilisé dans le traitement symptomatique de l'asthénie fonctionnelle », un sachet chaque jour – Magné B6, pour les carences en magnésium, une ampoule deux fois par jour – Stresam, anxiolytique pour diminuer les réactions émotionnelles, 1 gélule par jour – Atepadene « utilisé dans le traitement des dorsalgies (douleurs du dos) essentielles (sans raison évidente) » une gélule trois fois par jour. Et je n'ai pas posé de questions concernant les estro-progestatifs, bien qu'elle consommât un demi-paquet de cigarettes par jour !

Il a suffi d'un séjour au ski et de quelques explications cohérentes pour qu'elle arrête de consommer ce dont elle n'a aucun besoin. Si elle est déjà conditionnée pour tant de médicaments à son âge, que prendra-t-elle à 40 ou 50 ans et au-delà ? Changement d'habitudes alimentaires, activité physique forte et intellectuelle raisonnable, et tout rentre dans l'ordre.

En conclusion

Trois dernières questions d'avenir

81. Pensez-vous que le vaccin contre le cancer du sein est pour bientôt ?

Je l'espère et j'y crois. Mais il y aura d'abord un ou des vaccins spécifiquement développés pour neutraliser des gènes du cancer (oncogènes) très dangereux. Par exemple l'oncogène erB-2 appelé HER-2/neu, localisé sur le bras long du chromosome 17 humain. Ce gène dirige la fabrication d'une protéine spécialement dangereuse en cancérologie. L'hyperexpression de HER-2/neu est retrouvée dans 20 à 30 % des cancers de mauvais pronostic, donc à haut potentiel métastatique. Ce type de cancer quand il touche le sein serait œstrogéno-indépendant et les antihormones n'auraient aucune efficacité.

HER-2/neu est donc un excellent candidat comme cible d'immunothérapie active et spécifique, donc comme vaccination anticancéreuse. Plusieurs études de vaccination anticancéreuse dirigée contre HER-2/neu ont déjà montré des résultats encourageants (15 % de réponses objectives). Les travaux réalisés à l'Institut du Cancer de Montpellier cherchent à mettre au point un type de vaccination originale orientée vers ce gène dangereux.

Il ne s'agit pas d'un vaccin qui va éviter le cancer du sein, mais seulement d'un vaccin qui réduira, nous l'espérons de façon importante, la gravité de certains développements trop rapides. Il est trop tôt pour affirmer que nous réussirons, mais nous sommes déjà suffisamment avancés[6] pour poursuivre avec enthousiasme.

---

5. Y compris « Mourir un peu » – voir sur ce sujet l'excellent petit livre de Sylvie Germain, Éd. DDB 2000.

82. Comment remédier aux troubles de la sexualité liés à l'âge ?

A partir de la ménopause, nombre de femmes trouvent une nouvelle jeunesse. La famille tourne, les métiers de la femme comme de l'homme sont au sommet de leurs possibilités. L'épanouissement peut être à son maximum. Ces femmes ont su garder et même optimiser leur capital de séduction. Elles prennent souvent des responsabilités nouvelles dans la société. Leur affectivité exprimée et intime s'est équilibrée, affirmée même. Elles connaissent bien leur corps, elles savent l'entretenir naturellement. Elles ont appris à gérer l'amour, elles sont passées du « faire l'amour » à « donner et recevoir de l'amour ». Elles ont civilisé leur compagnon de vie qui a appris à écouter, à donner plus qu'à recevoir. Ce tableau vous paraît idyllique. Il se voit cependant. Malheureusement trop rare encore. Ces personnes semblent garder le bonheur pour elles-mêmes, tandis que les autres pensent : ils ont de la chance, dans le couple, il ou elle a tiré le bon numéro.

Après la ménopause, la fin de la peur des grossesses non désirées est de plus en plus remplacée par les peurs et culpabilités entretenues savamment, si vous ne prenez pas un traitement hormonal substitutif. Il y a eu ceux de première génération, de deuxième et l'on parle aujourd'hui des SERM, des SAS (voir questions 6 et 36). Les vertus principales de ces traitements, comme ceux du DHEA et des produits similaires seraient de stimuler la libido, d'éviter ou prévenir la sécheresse vaginale et chez l'homme d'avoir les effets similaires sur la libido, la puissance... Bref de faciliter une sexualité active hors de laquelle le bonheur n'existerait pas. Il y a en ce domaine des exagérations que l'on peut considérer avec amusement, symétriques de l'endoctrinement pour la précocité des relations sexuelles chez les jeunes. On y retrouve la même anxiété : il faut que ça marche. Et les mots qui rôdent dans les têtes ne sont que plaisirs, orgasmes, fréquence, jouissance, durée... On ne parle pas de record battu, mais après Charlie Chaplin qui devint père à 82 ans, on cherche celui ou celle qui fera mieux, si possible sans devenir père.

Il m'a été donné de voir la plus grande différence d'âge entre deux nouveaux époux. Il avait 92 ans, elle en avait 40. Et il cherchait encore une descendance. Si cela n'est pas arrivé c'est seulement que ce n'était pas possible du côté de l'épouse du fait d'une hystérectomie pour fibrome hémorragique. « L'amour toujours... » c'est le titre du livre que nous préparons sur ce sujet, à partir des témoignages et de l'expérience de personnes concernées.

Nous ne pensons pas que l'amour se situe d'abord, en priorité dans l'exercice de la sexualité. Évidemment loin de nous l'idée que la sexualité serait secondaire. Même à un âge avancé elle a sa place. Si les personnes gardent une bonne forme amoureuse, il n'y a pas de doute que leur activité amoureuse intime peut s'exercer. Évidemment elle n'aura pas la fougue des 20 ans, mais elle a encore son sens en maintenant un équilibre psycho-affectif toujours fragile.

Il n'y a pas de recette amoureuse ou sexuelle à prescrire. Ce ne sont pas des médicaments si chers soient-ils qui régleront des problèmes liés au caractère individuel ou à des conséquences anatomiques désastreuses au niveau des régions génitales. Le tabac fumé pendant des décennies, la consommation de médicaments hypotenseurs, diurétiques, anxiolytiques, antihormonaux, hypnotiques, antidépresseurs, neuroleptiques, certains anti-ulcéreux... la liste est longue, tous ont des effets négatifs sur le désir amoureux. Ils inhibent la libido.

Beaucoup de personnes âgées n'osent pas le dire. Elles n'ont pas été habituées à exprimer ces petites misères du quotidien. Et l'on voit aujourd'hui des personnes qui consomment une pharmacie impressionnante, un méli-mélo de produits tous aussi inefficaces les uns que les autres, leurs effets se neutralisant souvent. Mais ces personnes finissent par entrer en dépendance, et croient qu'elles ne peuvent plus s'en passer. Le but est atteint, la médicalisation est devenue la canne dont on ne peut se passer pour marcher.

Comment se libérer de toutes ces contraintes ? Cela ne peut se faire que progressivement, en quelques mois, en réduisant lentement, les unes après les autres, les prises médicamenteuses, ce qui peut devenir une science.

A la ménopause, ne rien prendre est devenu l'exception. La femme qui ne prend rien sera bientôt montrée du doigt. Que va-t-il lui arriver ? Les plus sombres perspectives l'attendent. Il n'est pas évident pour elle de résister à la pression de son médecin, de son gynécologue, de ses amies... Rester jeune naturellement paraît une gageure, un projet qui semble défier le bon sens. Et pourtant c'est parfaitement possible si l'on a compris l'importance des changements d'habitudes alimentaires et d'activités sportives précises, intellectuelles et spirituelles épanouissantes. Etre le plus proche possible de la nature, de sa nature, voilà la démarche écologique et scientifique de demain. Celle que de plus en plus de femmes adopteront avant même que les chercheurs ne leur démontrent que cette méthode est celle qui donne le plus de chances de ne pas tomber malade et de rester bien dans sa peau, le plus longtemps possible.

A la ménopause, il ne faut pas rester inactif et il reste logique de proposer aux femmes des alternatives aux traitements devenus classiques et qui se révèlent dangereux. Une des plus efficaces que nous ayons observées est prescrite par certains médecins, en général des femmes, homéopathes et aromathérapeutes. Il s'agit de frictions ou massages avec quelques gouttes d'huiles essentielles dites essences. Les massages sur des zones électives, nuques, échine, abdomen, plexus solaire (creux du ventre) favorisent la relaxation, la détente, le sommeil et l'amour quand ils sont réalisés par des mains expertes.

Certaines huiles essentielles ont des activités œstrogénomimétiques démontrées : l'absinthe, l'anis vert, l'armoise, le fenouil, le persil fruit, la sauge officinale. D'autres ont une activité œstrogénomimétique réputée : le cumin, le cyprès, le houblon, la sauge sclarée...

Michel Sommerard a publié « Le chemin des arômes », il réside à Saint-Remy-de-Provence[7]. Il recommande de « diluer 10 à 15 ml d'huiles essentielles du mélange choisi dans 100 ml d'huile végétale (huile d'amande douce, huile de germe de blé, riches en vitamine E indispensable pour la peau ou huile de sésame très riche et protectrice de la peau au soleil). Il ne reste plus qu'à l'appliquer avec délicatesse.

6. DEA de Cancérologie deWilliam Jacot de septembre 2000... en vue de la mise au point d'un vaccin antitumoral.

83. Quand, d'après vous, la Science vaincra-t-elle ce fléau qu'est le cancer ?

Les dernières statistiques ne sont pas rassurantes. Bien que les progrès dans la connaissance des mécanismes cellulaires et enzymatiques du cancer soient permanents et se fassent dans le bon sens, il semble aujourd'hui que la science ne fait que reculer les limites infinies du « non-savoir ».

En France 2 millions de personnes sont atteintes par le cancer, 250 000 nouveaux cas sont diagnostiqués chaque année et un décès sur 4 est imputable au cancer. Dans le monde, selon l'OMS, ce sont 5 millions de personnes qui décèdent chaque année du cancer et au cours des prochaines années nous passerons de 9 millions de cas annuels à 20 millions de nouveaux cancers. Les sommets mondiaux contre le cancer, pour l'instant, se multiplient, comptent les morts et réclament médecins et moyens pour soigner.

Nous devons faire honnêtement le constat, nous sommes loin du but. Les Centres anticancéreux en France ont été créés en 1945, on ne les fermera pas 100 ans plus tard comme on aurait pu l'espérer. Si nous continuons, on devra les doubler puis les tripler et ce ne sera pas seulement dû à l'augmentation de la population. Les solutions ne se situent pas dans plus de chimiothérapie[8], plus radiothérapie, plus de chirurgie, plus de thérapie génique ou cellulaire... Les cancérologues doivent lever la tête, regarder en face les causes des cancers, elles existent, elles sont de plus en plus connues. Si tout le monde les connaît bien, si la politique de santé s'oriente plus fortement vers la prévention, alors le paysage de la cancérologie changera. Tous les cancérologues doivent s'y engager.

Ce ne sont pas de nouvelles caméras ultrasophistiquées et ultracoûteuses, qui permettent de suspecter une récidive de cancer, dont nous avons besoin. Le malade lui-même la perçoit et le bon clinicien est capable avec son ordinateur cérébral de détecter la récidive à mains nues. Ce ne sont pas non plus de

8. En France, chaque année, 25 000 femmes subissent une chimiothérapie adjuvante. Certains médicaments ont du être retirés du fait de l'augmentation des risques de survenue de leucémie secondaire à la chimiothérapie des cancers du sein.

nouvelles techniques chirurgicales qui cherchent à enlever le cancer « sans ouvrir », à être plus conservateur. Elles augmentent de façon certaine les risques de récidive, mais peu de cancérologues osent le dire. Ce n'est pas une radiothérapie avec plus de séances et un meilleur ciblage de la tumeur qui fera diminuer le nombre des malades atteints de cancer.

On guérit aujourd'hui 50 % des malades atteints de cancer, mais il vaudrait mieux les voir au stade précancéreux afin de leur éviter des traitements fort pénibles. Ces premiers 50 % seraient vus avant le cancer, les 50 % suivants, que nous ne guérissons pas encore, seraient vus à un stade plus précoce et nos moyens actuels les conduiraient à la guérison.

Ce sont les médias qui tiennent les clés de la prévention des cancers. En informant scientifiquement, honnêtement le grand public, ils sont les seuls capables de faire reculer ce fléau. Ma collaboration leur est acquise. Dans les pays scandinaves, la politique de prévention primaire et de dépistage mise en place en 1992, permettra d'attendre pour 2005 une réduction de la mortalité par cancer de 25 %. En France nous devrions viser dans les 10 ans qui viennent une réduction de 25 % du nombre de nouveaux cas.

Achevé d'imprimer en octobre 2001
sur les presses de la Nouvelle Imprimerie Laballery – 58500 Clamecy
Dépôt légal : octobre 2001 Numéro d'impression : 109097

Imprimé en France

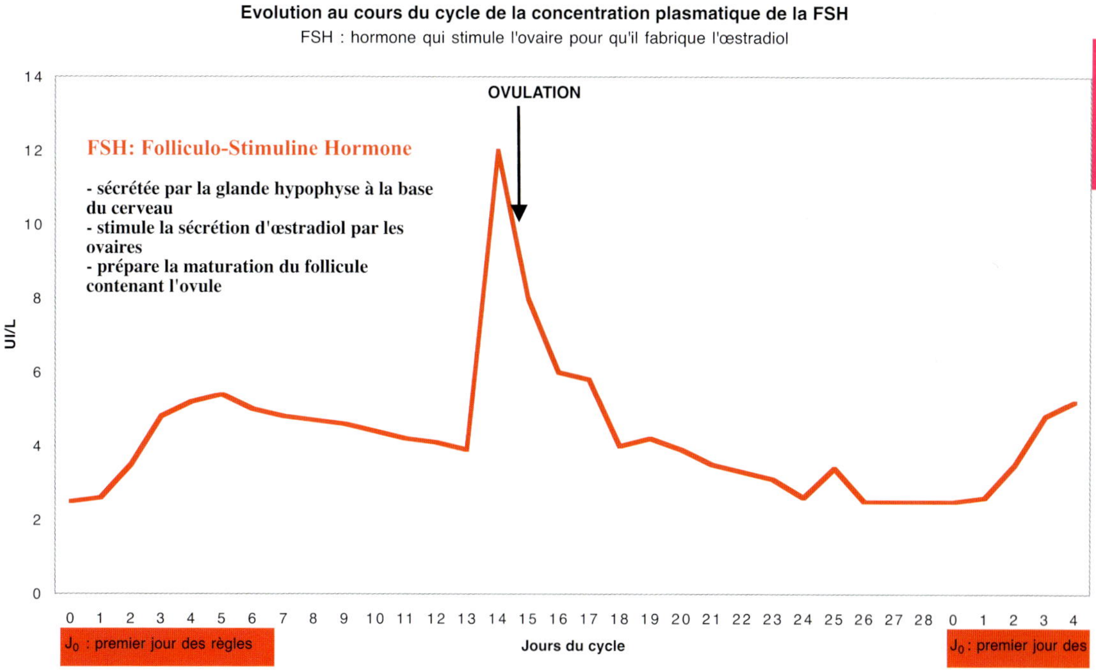

Evolution au cours du cycle de la concentration plasmatique de la FSH
FSH : hormone qui stimule l'ovaire pour qu'il fabrique l'œstradiol
OVULATION
FSH: Folliculo-Stimuline Hormone
- sécrétée par la glande hypophyse à la base du cerveau
- stimule la sécrétion d'œstradiol par les ovaires
- prépare la maturation du follicule contenant l'ovule
UI/L
14 12 10 8 6 4 2 0
0 1 2 3 4 5 6 7 8 9 10 11 12 13 14 15 16 17 18 19 20 21 22 23 24 25 26 27 28 0 1 2 3 4
J_0 : premier jour des règles
Jours du cycle
J_0 : premier jour des

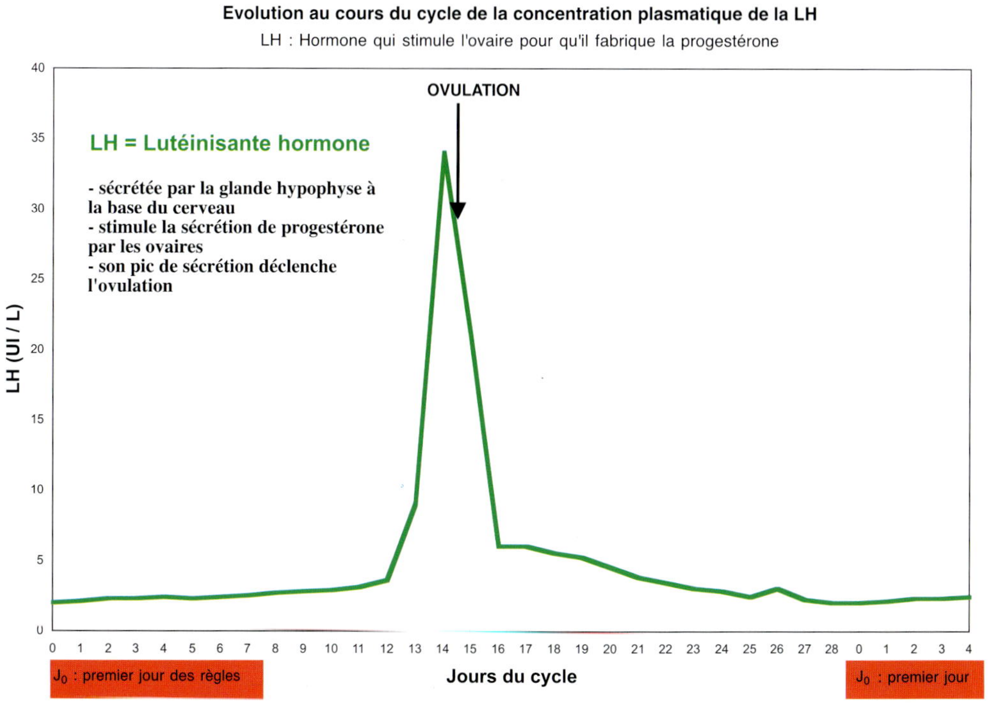

Evolution au cours du cycle de la concentration plasmatique de la LH
LH : Hormone qui stimule l'ovaire pour qu'il fabrique la progestérone
OVULATION
LH = Lutéinisante hormone
- sécrétée par la glande hypophyse à la base du cerveau
- stimule la sécrétion de progestérone par les ovaires
- son pic de sécrétion déclenche l'ovulation
LH (UI / L)
40 35 30 25 20 15 10 5 0
0 1 2 3 4 5 6 7 8 9 10 11 12 13 14 15 16 17 18 19 20 21 22 23 24 25 26 27 28 0 1 2 3 4
J_0 : premier jour des règles
Jours du cycle
J_0 : premier jour

Evolution au cours du cycle de la concentration plasmatique de la FSH et de la LH
FSH et LH stimulent la fabrication des hormones ovariennes

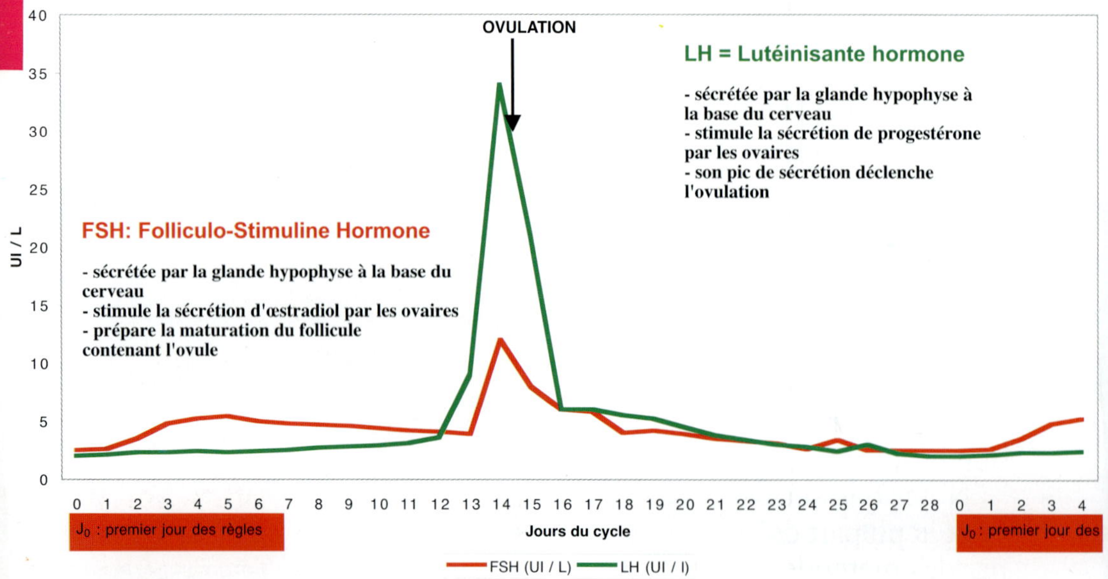

Evolution au cours du cycle des hormones ovariennes : œstradiol et progestérone

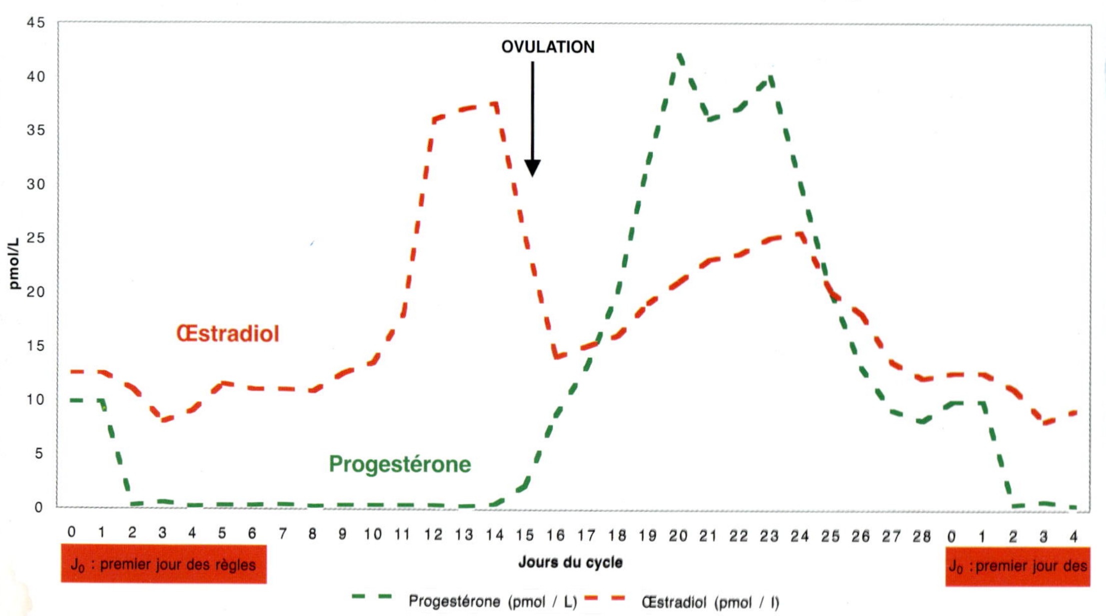

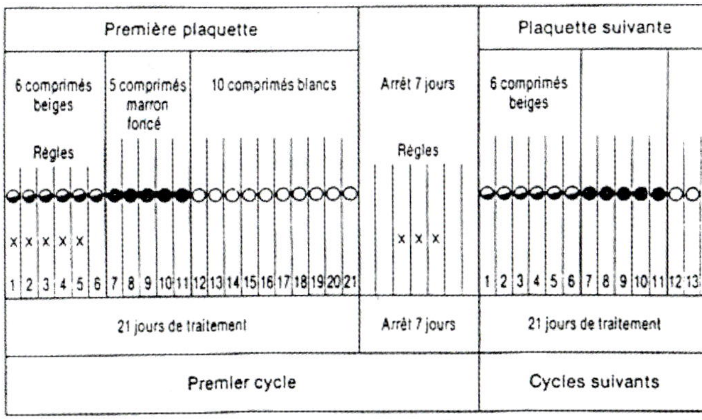

« Dosages hormonaux en œstrogènes et progestérone d'un cycle sous contraceptif oral – pilule monophasique, l'œstrogène et la progestérone étant administrés ensemble 3 semaines par mois. (Parfois les doses des 2 hormones sont modulées – pilules bi ou triphasiques) »

Noter que seules ont été dosées les hormones naturelles. En effet la plupart des hormones exogènes apportées, sont dosables par des méthodes différentes de celles qui dosent les hormones naturelles.

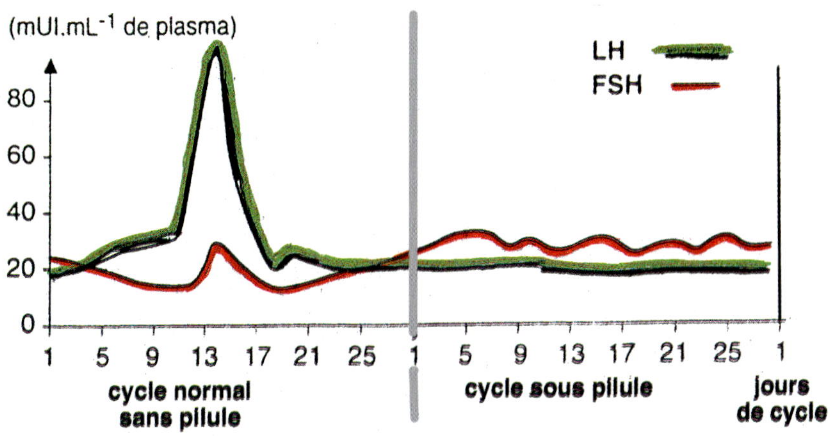

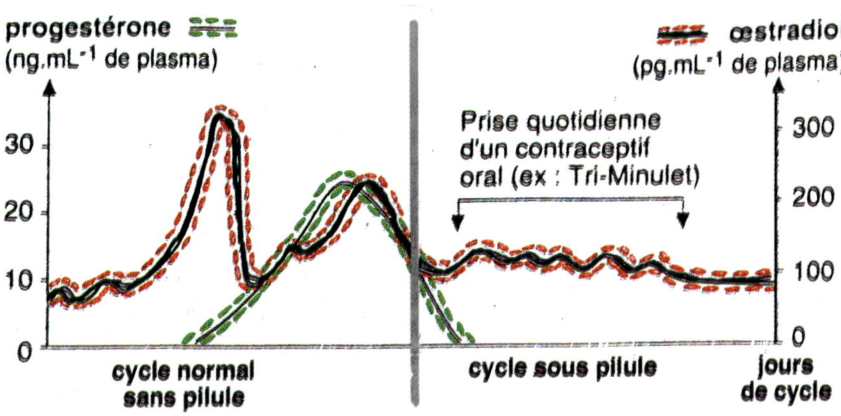

« Cas d'une micropilule : les micropilules, formées de progestérone, doivent être prises tous les jours sans interruption »

Évolution comparative des taux d'œstrogènes, progestérone, FSH et LH pendant un cycle normal et pendant un cycle sous pilule

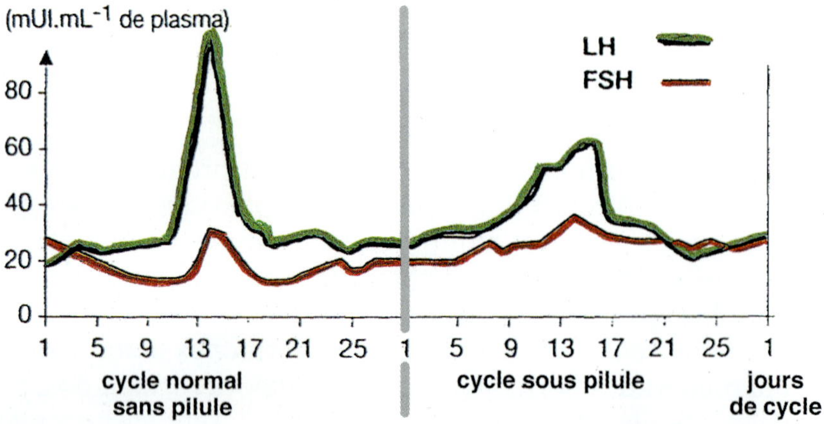

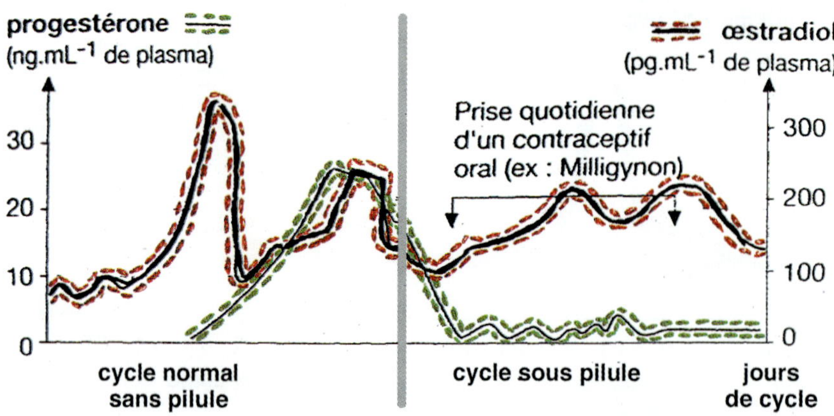

Ces taux et courbes doivent être comparés à ceux de l'évolution normale du cycle féminin.

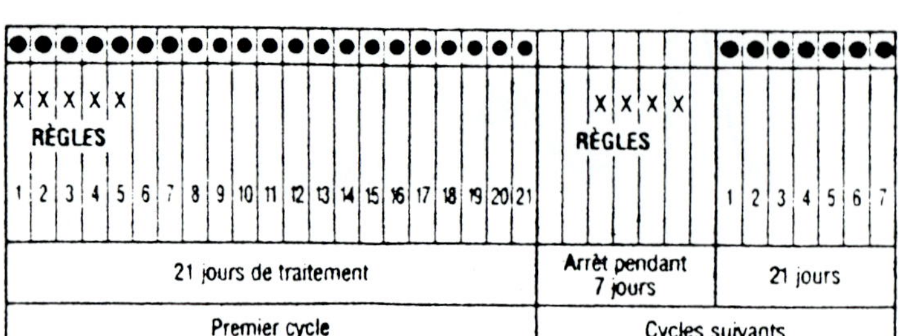